만병통치 **건강 장수**의 비결 / **자율신경 기능 실조** / **단절 증후군**의 해결책

부교감신경을
(미주신경)
강화하라

저자 의학박사 **정윤섭**

목차

··· 머리글 ···

인체는 정말 신비롭다. 몸속의 수많은 세포가 일 년 365일 자신의 기능을 발휘하면서 조화롭게 모여 상생하고 있다는 점은 정말로 경이로운 현상이 아닐 수 없다. 나는 이런 놀라운 현상이 일어나는 이유 중 하나가 인체에 존재하는 신비로운 자율신경 시스템이 작동하고 있기 때문이라 생각한다.

우리 몸에서 심장은 하루에 평균적으로 100,000번 박동하고 호흡은 약 23,000번 쉰다. 혈액은 1분에 몸을 3번 순환하고 간은 계속해서 혈액을 정화시키고 몸속의 독소를 제거하는 일을 한다. 장에서는 장내세균들이 군집을 형성하며 위장관 및 부속 소화기관들과 공생적으로 협력하는 관계를 형성하고 있다. 그래서 나는 어떻게 이런 많은 일들이 몸 안에서 체계적으로 질서 있고 균형 잡힌 형태로 일어날 수 있는가 하는 점에 항상 놀라워하고 있다. 더구나 우리의 의식이나 의지에 상관없이 이런 일들이 자율적으로 일어날 수 있다는 사실에 나는 더욱더 생명의 경이로움을 느끼곤 한다.

물론 그 답은 우리 몸속에 존재하는 자율신경계 때문이란 사실을 나는 이제 배워서 알고 있다. 그러나 아직도 솔직히 자율신경 시스템의 실체가 무엇이며 어떻게 이런 시스템이 발달하게 되었는가 하는 점에 있어서는 궁금함을 가지고 있다. 그래서 앞으로 인공지능(AI)이 이 부분의 기능을 대체할 것이라 하는데, 과연 그것이 가능할지 한편으로는 강한 의구심을 갖고 있는 것도 사실이다. 그래서 아무리 그런 일이 가능하다고 해도 나는 아직도 자율신경계를 조물주의 위대한 작품으로 인정하고 싶은 입장이며 이를 모든 '생명체'의 원초적 생존 본능을 대변하는 핵심 주체로 간주해야 한다는 주장에 강력한 지원 의사를 밝히지 않을 수 없다.

생명체에 자율신경계가 없으면 복잡하고 다양한 생명 활동들이 조화롭게 진행될 수 없다. 당연히 의식이나 의지(감정)와 같은 더 고차원적인 생명 활동도 구가하지 못하게 된다. 이런 점 때문에 나는 많은 사람들이 의식이나 의지(감정)만 중요시하고(눈에 보이는 양적인 활동) 기본적 생명 활동을 책임지는 자율신경의 활동(눈에 보이지 않는 음적인 활동)을 무시하는 태도를 보면 매우 어리석기 짝이 없다는 생각을 가지고 있다.

그런데도 많은 사람들이 자신이 의식하는 부분만이 전부인 줄 알고 자신이 의식하지 못하는 '무의식' 부분을 자각하지 못하는 실수를 계속 범하고 있다. 심지어 의식하지 못한다는 이유를 핑계로 자율신경이 작동하는 부분을 본능 또는 불가침 영역으로 간주하여 아예 그것을 방치하고 인지하지 않으려는 무책임한 모습까지 보이곤 한다. 물론 이렇게 하는 것이 자연 속에 존재하는 생명체로서는 자연스러운 태도이자 한계일 수밖에 없다는 생각을 안 하는 것은 아니다. 자연은 어찌됐든 그 안에 존재하는 개별 생명체의 존속 여부에는 별 관심이 없고 전체적으로 진행되는 순환의 영속성에만 관심을 두기 때문에 그럴 수 있다고 생각한다.

그러나 우리처럼 각자 개별 생명체의 입장에서는 자연 속에서 다른 것들과 경쟁하며 생존하는 것이 중요하기 때문에 자연과 우주의 의지나 관점에 그대로 순응하며 따라갈 수만은 없다. 그래서 나는 자율신경계야말로 나의 의식과 의지(감정)와는 상관없이 작동함에도 불구하고 그것을 담는 기본 그릇에 해당되기 때문에 생존을 위해서는 그 중요성을 절대 무시해서는 안 된다고 생각하게 되었다.

자율신경은 인간의 뇌 중에서 가장 안쪽 부분에 담겨 있다. 인간의 뇌는 3층 구조로 되어 있는데 가장 안쪽에 있는 것이 '생명의 뇌'고 중간층에 있는 것이 '감정의 뇌', 그리고 맨 바깥쪽에 있는 것이 '이성 혹은 생각의 뇌'다. 여기서 우리는 의식과 의지를 만드는 곳이 감정과 이성의 뇌 부분이고, 자율신경은 바로 가장 안쪽인 생명의 뇌 부분(뇌간)에서 기원하는 원초적 기능이란 사실을 다시 한번 분명하게 깨달을 필요가 있다.

이런 관점에서 나는 자율신경이야말로 의식과 의지(감정)를 담는 그릇이고 무의식의 세계를 지배하는 '보이지 않는 손'에 해당된다 주장하는 바이다.

따라서 우리가 건강하고 장수하려면 자신의 몸속에 존재하는 보이지 않는 실체인 자율신경의 상태를 항상 잘 관리해야 한다. 그러나 안타깝게도 오늘날 우리가 사는 환경 조건들이 너무나도 열악하여 대부분의 사람들이 자율신경에 큰 부담을 주는 생활 태도를 가진 채 살아가고 있다. 그래서 자신의 몸속에 균형이 깨진 '기울어진 자율신경의 운동장'을 갖고 사는 사람들이 매우 많다. 그러니 당연히 그 안에 담기는 의식과 의지(감정)들마저 역으로 불안정한 형태의 것들로 채워지고 있는 것이 아닐까 하는 생각을 멈출 수 없는 것이다.

대부분의 자율신경의 불균형 및 손상은 외부 환경으로부터 온다. 그것을 한마디로 '스트레스'라고 표현하는데, 이는 다시 그 사람의 의식이나 의지(감정)를 통해 내재화된 형태로 변형된 다음 그것이 다시 자율신경계에 부정적인 방식으로 영향을 미치는 형태로 작용하게 된다.

스트레스가 작용할 때 자율신경은 자신의 두 가지 기능 중 한 축인 교감신경 파트를 사용하여 먼저 반응한다. 그러나 이때의 반응은 이른바 "싸울 것인가 아니면 도망갈 것인가"의 반응이기 때문에 약하더라도 몸에 약간의 반응 흔적을 남긴다. 이른바 '스트레스 상처'인 것이다. 그래서 이를 치유하는 부교감신경 반응이 가능한 즉각적으로 뒤따라 일어나 주어야만 상처가 사라지고 본래의 균형을 회복할 수 있게 되는 것이다. 이런 이유 때문에 우리가 자율신경의 균형을 잘 유지하기 위해서는 의식적으로 깨어 있을 때에는 스트레스를 가능한 적게 받도록 노력하고 스트레스를 받아도 의식적인 호흡 훈련 등을 통해 자율신경의 균형을 유지하려는 방향으로 노력을 많이 해야 한다.

그리고 잠을 잘 동안에는 충분한 수면을 통해 의식이 무대 뒷면으로 잠시 사라지고 대신에 부교감신경이 생리 무대의 주역으로 다시 등장하는 정반대의 기회를 제공해 주어야만 한다. 이는 곧 일상생활에서 부교감신경 친화적 생활 스타일을 창조해 나가는 것을 강조하라는 의미로 이해할 필요가 있다.

다행스럽게도 우리의 몸속에는 진화 과정에서 의지를 가지고 의식적으로 자율신경(무의식)의 불균형을 조절할 수 있는 연줄이 몇 가닥 남아 있다. 일종의 강제적 소통 및 구제 수단인 것이다. 그래서 우리는 잠을 잠으로써 의식과 의지를 배제하여 자율신경계의 기능을 회복할 수 있고, 호흡 조절을 통해 깨어 있는 상태에서도 의식적으로 자율신경계의 상태에 영향을 미칠 수 있는 통로를 가지고 있다. 따라서 자율신경계에 문제가 생긴 경우에는 이와 같은 두 가지 방법을 주로 활용하여 가능한 조기에 흐트러진 균형을 바로잡도록 노력하는 것이 매우 중요하다.

내가 이 책을 쓴 이유도 많은 사람들에게 자율신경의 불균형이 매우 위험하고 그것이 모든 만성질환의 기저에 깔려 있음을 경고함과 동시에, 그것의 균형을 바로잡기 위해 부교감신경(미주신경)을 강화하는 실생활 속의 각종 전략들을 알려주기 위해서다.

솔직히 나는 의학 교육을 받아오면서 기울어진 자율신경의 불균형을 바로잡기 위해 부교감신경(미주신경)을 강화하는 방법의 중요성에 대해 거의 들어본 적이 없다. 다시 말해 아무도 나에게 이 부분의 중요성에 대해 강조해 준 사람이 없었다고 단연코 자신 있게 항변할 수 있는 입장에 있는 것이다. 그만큼 오늘날 우리의 의학 교육은 기술적 측면만 강조하고 전인적 균형을 바로잡으려는 접근 태도는 철저히 무시하는, 참으로 안타까운 상황에 처해 있다고 생각한다. 그러다 보니 많은 사람들이 이런 소중한 진리를 깨닫지 못하고 약물이나 수술로 모든 문제를 감당하려 애쓰게 된다.

여러분이 이처럼 약물로 자신의 증상을 감추면 감출수록 부교감신경의 기능저하는 점점 더 보이지 않는 국면에서 심각하게 깊어져 간다. 그래서 나중에 문제의 핵심은 제쳐 놓고 여기저기서 터지는 증상들에 임시방편으로 대처하기에만 급급하다가 결국 한순간에 나락으로 미끄러져 떨어지는 신세가 되고 마는 것이다.

나는 일찍부터 의사로서 이와 같은 현실의 문제점을 파악하고 사람들에게 가능한 약을 멀리하고 건강한 식사와 올바른 생활 습관을 통해 자신의 건강을 지키는 '양생법'의 중요성을 널리 알리고자 많은 노력을 해왔다. 특히 장기간 스트레스로 약화된 부교감신경은 약이 아니라 실생활 속에서의 훈련과 습관 교정을 통해서만 바로잡을 수 있다는 사실을 깨닫고, 이를 여러 사람들에게 알리는 것이 중요하다고 생각하여 무거운 책임감을 갖고 여러 책을 쓰려 노력해 왔다.

그런 점에서 이 책에서 소개하는 '부교감신경(미주신경) 강화 전략'들은 약이나 의학적 술기보다는 실생활에서의 건강한 생활 습관을 확립하기 위한 훈련에 더 많은 중점을 두고 있다는 점을 꼭 기억해 주길 바란다. 그러므로 여러분은 이 책의 내용들이 옛 선인들이 말하는 '양생 수련법'의 내용과 유사하다는 점을 깨닫게 될 것이다. 왜냐하면 예로부터 건강을 위해 몸과 마음을 수련을 하는 양생법의 내용을 보면 대부분 부교감신경을 강화하는 행동요법들이 주축을 이루고 있음을 알 수 있기 때문이다. 그러므로 여러분도 이 책에 적힌 내용들을 충분히 숙지하고 그것들을 열심히 실천하면 양생 전문가로 거듭남과 동시에 부교감신경(미주신경)의 중요성을 전파하는 건강 전도사가 될 수 있을 것이라 확신한다.

우리가 무언가 원하는 것을 얻고자 하면 반드시 그것을 얻기 위해 최대의 노력을 해야 한다. 아무런 노력도 없이 원하기만 하면 그것은 자신에게 복이 되는 것이 아니라 도리어 화가 될 수 있다. 마찬가지로 여러분이 건강을 얻고자 원한다면 원하는 만큼 간절하게 그것을 얻기 위해 양생법에 몰입해야 한다. 여러분이 몰입하면 할수록 여러분의 건강은 분명 빠르게 회복될 것이다. 다만 이 과정에서 자율신경이 신경조직이라 회복되는 데 어느 정도 시간이 걸린다는 점을 알고, 너무 조급하게 굴지 말고 그것이 회복될 때까지 충분한 시간을 갖고 인내하며 기다릴 줄 아는 여유로움도 함께 지니길 바란다.

그래서 양생법은 '기다리되 몰입하면서 기다리는' 성실하면서도 겸손한 태도를 견지한다면 반드시 원하는 성과를 얻을 수 있을 것이라 굳게 확신한다. 간혹 결과가 늦게 나타난다고 중간에 포기하지 말고, 또한 약간의 성과에 만족하여 초심을 잃는 우를 범하지도 말 것을 당부하고 싶다. 그리고 항상 이 모든 과정에는 자신이 깊이 관여하고 결정에 책임을 지는 자신과의 약속(self-engagement) 항목이 매우 중요한 요소라는 점을 잊지 말 것을 부탁드리고 싶다.

자신과의 약속에 충실한 사람은 절대 남의 탓을 하지 않고 모든 것을 자신의 탓으로 돌리고 순순히 결과에 책임을 진다. 그리고 자기가 할 일을 거부하지 않고 다른 사람의 손에 맡기지도 않는다. 또한 잦은 유혹이나 꼬임에 넘어가지도 않고 자기가 할 일을 묵묵히 수행하며 모든 것을 스스로 감내한다. 그래서 나는 많은 환자들에게도 이런 마음가짐(mindset)을 갖는 것이 중요하다고 항상 강조하고 있다. 여러분도 자신의 몸과 병을 남에게 떠넘기려 하지 말고 자기 스스로 책임지겠다는 생각으로 늘 열심히 살려고 노력하길 바란다. 이것이야말로 자기 개발의 강력한 수단인 '자기에게 스스로 권한 부여하기 또는 자기권능(self-empowerment)'의 기본적 태도라 할 수 있다. 그러므로 우리가 건강하기 위해서는 모두가 반드시 이 능력을 갖추고 있어야 한다.

또한 우리가 건강하기 위해서는 다른 사람들과의 공감대(empathy)를 잘 형성하며 살아가도록 노력해야 한다. 그러면 외로움 따위는 사라지고 여러분의 부교감신경도 약해지는 일이 잘 발생하지 않게 된다.

이를 위해 여러분은 몇 가지 일을 해야 한다. 그것은 첫째, 감사 일기를 작성하는 것이고 둘째, 남을 용서할 수 있는 행동을 실천하는 것이다. 여기에 한 가지 더 추가한다면 남에게 사과하는 일을 두려워하거나 주저하지 말아야 한다. 왜냐하면 이런 행동들은 모두가 여러분으로 하여금 다른 사람들과의 공감 능력을 키워주는 행동들이기 때문이다. 그래서 이는 모두 궁극적으로 여러분의 부교감신경(미주신경)을 강화하는 노력에 부합하게 된다고 말할 수 있다.

나는 의료 현장에서 약을 너무 좋아해서 자신의 명(命)보다 일찍 죽는 사람들을 많이 보아왔다. 또 현행 의료보험 체계를 너무 좋아해서 각종 검사를 통해 없던 병도 찾아내려고 애쓰다가 조기에 몸을 망가뜨리는 사람들도 자주 목격해 왔다. 이런 사람들은 대부분 자신의 주관도 없는 노예 속성을 지니고 있기 때문에 필연적으로 건강 노예의 삶을 살 수밖에 없는 사람들이다.

게다가 우리 주변에는 사람들로 하여금 이런 방향으로 가도록 유혹하는 거짓 가짜 정보들이 매우 많이 넘쳐나고 있다. 그래서 상황이 너무 혼란스러워지다 보니 결국에는 각자도생하는 길이 최선이라는 생각을 하게 되었다. 그런 점에서 이 책도 결국 여러분들로 하여금 각자도생하는 법을 가르쳐 주기 위해 쓰인 책이라 할 수 있다.

매일, 매주, 매달 귀찮아도 이 책에 적힌 부교감신경(미주신경) 강화법을 열심히 연습하고 훈련하길 바란다.

제발 약을 먹는 것 대신에 이 책에 적힌 방법들을 먼저 실천해 보길 바란다.

그래서 여러분 모두가 이 책을 통해 각자도생의 기회를 잡길 바란다.

여러분이 내 말대로 이 책에서 권하는 양생법을 꾸준히 실천하면, 그것으로 얻게 되는 기쁨과 보람은 여러분 인생에서 그 어떤 투자나 몰입을 통해서도 얻을 수 없을 만큼 크다는 점을 깨닫게 될 것이다. 왜냐하면 그것은 여러분 스스로가 자발적으로 참여하여 획득한 위대한 성과이기 때문이다.

부디 건승하길 바란다.

반드시 멀지 않은 장래에 당신 앞에 영광스러운 그날이 오게 될 것이다.

양생의사
정윤섭

제1부

부교감신경(미주신경)에 대한 이해

제1장 자율신경의 구성 및 기능

제2장 미주신경의 구조 및 주행 경로

제3장 미주신경의 기능

··· 제1장 ···
자율신경의 구성 및 기능

01. 자율신경이란?

우리 몸의 신경계는 크게 중추신경계(CNS)와 말초신경계(PNS)로 구분된다. 중추신경계(CNS; central nervous system)는 뇌와 척수에 있는 신경조직을 말하고 말초신경계(PNS; peripheral nervous system)는 이런 신경 중추와 연결되어 있으면서 다른 장기나 조직에 분포되어 있는 신경조직을 말한다. 말초신경계는 다시 두 가지로 나뉜다. 하나는 자신의 의지에 의해 작동하는 체신경(Somatic nerves)이고 다른 하나는 자신의 의지와 상관없이 작동하는 자율신경(Autonomic nerves)이다. 자율신경은 다시 교감신경(sympathetic nerves)과 부교감신경(parasympathetic nerves) 두 축으로 구성된다.

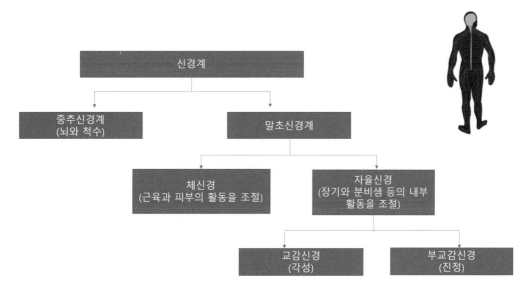

▶ 그림 1. 인체 신경 시스템의 구성

본인의 의지와 무관하게 무의식적으로 작동하는 자율신경은 인체의 내부 환경을 항상 일정한 상태로 유지하기 위해 필요한 항상성(homeostasis) 기능을 담당하기 때문에 마치 기계의 자동제어(automatic control) 장치와 비슷하다고 생각할 수 있다. 이 신경은 서로 상반된 작용을 하는 두 신경 시스템으로 구성되어 있기 때문에, 어느 때에는 몸을 크게 각성시키고 다른 때에는 몸을 진정시키는 방향으로 번갈아 작동한다. 그래서 성향이 다른 두 개의 기능들이 모여서 서로 길항적으로 작용하며 최종적으로는 균형을 벗어나지 않도록 유지하게끔 설계되어 있다.

이를 좀 더 자세히 설명하면 자율신경의 한 축인 교감신경은 몸을 달궈서 열을 내게 만든다. 예를 들어 산속에서 호랑이를 만났을 때처럼 "싸울 것인가 아니면 도망갈 것인가(fight-or-flight)"를 신속히 결정해야 하는 상황에서는 몸의 기능 및 상태를 에너지 발산 및 소모적 환경으로 몰아간다. 그러므로 교감신경의 기능은 스트레스에 대응할 때 꼭 필요한 기능이라 할 수 있다. 이에 반해 부교감신경은 몸의 흥분을 가라앉히고 진정시키는 작용을 한다. 그래서 몸을 쉬게 만들고 그동안 소모된 에너지를 비축하고 손상된 세포들을 수리, 재생을 돕는 작용을 한다. 가장 대표적인 예로 밤에 하루 일과를 끝내고 편히 쉬면서 잠을 잘 때 작동하는 신경이 부교감신경의 기능이라고 생각하면 된다.

이처럼 교감신경과 부교감신경은 비록 그 성향과 방향성이 다르다 할지라도 서로 엎치락뒤치락하면서 궁극적으로 '몸속 환경'을 원래의 균형 잡힌 상태로 돌아가게 만드는 작용을 하고 있는 것이다. 그래서 많은 사람들이 이를 동양철학에서 말하는 음양이론의 운영 법칙으로 설명하기를 선호한다. 즉, 교감신경은 '양'의 성질에 해당되고 부교감신경은 '음'의 성질에 해당되는데 '양'과 '음'이 번갈아 돌아가면서 자연계의 순환 과정을 형성하듯 교감신경과 부교감신경도 그 우세한 형국을 번갈아 반복함으로써 '몸속 환경'이 외부 환경에 대응하는 과정에서 균형을 잃고 평형점에서 멀어지지 않도록 조정하는 역할을 한다고 설명하고 있는 것이다.

구조적으로 교감신경은 주로 뇌의 시상하부와 척수에 그 중추를 가지고 있다. 그래서 척수 신경에서 나오는 가지와 시상하부-뇌하수체-부신 축(HPA axis)을 통해 작동하는 호르몬 기전에 바탕을 두고 있다. 신장 윗부분에 붙어있는 부신(adrenal gland)은 이런 교감신경 축이 집중되어 있는 곳으로, 교감신경이 흥분하면 부신 수질(adrenal medulla)에서 아드레날린이란 호르몬을 분비하여 몸을 긴급히 위험 상태에 대비하도록 만들어 주고 부신 피질(adrenal cortex)에서는 코티졸이란 호르몬을 분비하여 좀 더 시간적 여유를 갖고 스트레스나 위험에 버틸 수 있게 도와주는 작용을 한다. 따라서 교감신경의 에너지 대사는 위험에 대응하기 위해 포도당을 동원하여 에너지를 빠르게 생산하는 방향으로 진행하도록 설계되어 있다. 그리고 세포 레벨에서는 cAMP라는 신호 전달물질을 통해 교감신경의 자극 신호가 세포 내부로 전달되게끔 짜여 있다.

반면, 교감신경의 작용을 억제하는 부교감신경은 교감신경처럼 신경-호르몬 작용이 아니라 실제 말초까지 연결된 신경선의 말단에서 분비되는 아세틸콜린(Ach; acetylcholine)이란 신경전달물질의 작용에 의해 그 기능이 작동하도록 설계되어 있다. 다시 말해 중간에 호르몬의 개입이 없는 대신에 가늘고 긴 신경선이 여러 장기나 조직의 구석구석까지 뻗어, 신호를 직접 말초 세포들에 전달해 주는 양상을 띠는 것이다.

그중 가장 대표적인 신경이 바로 제10번 뇌신경인 미주신경(vagus nerve)이다. 그렇지만 부교감신경은 미주신경 이외에도 제3번 뇌신경인 동안신경, 제7번 뇌신경인 안면신경, 제9번 뇌신경인 설인신경 그리고 천골(sacrum)의 척수신경 2, 3, 4(일명 골반내장신경; pelvic splanchnic nerves)를 통해서도 그 신호를 전하고 있다. 다만 이 중에서 미주신경 다발이 가장 크기 때문에 미주신경이 부교감신경을 대표하는 것으로 자주 말하곤 하는 것이다.

미주신경은 심장과 폐는 물론 복강 속의 내부 장기들에 고루 분포하여 달궈진 몸을 진정시키고 몸에 휴식을 줌과 동시에 에너지를 보충하기 위해 소화흡수 작용을 돕고 '몸속 환경'을 정화시키기 위한 해독 및 면역력 증진 작용을 돕는 등 여러 역할을 담당하고 있다. 세포 레벨에서는 미주신경의 말단 분비물인 아세틸콜린(ACh)과 산화질소(NO) 등이 cGMP(cyclic guanosine monophosphate)라는 신호전달물질의 생성을 증가시켜 부교감신경 신호를 화학적으로 세포 내부로 전달하는 역할을 맡고 있다.[1]

건강한 상태에서는 교감신경과 부교감신경이 각자 제 기능을 잘 발휘하여 몸의 상태를 균형 있게 유지시키는 작용을 한다(그림 2와 3).

---

1) 본서 제2장 미주신경의 구조와 주행 경로, 제3장 미주신경의 기능 참고

자율신경계의 기능

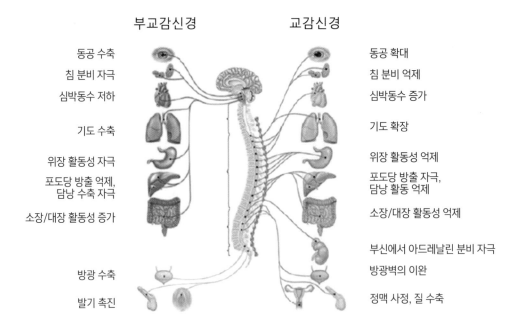

부교감신경   교감신경

동공 수축   동공 확대

침 분비 자극   침 분비 억제

심박동수 저하   심박동수 증가

기도 수축   기도 확장

위장 활동성 자극   위장 활동성 억제

포도당 방출 억제,   포도당 방출 자극,
담낭 수축 자극   담낭 활동 억제

소장/대장 활동성 증가   소장/대장 활동성 억제

                                        부신에서 아드레날린 분비 자극

방광 수축   방광벽의 이완

발기 촉진   정맥 사정, 질 수축

▶ 그림 2. 자율신경계(교감신경과 부교감신경)의 상호 작용 및 균형 유지

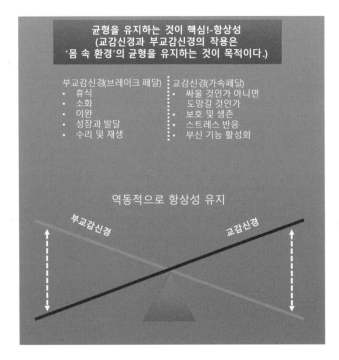

균형을 유지하는 것이 핵심!-항상성
(교감신경과 부교감신경의 작용은
'몸 속 환경'의 균형을 유지하는 것이 목적이다.)

부교감신경(브레이크 페달) | 교감신경(가속페달)
- 휴식
- 소화
- 이완
- 성장과 발달
- 수리 및 재생

- 싸울 것인가 아니면 도망갈 것인가
- 보호 및 생존
- 스트레스 반응
- 부신 기능 활성화

역동적으로 항상성 유지

부교감신경   교감신경

▶ 그림 3. 교감신경계와 부교감신경의 작용 및 균형 유지 기전

02. 교감신경계의 구성 및 기능

교감신경계는 자율신경계의 두 가지 구성 요소 중 하나로 외부 환경 및 신체 내부의 스트레스에 대항하기 위해 작동한다.

교감신경계의 분포

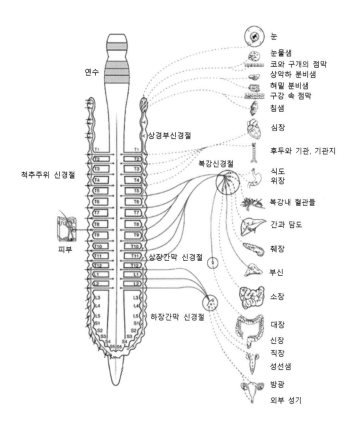

▶ 그림 4. 교감신경계의 분포 현황

1 교감신경계의 구조

교감신경계를 통한 신호전달은 빠른 반사작용이 관건이기 때문에 척수신경(spinal nerve)을 통해 바로 진행된다. 제1흉추에서 요추 2~3번까지 척수신경들이 나와 척추 주변 양쪽에 척추주위신경절(paravertebral ganglion), 상경부신경절(superior cervical ganglion), 복강신경절(celiac ganglion), 상, 하 장간막신경절(superior, inferior mesenteric ganglion)을 형성한다. 척수에서 이 신경절까지 나온 뉴우런을 전신경절 뉴우런(pre-ganglion neuron)이라 하고 이 신경절 이후의 뉴우런을 후신경절 뉴우런(post-ganglion neuron)이라 부른다. 참고로 신경절(ganglion)이란 중추신경 외부에 신경세포체들이 모여 있는 곳으로 여기서 신경섬유 뉴우런과 뉴우런이 서로 연결되어 시냅스(synapse)

를 형성하는 곳을 말한다. 그러므로 교감신경절의 경우 전신경절 뉴우런은 당연히 길이가 짧고 후신경절 뉴우런은 전신 구석구석까지 분포하므로 길이가 길다고 말할 수 있다.

교감신경절의 전신경절 뉴우런은 아세틸콜린(acetylcholine)이란 신경전달물질을 방출한다. 이것이 후신경절 뉴우런에 있는 니코틴성 아세틸콜린 수용체(nicotinic acetylcholine receptor)와 결합하여 자극을 전달한다. 이 자극으로 후신경절 뉴우런은 그 말단에서 노어에피네프린(norepinephrine)을 방출하여 말초 표적 기관에 있는 아드레날린 수용체(adrenergic receptor)를 활성화시킨다. 그러면 이 수용체의 활성화로 말미암아 교감신경의 자극 효과가 해당 장기나 기관들을 통해 나타나게 되는 것이다.

참고)

교감신경의 신경전달물질 분비와 관련하여 몇 가지 예외적인 곳이 있다. 첫째, 땀샘의 경우 후신경절 뉴우런은 아세틸콜린을 방출한다. 그래서 이 경우에는 무스카린성 아세틸콜린 수용체를 자극한다. 그러나 손·발바닥처럼 피부가 두꺼운 곳에서는 다른 교감신경의 후신경절 뉴우런처럼 노어에피네프린을 방출하므로 같은 땀샘이라도 부위에 따라 차이가 있다. 둘째, 부신 수질 속의 크로마핀 세포(chromaffin cells)는 후신경절 세포와 비슷하다. 그래서 부신 수질은 일종의 교감신경절에 해당된다고 말할 수 있다. 전신경절 뉴우런이 크로마핀 세포에 자극을 주면 크로마핀 세포에서는 노어에피네프린과 에피네프린 두 가지 신경전달물질을 방출한다. 그래서 이들이 혈액을 타고 전신으로 퍼지면서 호르몬 작용을 일으켜 교감신경 효과를 불러오게 되는 것이다. 부신 수질에서는 노어에피네프린보다 에피네프린을 좀 더 많이 방출하는 것으로 알려져 있다. 세 번째 예외는 콩팥으로 이곳에서 끝나는 교감신경의 후신경절 뉴우런은 도파민을 방출한다. 도파민은 콩팥 속 혈관 벽의 도파민 D1 수용체와 결합하여 얼마나 많은 양의 혈액을 여과시킬 것인지를 결정하게 된다.

2 교감신경계의 기능

(1) 감각

자율신경계의 구심성 섬유(afferent fibers)는 체내 여러 기관으로부터 올라오는 정보들을 중추신경계로 보내는데, 그 속에는 원심성 섬유(efferent fibers)처럼 교감신경과 부교감신경으로 구분되지 않고 하나의 일반 내장 구심성 섬유(general visceral afferent fibers)처럼 행동한다.

일반 내장 구심성 감각은 대부분 속이 빈 중공기관(hollow organs)과 샘조직으로부터 올라오는 무의식적인 장운동 반사감각을 중추신경계로 전달하는 역할을 맡고 있다. 의식과는 무관한 반사궁(reflex arcs)은 일반적으로 탐지할 수 없지만, 특정한 경우 이 반사궁이 통증감각을 연관통(referred pain)으로 숨겨 중추신경계로 보내는 작용을 하기도 한다. 그래서 복막강에 염증이 생기거나 장이 갑자기 팽창하면 신체는 이 구심성 통증자극을 마치 체성자극(somatic stimulation)인 것으로 해석하는 경우가 생길 수도 있다. 이런 경우 통증은 대개 국소적이지 않고 장구심성 시냅스(visceral afferent synapse)와 동일한 척수 레벨에 속하는 피부 분절(dermatome)과 연관된 통증으로 인식된다.

(2) 심혈관에 미치는 영향

교감신경계의 섬유는 거의 모든 기관의 조직에 뻗어 있으며 동공의 지름, 장운동 및 요도계의 배출과 같은 다양한 기능을 조절하는 데 최소한 일부분이라도 기여하고 있다. 교감신경계는 스트레스에 대한 신경 및 호르몬 반응을 매개하는 것으로 잘 알려져 있는데, 이 반응을 일반적으로 "싸울 것인가 아니면 도망갈 것인가(fight or flight)" 반응이라 부른다. 부신 수질에서 끝나는 전신경절 교감신경 섬유가 아세틸콜린을 분비하여 부신 수질로부터 카테콜라민 호르몬(아드레날린과 노어아드레날린)을 분비시키기 때문에 부신에서의 반응을 신체의 교감신경-부신 반응(sympatho-adrenal response)이라 따로 부르기도 한다. 이 반응은 주로 심혈관계에 많은 영향을 미치는데 그 기전을 보면 교감신경 섬유를 통해 직접 심혈관계가 자극받는 경로 이외에도 부신 수질에서와 같이 카테콜라민 호르몬을 통해 간접적으로 심혈관계를 자극하는 경로를 사용하기도 한다.

교감신경계가 자극받으면 혈관은 대부분 수축되는데 우리 몸에서 이런 혈관이 많은 곳이 피부, 소화기관, 콩팥 등이다. 이는 후신경절 교감신경섬유에 의해 방출된 노어에피네프린에 의해 α1 아드레날린 작동성 수용체가 활성화된 결과에 해당된다. 이 수용체는 인체의 혈관 구조 전체에 널리 퍼져있지만 교감신경-부신 반응 시 골격근, 심장, 폐 및 뇌에 있는 β2 아드레날린 작동성 수용체가 작동하면 도리어 혈관 수축이 억제되고 상쇄될 수 있다는 사실도 기억해 둘 필요가 있다.[2] 그렇지만 전반적으로 교감신경 자극의 효과는 생존에 필요한 신체활동을 하는 부분에만 혈류를 증가시키고 생존에 필요하지 않은 기관에는 혈액 공급을 차단시키기 위한 목

◇◇◇◇◇◇◇◇◇◇◇◇◇◇◇◇◇◇◇◇◇◇◇◇◇◇◇◇◇◇◇◇◇◇◇

2) β2 수용체는 α1 수용체처럼 혈관을 수축시키지 않고 혈관의 확장을 촉진시킨다.

적을 달성하고자 함이란 사실을 명심하고 있으면 된다.

(3) 부교감신경계와의 관계

교감신경계와 부교감신경계는 대부분의 신체 내장기관의 기능을 길항적으로 조절하는 작용을 한다(그림 2). 그러므로 스트레스에 대한 반응(싸울 것인가 아니면 도망갈 것인가 반응)이 부교감신경을 억제시키는 작용을 하지만, 스트레스가 끝나고 나면 휴식기에 신체의 정비와 재건을 위해 이를 도리어 활성화시키는 계기로 작용할 수 있다는 점을 기억하면서 이 양자 간의 엎치락뒤치락하는 반응으로 우리 몸의 균형이 유지된다는 점을 꼭 기억하고 있길 바란다(그림 3).

03. 부교감신경계의 구성 및 기능

부교감신경계는 교감신경이 지나치게 작동하는 것을 억제 또는 견제하여 몸이 일정 범위에서 벗어나는 것을 방지하는 역할을 한다. 그와 동시에 교감신경의 작용으로 손상된 세포들을 치유하고 재생시키는 역할도 맡고 있다.[3]

---

3) 위장관 속에 존재하는 자율신경 시스템인 장관신경 시스템(ENS; enteric nervous system)은 독립적인 반사 활동을 가지고 있다. 그래서 이를 자율신경 시스템과 별개의 신경 시스템으로 간주하기도 하지만 진화적 관점에서 원시적이고 무의식적 작동 기전에 의존하고 있어 이를 자율신경의 한 영역으로 간주하는 경향도 있음을 알아야 한다.

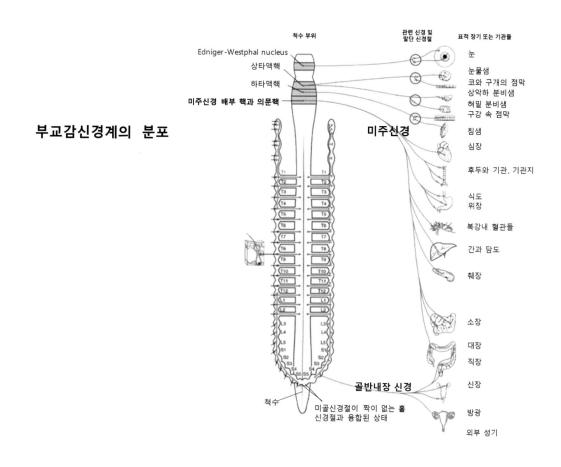

부교감신경계의 분포

척수 부위

관련 신경 및
말단 신경절

표적 장기 또는 기관들

Edniger-Westphal nucleus

상타액핵

하타액핵

미주신경 배부 핵과 의문핵

미주신경

눈

눈물샘

코와 구개의 점막
상악하 분비샘

혀밑 분비샘
구강 속 점막

침샘

심장

후두와 기관, 기관지

식도
위장

복강내 혈관들

간과 담도

췌장

소장

대장

직장

신장

방광

외부 성기

골반내장 신경

척수

미골신경절이 짝이 없는 홀
신경절과 융합된 상태

▶ 그림 5. 부교감신경계의 분포 현황

① 부교감신경계의 구조

부교감신경은 말초신경계(PNS) 중 자율신경의 한 가지로 다음 3가지 주요 영역을 통해 신체에 분포되어 있다.

① 두개골을 통해 나오는 특정 뇌신경(3번, 7번, 9번) 속에 부교감신경 섬유들이 들어있다. 전신경절 부교감신경은 대개 중추신경계(CNS)의 특정 핵으로부터 시작되어 4개의 부교감신경절-모양체신경절, 익구개신경절, 악하신경절, 이신경절- 중의 하나에서 시냅스를 이룬다. 그리고 이 4개 신경절로부터 표적 조직까지 후신경절 섬유로 뻗어 있다.

② 제10번 뇌신경인 미주신경 속의 부교감신경섬유는 흉부 내장(식도, 기도, 심장, 폐) 및 복부 내장(위장, 췌장, 간, 신장, 소장 및 대장의 약 1/2)의 표적 조직 근처에서 시냅스 신경절을 형성한다. 따라서 전신경절 신경섬유가 일반적으로 긴 편이다. 이들 신경절에서 나온 후신경절 신경섬유는

비교적 짧은 거리를 거쳐 표적 기관 또는 조직까지 뻗어 있다.[4)]

③ 골반 내장신경의 원심성 전신경절 세포체(pelvic splanchnic efferent preganglionic nerve cell bodies)는 12번 흉추~제1번 요추 레벨 척수의 외측 회색각(lateral gray horn)에 있으며[5)] 이들의 축삭돌기(axon)는 2~4번 천골신경으로 이어져 천골공을 통과하여 척주(vertebral column)를 빠져나간다. 그래서 중추신경계로부터 계속 멀어져 표적 조직 근처에 있는 자율신경절에서 시냅스를 형성한다. 이는 교감신경계의 경우 일반적으로 전신경절 원심성 신경섬유와 후신경절 원심성 신경섬유 간의 시냅스가 일어나는 신경절들이 척주 근처에 있고 표적 기관으로부터 멀리 떨어져 있다는 점과 매우 대비되는 사실에 해당된다.

② 부교감신경계의 기능

(1) 감각

자율신경계의 구심성 섬유는 체내 기관에서 오는 감각 정보를 중추신경계로 올려보내는데 이 경우 그 내용이 원심성 섬유와 달리 부교감신경과 교감신경으로 나뉘어 있지 않다. 따라서 감각 정보는 자율신경 섬유가 아닌 일반 내장 구심성 섬유(general visceral afferent fibers)에 의해 전도되고 있는 셈이다.

일반 내장 구심성 감각은 대부분 속이 빈 중공기관(hollow organs)과 샘조직으로부터 올라오는 무의식적 장운동 반사감각으로 중추신경계로 전달된다. 무의식적으로 작용하는 반사궁(reflex arcs)은 일반적으로는 통증감각을 탐지할 수 없지만 어떤 경우에는 이를 연관통(referred pain)으로 착각하는 경우도 있다. 예를 들어 복막강(peritoneal cavity)에 염증이 발생하거나 장이 갑작스레 팽창할 경우 신체는 이런 구심성 통증자극을 처음에는 체성 통증자극인 것처럼 받아들인다. 이런 통증은 대개 비국소적으로 장구심성 시냅스(visceral afferent synapse)와 동일한 레벨의 척추신경이 분포하는 피부 분절(dermatome) 영역에 나타난다.

(2) 심혈관에 미치는 효과

심박동 속도는 대개 심장 내부 심박동 조율기의 활동에 의해 조절된다. 건강한 심장의 경우

---

4) 미주신경의 구조 및 주행에 관해서는 제2장 '미주신경의 구조 및 주행 경로'에서 좀 더 자세히 설명하기로 한다.

5) 척수는 1~2번 요추골에서 척수원추와 함께 끝난다.

주요 심박동 조율기는 동방결절(sinoatrial node)로 이는 심방과 대정맥(vena cava)의 경계에 있는 세포의 집합체다. 이곳의 심장세포는 자동성(automaticity)을 보여주는데, 자동성이란 외부 자극 과는 별개로 스스로 전기적 활성을 만들어내는 능력을 말한다. 그 결과 동방결절의 세포는 자 발적으로 전기적 활성을 만들어 내고 이 활성이 심장 전체에 전도됨으로써 전체적인 심장 박동 을 일으키게 되는 것이다.

외부의 자극이 전혀 없을 경우 심박동 속도는 동방결절의 조절로 인해 초당 60~100회를 유 지한다. 동시에 여기에 자율신경계의 두 축인 교감신경과 부교감신경이 작용하여 심박동 속도 를 높이거나 낮추는 방식으로 상보적으로 조절하는 역할을 하고 있다. 이런 맥락에서 부교감 신경은 동방결절에 작용하여 심박수를 낮추어 능동적으로 자율신경의 긴장을 완화시키는 작 용을 함을 알 수 있다. 그리고 이 조절 작용은 아세틸콜린이란 신경전달물질, 이온 전류의 변화 및 심장세포 속의 칼슘 작용에 의해 매개된다.

부교감신경은 동방결절의 반응을 조절하는 방식으로 심박동 조절에 기여하고 있으며 그 긴 장도는 심박수 변이도(HRV; heart rate variability)를 측정함으로써 정량화시켜 볼 수 있다. 일반적 으로 심박수 변이도(HRV)가 증가하면 심박동 속도가 감소하거나 변동성이 커지게 된다.[6]

(3) 성적 활성 측면

부교감신경은 성적 활동에도 관여한다. 남성의 경우 전립선신경총에서 오는 해면체신경이 페니스 속의 나선동맥의 섬유성 결절에 있는 평활근을 자극하여 혈관을 이완시킴으로써 혈액 이 2개의 해면체(corpora cavernosa, corpus spongiosum)를 채워 빳빳하게 만듦으로써 발기하는 데 도움을 준다. 그러나 사정할 때에는 교감신경이 작용하여 정관(ductus deferens)의 연동운동을 일으키고 내요도괄약근을 폐쇄시켜 정자가 방광으로 역류해 들어가는 것을 막는다. 이때 부교 감신경은 요도근의 연동운동을 일으키고 음부신경(pudendal nerve)은 구해면체(bulbospongiosus) 를 수축시켜 정자를 강제로 외부로 방출시키는 작용을 한다. 완화기에는 자율신경의 작동이 중 지되어 페니스가 다시 축 처지게 된다.

여성의 경우도 남성과 유사한 발기조직이 있어 성적 자극에 반응할 수 있다. 여성의 경우 부 교감신경의 자극으로 여성 생식관에서 분비물이 방출되어 나온다. 이 분비물은 마찰을 감소시

---

6) 심박수 변이도에 대해서는 제16장 부교감신경(미주신경) 기능 측정 방법에서 좀 더 자세히 언급하기로 한다.

키고 정자의 이동에도 도움을 준다. 또한 부교감신경은 나팔관에 신경 가지를 뻗고 있기 때문에 난자가 나팔관의 연동수축(peristaltic contractions)을 통해 자궁으로 이동, 착상하는 데도 도움을 준다. 이처럼 부교감신경은(정도가 떨어지지만 교감신경도 일부) 생식 측면에서 매우 유의미한 역할을 하고 있다.

(4) 교감신경계와의 관계

교감신경계와 부교감신경계는 일반적으로 상호 길항적으로 작용한다. 교감신경은 일반적으로 빠른 반응이 필요한 상황에서 작동을 한다. 반면 부교감신경은 즉각적 반응을 요하지 않는 상황에서 기능을 한다.

전체적으로 부교감신경계의 기능을 요약하면 소화와 배변, 배뇨, 각종 샘조직에서의 분비(침샘, 소화샘, 눈물샘 등), 성적 흥분 등의 과정을 주관한다고 할 수 있다.

미주신경의 신호전달 과정

신경세포(뉴우런)는 몸에서 신호를 다른 세포에 전달하는 기능을 갖고 있다. 이 신호가 근육을 움직이는 운동성 신호일 수도 있고 자극을 받아들이는 체감(proprioception) 수용체를 통한 감각 신호일 수도 있다. 또한 자신의 의지와 무관한 자율신경을 통한 신호일 수도 있다.

신경세포(뉴우런)가 어느 특정 세포를 목표로 신호를 보내기 위해서는 신경세포와 신경세포 간 만나는 연결 부위인 시냅스(synapse)에서 다음과 같은 3가지 일이 일어나야 한다.

① **뉴우런이 전 길이에 걸쳐서 전기적 신호를 보내야 한다.**

② **뉴우런이 자신의 끝과 다른 신경세포가 만나는 연결 부위인 시냅스에서 신경전달물질**(화학적 메신저)**을 방출해야만 한다.**

③ **시냅스에서 방출된 신경전달물질이 다음 신경세포의 표면에 위치한 단백질 수용체와 결합하여 다음 세포로 하여금 전기적 흥분 신호를 발생시킬 수 있도록 해야 한다.**

부교감신경의 대표 격인 미주신경의 경우에 있어서도 이상과 같은 원칙하에 신경 뉴우런들이 시냅스에서 연결되면서 신호를 원하는 목적지까지 잘 전달하도록 설계되어 있다.

1. 뉴우런을 통한 신호 보내기

미주신경을 통한 신호의 약 80%는 말초 장기나 조직으로부터 뇌로 전달되는 구심성 신호(afferent

---

signal)들이고 나머지 20%는 뇌에서 결정된 정보들을 말초로 내려보내는 원심성 신호(efferent signal)들이다(그림 6). 이런 신호들이 양방향으로 전달되면서 몸의 균형을 유지하는 데 기여하게 된다. 예를 들어 어느 곳에서 잘못된 일이 벌어지고 있는지 또는 어느 부분에 좀 더 집중적인 관심을 기울여야 하는지 등을 서로 소통할 수 있게 대화의 통로를 제공해 주는 역할을 하고 있는 것이다.

그 결과 간으로 뻗어 있는 미주신경 가지를 통해서는 해독, 담즙 생산, 혈당 조절과 같은 정보들을 주고받고, 위장관으로 뻗은 미주신경 가지에서는 음식물의 소화 상태, 그들의 이동 과정 그리고 장내 미생물의 상태 등에 관한 정보를 주고받게 된다. 물론 이 과정에서 절대 잊어서는 안 될 부분이 하나 있다. 그것은 바로 면역 시스템과의 소통이다. 이는 미주신경이 중계한다는 점에서 매우 큰 의미를 지닌다고 할 수 있다. 뇌는 각지에 분포된 미주신경의 가지들을 통해 면역과 관련된 세포들과 서로 정보를 주고받는다.

이 밖에 미주신경은 심장과 폐의 활동에 대한 정보도 소통시키기 때문에 몸 안에서 혈액순환을 관장하는 데 있어서도 매우 중요한 역할을 담당한다.

이런 신호들은 뉴우런의 긴 축삭돌기(axon)와 몸체의 수상돌기(dendrites)들을 통해 빠르게 전달된다. 신경세포에서 중요한 점은 뉴우런이 한쪽 끝에서 다른 쪽 세포에게 신호를 얼마나 빠르게 잘 전달하느냐 하는 것이다. 대략적으로 복강 속의 장이나 신장에서 뇌까지 되는 거리 만큼을 신경의 전기+화학적 연결로 정보를 원활히 전달해 주어야 한다. 그러기 위해서는 적어도 이 정도 거리를 미주신경 뉴우런들이 뻗어 있는 과정에서 주위 조직들과 잘 분리되어 절연된 상태를 유지하고 있어야 신호전달을 효과적으로 할 수 있다. 이는 마치 전선 속의 구리선을 고무나 플라스틱 재질의 절연체로 피복을 하고 있어야만 전기신호가 딴 곳으로 새지 않고 원하는 곳으로 빠르게 전달될 수 있는 이치와 같다고 할 수 있다. 전선이 절연체로 잘 피복되어 있으면 전류가 다른 곳으로 새지 않고 구리선을 통해서만 흐르게 된다. 미주신경에 있어서도 같은 원칙이 적용된다. 그래서 미주신경 주변에 절연물질들이 미주신경 뉴우런을 잘 피복하고 있으면 신호가 다른 곳으로 새거나 약해지지 않고 뇌와 말초 조직 사이를 빠르고 완벽하게 연결시키는 역할을 수행할 수 있다.

인체에서는 신경세포들이 신호를 효율적으로 잘 전달하기 위해 지방질을 절연체로 사용한다. 우리 몸속 대부분의 신경세포들은 쉬반세포(Schwann cells)라고 하는 절연세포들에 의해 보호를 받고 있다. 이 점은 미주신경도 예외가 아니다. 쉬반세포는 신경 뉴우런 주변에 수초(myelin sheath)라는 절연 방어벽을 만들어 전기신호가 다른 곳으로 새지 않고 신경섬유만을 따라 목표한 곳까지 빠르게 도달하도록 도와주는 역할을 한다. 그래서 만약 이 쉬반세포에 손상이 가해지게 되면 절연 기능이 망가져서 합선이 되거나 누전이 발생하여 신호가 제대로 효율적으로 전달되지 못하는 일이 일어나게 된다.

인간은 태생기 24주째부터, 그러니까 아직 엄마의 자궁 속에 있을 때부터 수초(myelin sheath)를 생산하기 시작한다. 그래서 만삭이 되는 40주까지 수초가 계속 증가되어 생산된다. 그리고 이렇게 신경이 수초로 절연되는 현상의 속도는 청년기까지 그대로 유지되다가 이후 서서히 감소하게 된다. 이상에서 우리는 쉬반세포가 수초를 생산함으로써 미주신경처럼 긴 신경에서도 한쪽 끝에서 다른 쪽 끝까지 신호가 잘 전달될 수 있게 도와주는 중요한 역할을 한다는 사실을 깨달을 수 있다.

미주신경은 뇌와 몸을 연결하는 양방향 고속도로다.
(소화작용과 관련된 자율신경기능만 고려할 때)

미주신경 섬유의 20%는 뇌에서 말초로 내려가는 하행선(원심성) 정보들이다.

이 신호들로 인해
• 위산 분비
• 소화효소 분비
• 위장 운동
• 혈당 조절
등 많은 기능들이 조절된다.

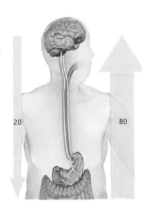

미주신경 섬유의 80%는 말초에서 뇌간으로 올라가는 상행선(구심성) 정보들이다.
이 신호들로 인해
• 포만감/배고픔
• 포식 욕구(가득찬 느낌)
• 에너지 대사
등이 조절된다.

▶ 그림 6. 미주신경을 통한 양방향 신호전달 과정 및 내용

2. 화학적 메신저(신경전달물질) 방출하기

일단 전기적 신호가 뉴우런의 끝단인 축삭돌기 끝부분(terminal axon)에 도달하면 그곳에 저장되어 있던 신경전달물질을 방출하라는 전기신호를 발산한다. 그러면 신경 말단에서는 소포에 쌓여 있던 신경전달물질이 세포막을 통해 방출된다. 인체에는 여러 종류의 신경전달물질이 있다. 교감신경에서는 노어에피네프린(NE)을 사용하지만 부교감신경인 미주신경에서는 아세틸콜린(Ach)을 시냅스 속의 신경전달물질, 즉 화학적 메신저로 사용한다.

아세틸콜린의 합성 과정을 살펴보자. 아세틸콜린은 두 개의 분자에서 합성된다. 하나는 아세틸코엔자임A(Acetyl-CoA)이고 다른 하나는 콜린이다. 여기서 다시 아세틸코엔자임 A는 포도당과 지방산이 서로 다른 생화학적 경로를 거치면서 만들어 내는 물질이다. 이 과정에는 대사적으로 특별한 미세 영양소들이 필요하다. 포도당으로부터 아세틸코엔자임 A를 만들기 위해서는 비타민 B1, 비타민 B3, 크롬, 리포산, 코엔자임 큐텐 등이 필요하고, 지방산으로부터 아세틸코엔자임 A를 만들기 위한 과정에는 카르니틴과 비타민 B2가 충분히 있어야 한다. 만약 이런 영양소들이 충분하지 못할 경우에는 아세틸코엔

자임 A가 부족해서 아세틸콜린(Ach)이 충분히 생산되지 못할 수 있다. 그 결과 이를 화학적 메신저로 사용하는 미주신경의 신호전달 과정이 지장을 받을 수 있다. 그리고 실제 이런 상황이 몸 안에서 벌어지고 있는지를 확인해 보려면 소변 유기산 검사를 해 보면 알 수 있다.

한편, 콜린은 특정 아미노산으로부터 만들어지는 유기물로 우리 인간에게는 필수 영양소에 해당된다. 이 말은 인체가 이를 직접 합성하지 못하기 때문에 반드시 음식을 통해 외부로부터 섭취해야만 하는 영양 성분이란 뜻이다. 계란 노른자, 대두콩, 소고기, 닭고기, 칠면조 간 등에 콜린 성분이 많이 들어 있으므로 이런 식품들을 유념해 기억해 둘 필요가 있다. 또한 콜린은 여러 가공식품들에 첨가제로 널리 사용되고 있는 대두콩으로 만든 레시틴 속의 한 성분으로도 많이 알려져 있다.

아세틸코엔자임 A와 콜린은 신경세포 속에서 합쳐져서 아세틸콜린(Ach)이 된다. 아세틸콜린은 미주신경의 축삭돌기 끝부분(terminal axon)에서 방출되어 여러 세포들과 조직 또는 장기들에 영향을 준다. 이 과정이 앞서 말한 미주신경의 신호전달 과정이 이루어지는 두 번째 단계에 해당된다. 여기서 우리는 미주신경을 통한 신호전달 과정이 원활하게 일어나기 위해서는 영양학적으로 아세틸코엔자임 A와 콜린이 충분히 준비되어 있는 것이 유리하다는 사실을 짐작해 볼 수 있다.

3. 후시냅스 신경세포에서 신호 받아들이기

신경세포와 신경세포 사이의 연결 부위에는 아주 작은 틈새가 있는데 이를 시냅스(synapse)라 부른다. 여기서 시냅스에 신호가 전달되어 내려오는 축삭돌기(axon)를 제공하는 신경세포를 전시냅스 뉴우런(pre-synaptic neuron)이라 부르고, 시냅스에 수상돌기(dendrite)를 제공하여 신호를 전달받는 신경세포를 후시냅스 뉴우런(post-synaptic neuron)이라 부른다. 그래서 전시냅스 뉴우런의 축삭 끝에서 방출된 신경전달물질이 시냅스란 공간에서 후시냅스 뉴우런의 표면에 있는 단백질 수용체와 결합해야 완벽하게 신호전달이 이루어지게 된다. 그리고 이렇게 되기 위해서는 전시냅스 뉴우런에서는 충분한 양의 신경전달물질이 방출되어 나와야 하고, 후시냅스 뉴우런의 세포막에서는 이들과 결합하는 수용체들이 많이 발현되어 있어야만 한다.

미주신경의 경우에는 전시냅스 뉴우런에서 방출되는 신경전달물질이 아세틸콜린(Ach)이 되고 후시냅스 뉴우런의 세포 표면에 발현된 수용체는 아세틸콜린 수용체(Ach receptor)가 된다.

아세틸콜린 수용체는 단백질로 구성되어 있으며 두 가지 종류가 있다. 하나는 신속하게 작용하는 fast-acting nicotinic acetylcholine receptor(nAchR)이고 다른 하나는 천천히 작용하는 slower muscarinic acetylcholine receptor(mAchR)다. (신경)세포들은 각자 자기 고유의 아세틸콜린 수용체를 가지고 있다. 그래서 미주신경으로부터 전달된 신호를 받아서 해당 세포가 고유의 반응을 일으키도록 설계되어 있는 셈이다. 대부분의 장기나 뉴우런이 아닌 세포들은 니코티닉 수용체(nAchR)를 가지고 있는 반면에 중추신경계에 있는 다른 뉴우런들은 무스카리닉 수용체(mAchR)를 가지고 있다.

간혹 특정 상황에 처하게 되었을 때 세포 표면에 존재하는 수용체들이 감소하거나 또는 증가하는 변화가 일어날 수 있다. 가장 대표적인 예 중의 하나가 몸 안에 LPS(lipopolysaccharides) 독소가 존재할 때이다. 이것은 그람음성세균이 내는 독소로 장내에 기회감염 같은 것이 있을 때 많이 만들어져 방출된다. 만약 장 속에서 이 독소가 많이 생산되면 장점막세포들이 파괴되면서 이들이 몸 안으로 유입되어 들어올 기회가 늘어나게 된다. 그리고 몸속에 이 독소들이 존재할 경우 세포 표면의 수용체 단백질에 대한 청사진을 담고 있는 유전 정보의 발현이 많이 위축될 수 있다. 그 결과 미주신경을 통한 신호전달 과정이 지장을 받는 일이 발생하게 되는 것이다.

게다가 이런 수용체 발현과 관련된 유전자의 활성 민감도에 있어서는 개인별로 차이가 존재한다. 그래서 어느 사람은 이런 자극에 미주신경이 민감하게 반응하는 반면, 다른 사람은 이런 자극에도 상대적으로 덜 민감하게 반응하게 된다. 이는 개인별로 여러 요인에 의해 수용체 단백질 생산 능력에 차이가 있어 결국 시냅스 부분에서 그들의 밀도가 다르기 때문이 아닐까 추정되고 있다.

부교감신경 수용체

부교감신경계는 신경전달물질로 간혹 콜레시스토키닌과 같은 펩타이드를 사용하기도 하지만 대부분은 아세틸콜린(Ach)이란 물질을 주축으로 사용하고 있다. 아세틸콜린은 2가지 유형의 수용체에 작용한다. 하나는 무스카린성 콜린작동성 수용체(mAchR)이고 다른 하나는 니코틴성 콜린작동성 수용체(nAchR)다.

부교감신경(미주신경)의 전신경절 뉴우런이 자극을 받으면 신경절에서 아세틸콜린을 방출하는데, 이 아세틸콜린은 후신경절 뉴우런의 니코틴성 수용체(nAchR)와 결합한다. 후신경절 뉴우런은 이후 말단에서 다시 아세틸콜린을 방출하여 표적 기관의 표면에 발현된 무스카린성 수용체(mAchR)와 결합하여 해당 세포들을 자극한다.

1. 니코틴성 수용체(nAchR)의 종류

척추동물의 경우 니코틴성 수용체는 주된 발현 부위를 토대로 2개의 아형으로 대별된다. 즉, 주로 체성운동 뉴우런의 근육형 니코틴성 수용체(N1)와 주로 자율신경계의 뉴우런형 니코틴성 수용체(N2) 두 가지가 그것이다. 이중 자율신경계의 니코틴성 수용체(N2)는 신경절에 존재하는 후신경절 세포의 표면에 존재한다.

2. 무스카린성 수용체(mAchR)의 종류

무스카린성 수용체는 주로 표적 기관의 세포 표면에 있으며 다음과 같이 5가지 주요 유형이 있다.

· M1 무스카린성 수용체(CHRM1): 뉴우런계에 위치해 있다.

· M2 무스카린성 수용체(CHRM2): 심장에 있으며 교감신경계의 작용이 있은 후 심장을 정상 상태로 되돌리는 기능을 한다. 심박동 속도를 느리게 하여 심방과 심근의 수축력을 감소시키고 동방결절 및 방실결절의 전도 속도를 감소시킨다. 심실에는 부교감신경계의 신경섬유들이 성긴 상태로 분포하고 있기 때문에 이들이 심실근의 수축력에 영향이 최소한으로 작용하도록 설계되어 있다.

· M3 무스카린성 수용체(CHRM3): 기관지 수축을 일으키는 폐뿐 아니라 혈관의 상피세포와 같은 곳에도 존재한다. 신경이 분포되어 있는 M3 수용체가 혈관에 미치는 순효과는 혈관 확장이다. 아세틸콜린으로 인해 상피세포는 산화질소(NO)를 생산하고 이는 평활근으로 확산되어 결과적으로 혈관 확장을 일으킨다. 이 수용체는 위장관의 평활근에도 존재하는데 이는 장의 운동성을 증가시키고 괄약근 확장에도 도움을 준다. M3 수용체는 침샘과 신체의 다른 샘에서 분비 자극을 돕는 작용도 한다. 이들은 배뇨근(detrusor muscle), 방광의 요로상피(urothelium)에도 존재하며 그곳에서는 평활근의 수축을 유발시킨다.

· M4 무스카린성 수용체: 후신경절 콜린작동성 신경과 중추신경계에 영향을 미칠 수 있다.

· M5 무스카린성 수용체: 중추신경계에 영향을 미칠 수 있다.

··· 제2장 ···
미주신경의 구조 및 주행 경로

01. 미주신경이란?

미주신경은 제10번 뇌신경(두개신경)에 해당된다. 이것은 다른 뇌신경(cranial nerve)과 달리 얼굴과 목 부분을 넘어서 흉부와 횡격막 아래 복부까지 광범위한 부분에 고루 뻗어 있는 특징을 가지고 있다. 그래서 미주신경을 뇌와 몸을 연결하는 일종의 고속도로와 같다고들 말한다. 이런 까닭에 미주신경을 통해 많은 정보들이 양방향으로 전달된다. 즉, 말초 장기나 조직에서 뇌로 올라가는 정보(구심성 정보 또는 상행선 정보)와 뇌에서 말초 조직으로 내려가는 정보(원심성 정보 또는 하행선 정보)들이 지나가는 통로 역할을 하고 있는 것이다. 이런 미주신경 고속도로에는 전용선들이 있어서 운동신경, 감각신경, 자율신경 정보들이 이 선을 타고 이동한다. 그래서 미주신경 전체는 매우 복잡한 혼합신경이지만 그중에서 자율신경 정보들만을 놓고 보았을 때에는 부교감신경의 정보들만 담아서 전달하는 역할을 하기 때문에 인체 내에서 부교감신경을 대표하는 가장 뚜렷한 신경으로 잘 알려져 있고 자율신경의 전체적인 균형을 유지하는 측면에서 있어서도 매우 중요한 역할을 담당하게 된다.

미주신경의 정보 소통

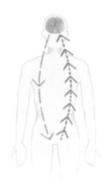

20%
뇌에서 말초(몸)로
내려가는 정보

80%
말초(몸)에서
뇌로 올라가는 정보

▶ 그림 7. 뇌와 말초 장기를 연결하는 미주신경 고속도로

미주신경은 척수(spinal cord) 바로 위로 연결되는 뇌간(brain stem)에서 기원하여 단일 신경으로는 가장 긴 코스를 통해 몸의 여러 장기나 조직들과 연결되어 있다. 그래서 옛날 해부학자들이 너무나도 이상하여 이 신경의 이름을 미주신경(vagus nerve)이라고 붙였다. 미주(vagus)란 뜻은 '정처 없이 거닐다', '방황하다'라는 의미를 가진 라틴어 Vagus에서 따온 말이다. 해부학자들이 처음에 이 신경을 조사해 보니 신경의 주행이 너무나도 길고 광범위하며 비특이적으로 분포되어 있어서 그 이름을 미주(迷走)신경이라 명명한 것이다. 이렇듯 미주(迷走)란 뜻이 방랑자란 의미를 지니고 있다는 점을 이해한다면 이 신경의 분포 상태를 가장 확실히 기억하는 데 도움이 될 것이라 믿는다.

뇌간(brainstem)은 척수(spinal cord)의 상단에서 뇌와 척수를 연결하는 부위로 연수(medulla oblongata), 교뇌(pons), 중뇌(midbrain) 3부분으로 구성된다. 이 중에서 자율신경의 신호를 감지하고 이를 처리하며 조절하는 기능을 담당하는 부분은 주로 연수(medulla oblongata)에 있다. 그래서 이 부분이 담당하는 기능들은 의식하지 않아도 저절로 일어나는 것들(예: 호흡, 심박동, 혈압, 체온 조절 등)로 되어 있다. 다시 말해 자율신경의 영역에 속하는 기능들인 것이다. 미주신경의 중추 핵은 이런 뇌간 속에 있기 때문에 자연스레 그 기능 속에 자율신경의 기능이 포함되고 그것도 부교감신경의 기능만을 포함하고 있어 부교감신경의 대표 격으로 인식되고 있다.

미주신경 기능 중 운동과 감각 기능을 제외하고 자율신경에 의해 지배되는 몇 가지 기능들을 나열해 보면 아래와 같다.

- 눈꺼풀의 깜박거림
- 동공의 확대와 수축
- 침과 눈물의 생산
- 심장 박동
- 호흡수와 속도
- 혈관 수축과 이완
- 소화기관의 소화작용
- 간과 콩팥의 해독 작용
- 소변 배출
- 땀샘의 열리고 닫힘
- 성적 흥분을 느낌

02. 미주신경의 연수 내 핵(nuclei) 구조

미주신경이 시작되는 뇌간 속 연수(medulla oblongata) 구조를 좀 더 자세히 살펴보자.

뇌간의 아랫부분인 연수 속에는 신경세포(뉴런)의 몸체들이 모여 있는 신경핵들(nuclei)이 여럿 존재한다. 이런 신경핵 속에는 두 가지 기능의 신경세포(뉴런)들이 함께 어우러져 들어있다. 하나는 몸의 말초 각지에서 수집한 정보를 신경세포의 몸체로 올려보내는 역할을 하는 뉴런들이고 다른 하나는 뇌에서 말초 조직이나 장기에게 운동성 명령 또는 조절 신호를 내려보내는 뉴런들이다. 전자의 기능을 담당하는 신경세포를 구심성 뉴런(afferent neuron)이라 하고 후자의 기능을 담당하는 신경세포를 원심성 뉴런(efferent neuron)이라 부른다. 이는 마치 집이나 사무실에 있는 라우터(router)의 연결 상태와 같다고 생각하면 이해하기 쉬울 것이다. 외부에서 전화선이나 인터넷 케이블을 타고 들어오는 정보가 라우터 안으로 들어오면, 라우터는 이를 다시 자신과 연결된 집안의 TV, 컴퓨터, 기타 다른 전자기기 등에게 신호를 보내는 역할을 한다. 마찬가지로 뇌간 속의 신경핵들도 이런 역할을 하기 때문에 흔히 해당 뇌신경들의 중추 기능을 담당한다고 말할 수 있는 것이다.

미주신경은 이 중에서 뇌간 속에 존재하는 4개의 핵들과 연결된다. 미주신경을 통해 전달되는 정보의 약 80%는 구심성 뉴런을 통한 것이다. 이 신경섬유들은 몸의 여러 말초 각지에서 올라오는 정보들을 뇌 속으로 전달하는 기능을 맡고 있다. 나머지 20%는 원심성 뉴런으로 뇌에서 말초 조직이나 장기로 명령을 보내서 각 조직이나 장기 또는 그 속의 세포들이 자기 기능을 수행할 수 있도록 만드는 작용을 한다. 여기서 우리는 미주신경 섬유들의 이런 비대칭적 구성에 놀라워하지 않을 수 없다.

다시 말해 미주신경을 통한 정보의 흐름 속에는 뇌에서 말초로 명령을 하달하는 것보다 약 4배 더 많은 정보들이 말초에서 뇌로 전달되고 있다는 사실에 미주신경이 지닌 특성 및 그 고유한 역할의 의미를 되새겨 볼 필요가 있다는 점을 언급하지 않을 수 없는 것이다.

미주신경핵은 뇌간 중 연수(medulla oblongata)에 존재하며 4개의 핵들(nuclei)로 구성된다. 이 중 배부운동핵(dorsal motor nucleus), 의문핵(nucleus ambiguous), 고립로핵(solitary nucleus) 3가지가 가장 핵심적이고 나머지 척수삼차핵(spinal trigeminal nucleus)은 비교적 작은 핵으로 주로 삼차신

경으로부터 정보를 받아들이는 역할을 한다.[7]

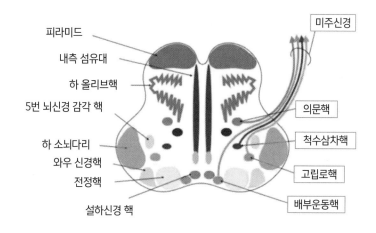

피라미드
내측 섬유대
하 올리브핵
5번 뇌신경 감각 핵

하 소뇌다리
와우 신경핵
전정핵
설하신경 핵

미주신경
의문핵
척수삼차핵
고립로핵
배부운동핵

▶ 그림 8. 뇌간 속 연수 레벨에 존재하는 미주신경 핵들

촉각, 통증, 온도 같은 감각신경 신호는 귀의 일부 영역과 연결된 뉴우런을 타고 척수삼차핵 (spinal trigeminal nucleus) 속으로 들어온다. 그래서 귀를 만지거나 또는 귀에 바늘을 찌르는 행동을 통해 미주신경의 이런 감각 섬유들을 자극시킬 수 있다. 이 점에 대해서는 나중에 추가로 설명하기로 한다. 한편, 몸속의 내부 장기들로부터 올라오는 신호들은 고립로핵(solitary nucleus)으로 연결되는 미주신경 속의 뉴우런을 타고 들어온다. 그리고는 이 핵에서 처리되어 다시 그 윗부분의 뇌로 연결, 전달된다. 여기에 속하는 신호들은 폐, 심장, 위장, 소장, 간, 담낭, 췌장, 비장, 대장의 일부, 콩팥 등에서 올라오는 정보들이다.

이와 반대로 뇌간 속의 배부운동핵(dorsal motor nucleus)에서 나오는 미주신경 속의 뉴우런들은 거꾸로 기관지, 심장, 식도, 위장, 소장, 대장 등의 장기나 그곳에 있는 분비샘들에게 의지와는 무관하게 부교감신경의 신호를 전달해 주는 역할을 맡고 있다. 이런 이유 때문에 미주신경을 흔히 '부교감신경 다발'이라고 말하게 되는 것이다. 이 원심성 부교감신경의 작용으로 인해 심장과 폐의 기능이 진정되는 방향으로 조절작용이 일어나고 위장관, 간, 담낭, 췌장, 비장 등

◇◇

7) [부록 2]에서 다중미주신경 이론에 대해 좀 더 자세히 설명할 것이다. 이때 다중미주신경 이론(polyvagal theory)에서 말하는 **배부 미주신경 복합체(dorsal vagal complex)**는 이 중에서 배부운동핵(dorsal motor nucleus)과 고립로핵(solitary nucleus)에서 나오는 미주신경을 가리키고, **복부 미주신경 복합체(ventral vagal complex)**는 주로 의문핵(nucleus ambiguous)과 척수삼차핵(spinal trigeminal nucleus)에서 나오는 미주신경을 일컫는다고 알고 있으면 된다.

에서는 부교감신경의 활동성이 증가되는 방향으로 조절작용이 일어나게 된다.

나머지 핵인 의문핵(nucleus ambiguous)은 인후두부와 상부 기관지에 존재하는 근육들을 조절하는 운동성 신호를 내려보내는 뉴우런들이 존재하는 곳이다. 그러므로 이 부분의 근육들을 움직여서 공기가 지나는 통로인 숨길(airway)을 열리게 하고 성대를 통해 목소리가 나오게 하는 등의 작용에 기여할 수 있다.

이처럼 미주신경은 연수 레벨에서는 4개의 개별적인 핵을 가지고 있고 그 4개가 각기 독자적인 특별한 기능을 수행하는 신경섬유들로 구성되어 있지만, 이들이 뇌간을 빠져나온 다음부터는 하나의 커다란 신경 다발로 묶이면서 미주신경(vagus nerve)이라 불리는 단일 신경을 형성하게 된다. 이는 다른 뇌신경들이 피부에서 받아들이는 감각신경 섬유들과 근육으로 내려가는 운동신경 섬유들로만 구성되어 있는 것과 큰 대조를 이룬다. 그래서 이런 차이점 때문에 미주신경은 다른 신경들에 비해 매우 특별한 신경으로 취급받게 되는 것이라 할 수 있다.

그리고 이와 같은 미주신경은 좌, 우측으로 한 개씩 쌍을 이루며 존재한다.

03. 미주신경의 주행 경로

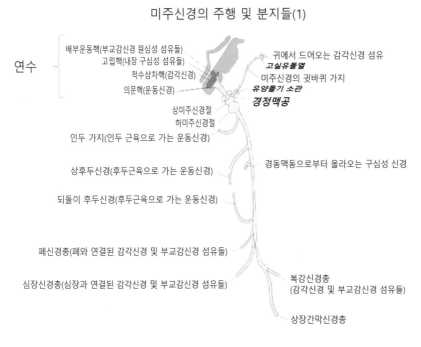

미주신경의 주행 및 분지들(1)

연수

배부운동핵(부교감신경 원심성 섬유들)
고립핵(내장 구심성 섬유들)
척수삼차핵(감각신경)
의문핵(운동신경)

상미주신경절
하미주신경절

인두 가지(인두 근육으로 가는 운동신경)

상후두신경(후두근육으로 가는 운동신경)

되돌이 후두신경(후두근육으로 가는 운동신경)

폐신경총(폐와 연결된 감각신경 및 부교감신경 섬유들)

심장신경총(심장과 연결된 감각신경 및 부교감신경 섬유들)

귀에서 드어오는 감각신경 섬유
고실유돌열
미주신경의 귓바퀴 가지
유양돌기 소관
경정맥공

경동맥동으로부터 올라오는 구심성 신경

복강신경총
(감각신경 및 부교감신경 섬유들)

상장간막신경총

미주신경은 몸에서 가장 긴 신경이다. 미주신경의 기능을 이해하기 위해서는 이 신경이 어디를 지나 어느 곳에 분포하고 있는지 자세히 알아야 한다. 그래서 지금부터 이 신경의 주행 경로를 개략적으로 설명하고자 한다.

▶ 그림 9. 미주신경의 주행 및 주요 가지들(목과 흉부)

⓵ 목에서의 주행 경로

미주신경 뉴우런은 여러 잔뿌리 형태로 뇌간 속 연수(medulla oblingata)를 빠져나와 경정맥공 (jugular foramen)을 통해 두개골 밖으로 나온다. 이 구멍은 목과 두개골 사이에 존재하는 가장 큰 구멍으로 이곳을 통해 미주신경 말고도 다른 주요 혈관들이 통과하고 있다. 일단 이 구멍을 빠 져나온 미주신경은 내경정맥(internal carotid vein)과 내경동맥 (internal carotid artery) 사이에서 귀 바로 뒷부분에 해당되는 목의 상부를 지난다. 이 두 개의 혈관들은 뇌 속으로 혈액이 들고 나가 는 매우 중요한 혈관들이라서 항상 열려 있어야 한다는 점은 두말할 필요가 없다. 또한 미주신 경이 이렇게 중요한 두 개의 혈관들과 가까운 거리에서 주행하고 있다는 사실 자체만으로도 우 리는 이 부분에 가해진 손상이나 충격으로 인해 미주신경도 혈관과 더불어 손상될 가능성이 있 음을 항상 염두에 두고 있어야 한다.

그래서 만약 이 두 개의 혈관에 직접적인 손상이 가해지면 사망하게 될 것이고 만약 미주신 경에만 손상이 가해진다면 그때는 미주신경과 연결된 몸 안의 여러 장기의 기능들이 서서히 저 하되고 소멸되는 운명을 맞이하게 될 것이란 점도 충분히 알고 있어야 한다.

미주신경은 경정맥공(jugular foramen)을 빠져나오자마자 바로 두꺼워지면서 신경절(ganglion) 을 형성한다. 신경절(ganglion)이란 중추 외부에서 신경세포체들이 집단으로 모여 있는 곳으로 신경세포(뉴런)들 간에 연결(시냅스)이 일어나는 곳이다. 그래서 이곳 시냅스를 중심으로 시냅 스 이전의 뉴우런을 전시냅스(presynaptic) 또는 전신경절(preganglion) 뉴우런이라 부르고, 그 이 후의 뉴우런을 후시냅스(postsynaptic) 또는 후신경절(postganglion) 뉴우런으로 구분하여 부르게 된다.

미주신경의 경우 경정맥동 바로 밑에서 연속으로 2개의 신경절을 만든다. 먼저 위에 있는 신경절을 상미주신경절(superior ganglion 또는 jugular ganglion)이라 부르는데, 이 신경절은 감각신 경의 몸체(bodies)들이 서로 가까이 모여 있음으로 인해 신경 다발이 두꺼워진 것이다. 이 신경 절 밑으로 미주신경이 다시 조금 가늘어진 신경 다발로 변하면서 여기서 미주신경의 첫 번째 가지가 나오게 된다. 미주신경의 이 첫 번째 가지 이름은 귓바퀴 가지(auricular branch)다. 이 가 지는 유양돌기소관(mastoid canaliculus)이라는 작은 구멍을 통해 다시 두개골 속으로 되돌아 들 어가서 고실유돌열(tympanomastoid fissure)이라고 불리는 두개골의 또 다른 구멍을 통해 귓속에 분포하면서 귓바퀴의 일부 피부까지 뻗어 있다. 그리고 이 신경은 촉각, 통증, 온도, 귓속의 축 축함 등을 감지하는 기능을 맡고 있다. 특히 외이도길, 귀의 이주(tragus), 귓바퀴(auricle) 하부의 일부 영역의 감각을 담당한다.[8] 그래서 귀에 이침을 놓는 이유가 이 감각신경을 자극함으로써 미주신경의 핵을 자극하여 전체적으로 저하된 미주신경의 톤을 회복시켜 보고자 하는 의도에서 그렇게 하는 것이다. 이 점에 대해서는 나중에 제18장에서 다시 논하기로 한다.

상미주신경절(superior ganglion) 바로 밑에서 귓바퀴 가지(auricular branch)라는 첫 가지를 낸 미주신경은 다시 두꺼워지면서 하미주신경절(inferior ganglion 또는 nodose ganglion)을 형성한다. 이 감각신경절 속에는 내부 장기들로부터 정보를 가져오는 신경세포들의 몸체가 모여 있다. 여기를 지나면 미주신경이 다시 가늘어지면서 경동맥초(carotid sheath) 속으로 들어간다. 경동맥초(carotid sheath)는 결합조직인 근막이 두꺼워지면서 형성된 목 속의 깊은 보호 통로로, 그 속에 경동맥과 경정맥 그리고 미주신경이 함께 들어있다. 그러므로 미주신경은 목으로 내려가면서 중요한 혈관들과 더불어 연부 조직의 충분한 보호를 받으며 흉강으로 들어가게 된다.

경동맥초(carotid sheath) 안을 지나면서 미주신경은 인두 가지(pharyngeal branch)라고 하는 두 번째 가지를 낸다. 그런데 이 인두 가지(phareangeal branch) 속에는 미주신경뿐 아니라 제9번 뇌신경인 설인신경(glossopharyngeal nerve)과 제11번째 뇌신경인 더부신경(accessory nerve)의 뉴우런들도 함께 포함되어 있다. 이들은 일단 하나로 합쳐지면서 몸의 중앙선을 향해 나아가 인두(pharynx)라고 하는 몸의 상부까지 도달하게 된다. 인두(pharynx)에서는 미주신경이 그 주변의 근육들을 조절하는 운동성 신경섬유들을 전달하는 역할을 한다. 그래서 연하 반사작용, 상부 기관지의 열리고 닫힘을 조절하는 작용, 구역질 반사(gag reflex)와 관련된 작용들을 조절하는 역할을 맡고 있다.

계속해서 미주신경은 경동맥초(carotid sheath) 안에서 목을 따라 양측으로 내려가면서 세 번째 가지를 내는데, 이것이 상후두신경(superior laryngeal nerve)이다. 이 신경은 인두 가지 (pharyngeal branch)가 나가고 바로 곧이어서 나오는데 그 속에는 성대 윗부분의 후두(larynx) 근육들을 조절하는 운동성 신경섬유들이 들어있다. 특히 목소리의 높낮이(pitch)를 조절하는 근육들이 이 신경섬유들과 연결되어 있다.

계속해서 경동맥초(carotid sheath)를 따라 내려가게 되면 그다음으로 경부 심장 가지(cervical

◇◇◇◇◇◇◇◇◇◇◇◇◇◇◇◇◇◇◇◇◇◇◇◇◇◇◇◇◇◇◇◇◇◇

8) 제3장의 그림 11, 귓바퀴의 감각신경 분포를 참고.

cardiac branches)가 나오게 된다. 이들은 심장을 자극하는 3개의 부교감신경 가지들 중에서 2개에 속하는 것이다. 나머지 1개는 흉부 심장 가지(thoracic cardiac branch)로 이것은 경동맥초(carotid sheath)를 벗어나자마자 흉부 영역에서 바로 나온다. 이 3개의 가지들이 교감신경총에서 나오는 신경섬유들과 서로 혼합되면서 심장신경총(cardiac plexus)을 형성한다. 신경총(nerve plexus)이라고 하는 것은 특정 지역을 향해 가는 기원이 다른 여러 신경 가지들이 모여 있는 곳을 일컫는 용어다. 그래서 심장 주변에 2개의 심장신경총(cardiac plexi)이 형성된다고 말할 수 있다. 하나는 대동맥 앞의 상심장신경총(superficial cardiac plexus)이란 것이고 다른 하나는 대동맥궁 뒤의 심부심장신경총(deep cardiac plexus)이란 것이다. 우리가 심장 수술을 할 때, 특히 대동맥 수술을 할 때 이 신경총들을 많이 손상시키게 된다.

심장신경총(cardiac plexus)의 일부 신경 가지들은 심장의 동방결절(SA node; sinoatrial node)이라는 곳으로 연결되고 다른 것은 방실결절(AV node; atrioventricular node)로 간다. 심장으로 가는 이런 신경들의 기능에 대해서는 나중에 제6장에서 좀 더 자세히 언급하게 될 것이다. 그렇지만 여기서 당장 꼭 기억해 둘 사항은 이런 자율신경 가지들이 심장의 박동수를 조절하기 위해 전기적 흥분의 속도를 빠르게 하기도 하고 느리게 하기도 한다는 사실이다. 그래서 이에 따라 심장 박동수가 달라질 수 있다는 점을 이해해 둘 필요가 있다.

② 흉부에서의 주행 경로

미주신경은 경동맥초(carotid sheath)를 벗어나면서 제1늑골과 제2늑골 뒤로 해서 심장에서 나오는 가장 큰 혈관인 대동맥 앞을 지나 흉부 속으로 들어간다.

좌측 미주신경은 대동맥궁 앞으로 내려오면서 4번째 가지인 되돌이후두신경(recurrent laryngeal nerve)을 낸다. 우측 미주신경도 그 반대편에서 비슷한 주행을 거쳐 내려오는데, 우측 쇄골하동맥의 앞을 지나면서 우측 되돌이후두신경(right recurrent laryngeal nerve) 가지를 낸다. 이 2개의 양쪽 되돌이후두신경(recurrent laryngeal nerve)들은 서로 좌우 반대편에서 비슷한 경로를 거쳐 다시 목 쪽으로 되돌아 올라가기 때문에 그런 이름이 붙게 되었다. 이는 흉부에서 목으로 다시 되돌아 올라가는 유일한 신경인 것이다. 이 신경 속에는 성대 아랫부분의 후두 근육들을 조절하는 운동성 신경섬유들이 들어있다. 그래서 성대를 긴장, 이완시키는 작용을 통해 목소리를 생산하는 데 많이 기여하게 된다. 나중에 미주신경이 제 기능을 충분히 발휘하지 못할 경우에 이를 회복시키기 위해 미주신경들의 이런 가지들을 어떻게 이용하는지 설명하게 될 것이다.

일단 미주신경이 대동맥 레벨까지 내려오면 여기서 양측의 폐로 연결되는 가지들이 나오게 된다. 우측 미주신경은 후폐신경총(posterior pulmonary plexus)으로 가는 폐 가지를, 좌측 미주신경은 전폐신경총(anterior pulmonary plexus)으로 가는 폐 가지를 낸다. 이들은 교감신경의 가지들과 합쳐져 재구성되면서 양측 폐장 속으로 들어간다. 이들은 기관지와 폐장 속의 큰 기관 가지들에 분포하며 필요에 따라 기관지를 확장시키고 수축시키는 작용을 담당한다.

흉부에 있는 장기 중에는 미주신경이 가지를 내서 연결하고 있는 것 중에 많은 사람들이 잊고 있는 조직이 하나 있다. 그것은 바로 흉선(thymus)이란 조직이다. 흉선은 면역 시스템을 구성하는 조직 중에서 매우 중요한 작용을 하는 구성원이다. 그 위치는 흉골(sternum) 뒤 심장 앞의 종격동(mediastinum)에 자리 잡고 있다. 미주신경의 한 신경 가지가 바로 이 흉선까지 뻗어 있어 여기로 들어오고 나가는 정보들을 뇌 속으로 전달하는 역할을 맡고 있다. 흉선은 주로 어린 시절에 많이 발달하여 백혈구 세포들을 훈련시키는 일을 담당한다. 그러나 이 조직이 자주 잊히는 이유는 세월이 흐르면서 위축되어 줄어들고 그것이 지방조직으로 대체되기 때문이다. 이 과정은 사춘기 무렵부터 시작되어 성인 초반 무렵까지 진행된다. 여러분은 우선 흉선이 골수에서 만들어진 새로운 림프구 계열의 면역세포들을 훈련시키는 학교 역할을 맡고 있다고 알고 있으면 된다. 그래서 나이 들어 흉선이 위축되어 그 기능을 잃게 되면 백혈구의 면역 기능들 역시 자연스레 저하되는 이유가 이것과 관련 있다는 사실만 알고 있으면 된다. 이 점에 대해서는 나중에 제9장에서 좀 더 자세히 설명할 것이다.

③ 복부에서의 주행 경로

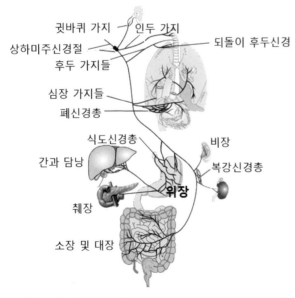

미주신경의 주행 및 분지들(2)

귓바퀴 가지
인두 가지
상하미주신경절
되돌이 후두신경
후두 가지들
심장 가지들
폐신경총
식도신경총
비장
간과 담낭
복강신경총
위장
췌장
소장 및 대장

▶ 그림 10. 미주신경의 주행 및 주요 분지들(목과 흉부 및 복강)

미주신경이 마지막으로 들어가는 곳이 복부 내장 속이다. 여기서 미주신경은 복강 속의 여러 내부 장기들과 연결된다. 이런 내부 장기들은 소화작용과 면역 기능에 중요한 역할을 담당한다.

세포까지 도달하는 혈액 속에는 세포에 나쁜 영향을 주는 독소들이 제거되고 없어져야 하기 때문에 면역 조직들이 대부분 복강 속에 위치해 있다. 이런 점에서 미주신경과 면역 시스템의 상호 연결 작용은 복강 속에서 매우 큰 역할을 담당하게 된다는 점을 꼭 기억해 둘 필요가 있다.

복강 내에서 나오는 첫 번째 가지는 식도신경총에서 나와 위장으로 가는 가지다. 몸이 휴식하며 소화를 하는 모드로 들어가면 이 신경이 위장벽을 자극하여 일련의 여러 소화작용이 시작된다. 예를 들어 이 신경의 신호가 위벽의 위벽세포들(parietal cells)로 하여금 위산을 생산하여 분비하게 만들고 주세포들(chief cells)로 하여금 펩신과 가스트린 같은 위장 내 소화효소들을 생산하여 분비시키는 일을 자극한다. 또한 이 신호에 의해 위장벽의 평활근육들이 움직이면서 물리적으로 음식물들을 잘게 부수고 소화액과 섞고 이를 십이지장으로 내려보내는 작용도 일어나게 만든다.

만약 미주신경의 작용이 원활하지 못해서 위장벽에서 위산이 충분히 생산되지 못할 경우에는 위산감소증(hypochlorhydria)이 발생하게 된다. 위산감소증은 여러 만성질환이 발생하는 기본 조건을 조성하기 때문에 매우 신경을 기울여 예방해야 하는 중대한 상황에 속한다. 절대 이를 가볍게 여겨서 방치하거나 또는 제산제 같은 약물로 증상만 없애려 하는 미봉책에 머물러서는 안 된다. 적극적으로 미주신경의 건강한 자극을 통해 위산이 충분하게 생산되게 도와줌으로써 위장 속의 산도(pH)가 계속 낮은 상태를 유지할 수 있도록 만들어 주어야 한다. 그래야만 산성 환경에서 작동하는 펩신 같은 소화효소가 활성화되고 섭취한 음식물 속의 단백질들이 분해되기 시작한다. 위장 속의 이상적인 산도(pH)는 2.0~3.0 정도다. 만약 이것의 산도(pH)가 5.0 이상으로 오르게 되면 펩신과 가스트린 같은 소화효소들이 전혀 기능을 하지 못하게 된다. 그래서 위산저하증은 음식물의 분해를 방해하는 가장 흔하면서도 가장 큰 요인이란 점을 잊어서는 안 된다.

또한 위산이 부족하면 음식물과 함께 들어온 세균, 바이러스, 기생충들이 위장 속에서 죽지 않고 생존할 가능성이 높아진다. 그렇게 되면 이들이 소장으로 내려가 장관 속 환경을 교란시켜 장내 염증 및 장누수 현상 등을 일으킴으로써 각종 만성질환의 발생 터전을 조성하게 된다는 점도 같이 명심하고 있어야 한다.

위장으로 가는 가지가 나온 다음에는 간과 담낭 그리고 췌장으로 가는 가지들도 여기에서 이어져 나온다. 흥미롭게도 이 가지들은 강한 배고픔 신호와 특정 영양소에 대한 갈망이나 욕구와 긴밀하게 연결되어 있다. 우리가 음식을 섭취하면 이것이 위장 속으로 들어가 일부 분해된 뒤 그다음에는 소장으로 넘어간다. 소장에서는 대부분의 대영양소들(탄수화물, 지방산, 단백질로부터 분해된 아미노산)이 흡수되어 혈액 속으로 들어간다. 이들이 간문맥(portal vein)을 통해 간으로 가서 여과 및 처리 과정을 거치게 되는데, 이와 동시에 영양 상태에 대한 정보가 뇌로 전달된다. 혈당 레벨, 지방 섭취량, 간 기능 상태 등에 관한 정보들이 미주신경을 타고 간에서 뇌로 전달되는 것이다. 이때 이 신경 가지는 지방질 소화와 관련된 담즙 생산량에 대한 정보도 더불어 중계하는 역할을 맡기도 한다.

한편 간은 미주신경의 신호를 입력받아 그에 맞춰 여러 기능을 수행하는 작용을 한다. 그중에는 담즙 및 담즙산을 생산하여 이를 담낭에 저장할 뿐 아니라 포도당 생산을 통해 혈당 레벨을 유지하고 지방산 섭취량을 모니터링하여 배고픔과 포만감을 조절하는 작용도 있고 간문맥을 통해 들어오는 혈액을 여과시키며 몸속으로 들어온 각종 독소와 지용성 호르몬 및 신경전달물질들을 해독하는 과정(간 해독의 제1 국면 및 제2 국면)도 담당하고 있다. 이처럼 간은 우리 몸에서 매우 중요한 기능을 담당하는 장기라서 간으로 가는 미주신경 가지의 기능이 건강과 아주 밀접한 관련성을 맺고 중요한 역할을 맡고 있다는 점도 잊어서는 안 된다.

그러나 안타깝게도 기존 주류의학계에서는 미주신경이 이처럼 간, 담낭 등과 긴밀하게 연결되어 있다는 사실을 너무나도 많이 간과하고 있는 듯하다. 간에서는 담즙과 담즙산을 만들어서 이를 담낭으로 보내, 다음번 식사 때 이들이 분비되게 조절하는 기능을 맡고 있다. 그러면 다음번 식사를 할 때 음식을 통해 들어온 지방질을 분해하기 위해 담낭을 수축시켜 담즙을 십이지장 속으로 방출하는 일을 순조롭게 진행시킬 수 있다. 이런 점에서 보면 결국 담낭의 수축 작용도 미주신경에 의해 일어나는 작용 중 하나에 속한다고 볼 수 있다. 이는 간으로 가는 미주신경의 가지 중에서 일부가 담낭에 연결되어 있어 혀 속에 있는 맛봉오리(taste bud)가 지방질을 느끼면 그것에 의해 담낭에서 담즙이 분비되도록 설계 구조 때문에 그런 것이라 할 수 있다.

이 밖에 여기서는 췌장으로 가는 미주신경의 가지도 나온다. 췌장 역시 몸에서 매우 중요한 역할을 하는 장기로 외분비 및 내분비 기능을 동시에 담당하는 분비샘 조직이다. 내분비 기능으로는 혈당을 조절하기 위해 인슐린과 글루카곤을 분비하고, 외분비 기능으로는 각종 소화효소들을 십이지장 속으로 직접 분비하는 역할을 맡고 있다. 췌장에서 생산하는 3가지 대표적인 효소로는 단백질을 아미노산으로 분해시키는 단백분해효소(protease), 지방질을 지방산과 콜레스테롤로 분해시키는 지방분해효소(lipase), 그리고 탄수화물을 단순 당으로 분해시키는 아밀라제(amylase)가 있다.

췌장은 미주신경 가지를 통해 외분비 및 내분비 기능을 하는 세포 상태에 관한 정보를 뇌로 올려보내는 작용도 한다. 또한 역으로 뇌간으로부터 음식 섭취에 관한 정보를 내려받아 어느 호르몬 또는 효소들을 더 생산하여 혈액이나 소장 속으로 분비해야 할지 조정하는 역할도 담당한다. 그래서 우리는 미주신경을 통한 뇌와 말초 장기간의 쌍방향 정보 소통이 얼마나 중요한

지를 여기서도 새삼 느낄 수 있다. 이처럼 우리는 소화작용의 효율을 높이기 위해 미주신경을 통해 뇌 중추신경과 위장관 조직들 사이에 조율 과정이 자율적으로 계속해서 진행 중이란 사실을 명심하고 있어야 한다.

식도신경총에서 위장으로 가는 가지를 낸 미주신경 본줄기는 다음으로 복강신경총(celiac plexus)을 형성한다. 이것은 미주신경 속의 부교감신경 섬유들이 요추부에서 나온 교감신경 섬유들과 함께 혼합되어 네트워크를 만들기 때문에 형성된 구조물이다. 여기서 나오는 자율신경 섬유들은 이후 복강 내의 여러 다른 장기나 조직들로 연결된다. 그중 중요한 것을 언급해 보자면 먼저 비장으로 연결되는 신경 가지들이다. 비장은 좌측 폐 밑의 횡격막 아래, 간의 반대편에 위치해 있는 장기다. 주된 기능은 혈액 상태를 모니터링하면서 면역세포들을 활성화시킬 것인지 또는 비활성화시킬 것인지를 결정하는 작용을 한다. 어린 시절에는 흉선 조직과 더불어 비장 조직이 면역세포 기능을 조절하는 역할을 함께 나눠서 맡고 있지만, 나이를 먹어가면서 흉선 조직이 퇴화하게 되면 이 기능을 비장이 혼자 떠맡아 담당하게 된다.

비장은 면역 경로를 활성화시키기 위해 교감신경으로부터도 신호를 받는다. 교감신경은 신체적, 화학적 손상이나 외상에 반응하여 활성화가 일어난다. 반면 부교감신경은 이런 면역(염증) 과정을 멈추게 하기 위한 신호를 전달해 주는 역할을 한다. 미주신경이 하는 역할 중에 이른바 '콜린성 항염증 경로(cholinergic anti-inflammatory pathway)'라고 하는 것이 있는데, 이는 면역 시스템을 조율하는 작용을 하는 경로로 이것에 가장 많은 영향을 미치는 장기와 신경이 바로 비장과 그것으로 분포된 자율신경 가지들이다.[9]

다음으로 복강신경총(celiac plexus)에서 나오는 중요 가지로는 소장으로 가는 가지들이 있다. 섭취한 음식물들이 위장에서 화학적 그리고 물리적 작용에 의해 분해되면서 유미즙(chyme) 형태로 변해 소장으로 넘어간다. 그러면 소장에서는 췌장 소화효소들과 담즙의 작용에 의해 추가적으로 남은 소화작용이 진행된다. 소장의 기능은 이런 상태에서 주요 영양소들(탄수화물, 지방산, 아미노산으로 분해된 단백질 등)을 더 잘게 분해하여 점막을 통해 흡수하는 것이다. 이 과정은 위장에서 내려온 음식물 덩어리들(chyme)이 구불구불한 소장을 따라 내려가면서 천천히 꾸준하게

---

9) 이와 관련하여 염증 및 면역 문제에 대해서는 제9장 **'만성 염증 발현 및 면역 조율기능의 약화'**에서 좀 더 자세히 논하기로 한다.

일어난다. 그리고 이런 작용이 계속 일어나기 위해서는 소장이 연동운동(peristaltic movement)을 해야만 한다. 소장의 연동운동이 일어나기 위해서는 미주신경이 장관벽에 존재하는 이른바 장신경 시스템(ENS; enteric nervous system)이란 신경 네트워크를 자극하여 장관벽의 평활근육들이 움직이도록 만들어 주어야 한다. 소장은 그 길이가 약 6~7m 정도로 대장보다 더 길다. 따라서 이름과 달리 결코 작은 장이 아니란 사실을 기억해 둘 필요가 있다.

그다음으로 미주신경 가지들은 대장으로 뻗는데, 대장에서는 미주신경이 상행 대장 전부와 횡행 대장의 약 절반 정도까지만 분포해 있다. 대장은 소장보다 내경이 크고 더 두꺼우며 그 속에는 수많은 장내미생물들이 살고 있다. 이를 장내세균총(intestinal microbiome)이라 부르는데 일반적으로 인간과 장내세균들은 서로 공생 관계를 이루며 살고 있다. 예를 들어 우리가 섭취한 음식물을 장내세균들이 추가로 분해시켜 주요 비타민, 미네랄, 기타 인체에 필요한 전구물질들을 생산하여 우리에게 공급해 주는 유익한 기능을 하고 있는 것을 들 수 있다.

그렇지만 장 속에는 몸에 유익한 작용을 하는 세균들만 있는 것이 아니라, 반대로 독소나 부패한 가스를 생산하는 나쁜 병원성 세균들도 어느 정도 함께 존재한다. 그래서 늘 장내미생물의 상태를 모니터링하여 유해한 세균들이 번성하거나 활성화되지 않도록 장내 환경과 관련된 정보들을 뇌로 올려 보내주는 작용을 무엇인가 맡아서 해야만 하는데, 바로 미주신경이 이런 역할을 담당하면서 동시에 독소나 나쁜 물질들이 있으면 위장관의 운동성을 증가시켜 이들을 빨리 장에서 배출되도록 촉진시키는 작용도 하고 있다. 그래서 우리는 미주신경이 복강 속의 소화기관을 구성하는 여러 조직 및 세포들과 긴밀하게 연결되어 있을 뿐 아니라 장내세균들이 살고 있는 장관 속 환경에 대한 정보까지 뇌에 전달해 주는 역할을 맡고 있다는 사실에 주목하지 않을 수 없다. 그리고 이런 사실에 근거하여 장관 속에 사는 미생물들이 미주신경을 통해 우리 몸의 뇌(중추)와도 긴밀하게 소통하고 있다는 결론까지도 쉽게 도출해 낼 수 있다.[10]

끝으로 복강신경총의 마지막 분지는 양측 콩팥으로 가는 가지다. 콩팥은 체액을 걸러서 요산과 물 등으로 구성된 소변을 만드는 곳이다. 이 과정에서 혈압에 따라 소변량이 달라지고 소변량은 다시 혈압에 의해 영향을 받는다. 여기서 우리는 미주신경이 콩팥까지 분포돼 있고 혈

---

10) 이를 일명 '뇌-장 축 연결성'이라 부른다.

압이 신장의 기능에 영향을 받아서 조절되는 생체 변수이기 때문에 결국 미주신경이 혈압을 조절하는 데 있어서도 상당한 역할을 한다는 사실을 알 수 있다.

끝으로 미주신경의 본줄기는 마지막 부분에서 그냥 끝나지 않고 척수 하단에서 나오는 부교감신경 섬유들과 함께 골반천골신경총(pelvic sacral plexus)을 형성한다. 이 신경총에서 나오는 부교감신경 가지들은 대장의 나머지 후반부인 하행 대장과 S상 결장에 연결되고 방광, 요도, 성선 및 생식기관들과도 연결되어 있다.

··· 제3장 ···
미주신경의 기능

몸이 최적의 상태로 기능하는 것은 마치 오케스트라가 최적의 화음을 만들어 내는 상황과 비슷하다. 교향곡을 연주할 때 여러 악기가 각기 자기 역할을 제대로 하면서 제 때에 소리를 내야 전체적으로 완성된 조화로운 음악을 완성할 수 있다는 점을 생각해 보라. 이때 오케스트라의 지휘자는 한 악기라도 박자나 음조가 전체의 흐름에서 벗어나지 않도록 조율하는 역할을 맡는다. 왜냐하면 단 한 번의 빗나간 실수만 일어나도 전체 교향곡의 공연이 명품으로 인정받지 못하기 때문이다. 그래서 모든 악기를 제대로 관장할 수 없는 지휘자는 교향곡을 멋지게 울려 퍼지게 할 수 없다. 그만큼 오케스트라에서 지휘자의 역할은 매우 중요하다.

마찬가지로 몸이 최적의 상태로 운영되기 위해서는 몸속의 여러 기본 생리조절 시스템들이 각기 자신이 맡은 업무들을 충실히 수행해 주어야 한다.

미주신경은 다른 뇌신경들과 달리 뇌와 몸을 연결하는 고속도로 역할을 하고 있기 때문에 인체라는 교향악단에서 지휘자와 같은 위치에 있다고 감히 유추해 볼 수 있다. 즉, 우리 몸의 여러 내부 장기들과 그 안의 세포들을 중추 뇌 조직과 연결시켜 그들 사이의 정보를 조율하는 역할을 담당하고 있다고 비교해 볼 수 있는 것이다. 특히 인체가 각종 스트레스에 대항하기 위해 몸속의 여러 자원을 동원한 상태에서 이를 다시 원래의 평온한 상태로 복원시키는 리셋 작용을 하고자 할 때 미주신경이 중요한 기능을 담당하게 된다. 그러나 문제는 이런 리셋 작용이 미주신경이 건강하게 잘 작동할 때에만 제대로 달성된다는 데 있다. 만약 미주신경이 기능저하 또는 기능상실이 된 상태라면 미주신경의 정상적인 각종 조율 능력 또는 리셋 기능을 충분히 수행하지 못함으로써 각종 끔찍한 질병들이 연달아 발생하게 만들 수 있다. 그러므로 평소에 미주신경이 하고 있는 기능이 무엇인지 잘 숙지하고 있다가 이런 기능에 문제가 발생하였을 때 이를 조기에 발견하여 바로잡을 수 있는 능력을 키워야 한다.

다음에 나오는 내용들은 미주신경이 수행하는 주요 기능들이다. 참고로 미주신경 다발 속에는 말초 조직에서 들어오는 감각 정보들을 뇌로 전달하는 감각 신경섬유와 인후두부의 근육들이 움직이도록 명령하는 운동 신경섬유, 그리고 내부 장기 속으로 부교감신경의 기능을 전달하는 자율신경 섬유 3가지가 함께 들어있다는 사실을 기억하면서 자세한 내용을 살펴보길 바란다.

01. 귀와 그 주변 피부에 대한 감각 기능

미주신경의 첫 번째 가지는 귀로 가는 귓바퀴 가지(auricular branch)다. 이 신경 가지는 귓바퀴 일부와 그 앞에 위치한 돌출성 연골 부분인 이주(tragus), 외이도 터널 속의 피부에서 감각 신호를 받아들이는 작용을 한다(그림 11). 이 신경 가지의 기능은 전적으로 감각신경에 해당되어 촉감, 압력, 통증, 온도, 귀 중앙부의 습도 등을 감지하는 기능을 수행한다. 이 신경이 임상적으로 중요한 이유는 귀에 침, 마사지, 지압 같은 자극을 줌으로써 그것을 통해 미주신경의 본다발 및 다른 가지에 영향을 미칠 수 있기 때문이다. 그래서 미주신경에 대한 표면적 접근 통로가 된다는 점에서 임상적으로 그 중요성을 가지고 있다.

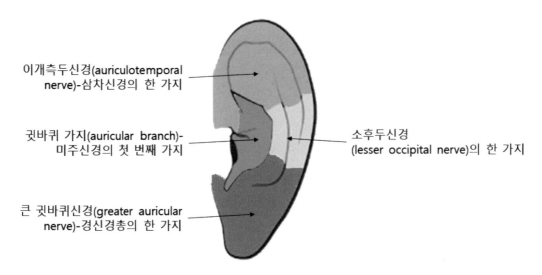

이개측두신경(auriculotemporal nerve)-삼차신경의 한 가지

귓바퀴 가지(auricular branch)-미주신경의 첫 번째 가지

소후두신경 (lesser occipital nerve)의 한 가지

큰 귓바퀴신경(greater auricular nerve)-경신경총의 한 가지

▶ 그림 11. 귓바퀴의 감각신경 분포

02. 섭취한 음식물이 식도로 넘어가는 작용(연하작용)을 돕는다

음식을 먹을 때 입안에서 잘 씹은 뒤 이를 식도로 내려가게 삼키는 작용을 연하작용이라 부른다. 연하작용을 할 때는 음식이 기관지(숨길)로 넘어가지 않도록 숨 쉬는 반사작용을 중단시킨 채 음식물이 식도로 내려가게 만들어 주어야 하는데, 이 작용을 담당하는 것이 바로 미주신경이다.

앞서 미주신경의 두 번째 가지는 인두 가지(pharyngeal branch)라고 말한 바 있다. 이 신경섬유는 인두(pharynx)에 있는 근육을 움직이게 조절하는 작용을 한다. 목구멍의 인두부에는 5개의 수축 근육들이 있는데 그중 3개는 목구멍의 뒷부분에서 수축하는 괄약근이고 나머지 2개는 목구멍과 연구개(soft palate; 입천장 뒷부분의 물렁한 부분)를 연결하는 근육이다. 이 근육들은 음식물을 삼킬 때 인두부에서 음식물을 후두와 식도 쪽으로 내려가게 함과 동시에 기관지 쪽으로는 내려가지 않도록 숨길(airway)을 닫는 작용을 한다. 그래서 만약 이 기능이 저하되어 있으면 음식물을 삼킬 때 사레가 걸리게 된다. 또한 이 신경은 구역질 반사(gag reflex)가 일어날 때 운동신경 파트를 담당하기도 한다.

이 신경이 임상적으로 중요한 이유는, 만약 이 신경 가지의 기능이 떨어져 있으면 사레가 잘 걸려서 기침을 자주 하고 기관지염이나 폐렴에 잘 걸릴 수 있기 때문이다. 또한 구역질 반사작용도 원활하게 일어나지 못하게 된다. 그러므로 평소 침을 잘 삼키지 못하거나 사레가 잘 걸리는 사람은 이와 관련된 인두 근육들을 효율적으로 작동시키기 위해 미주신경의 톤을 강화시킬 필요가 있다. 그래서 필요하다면 일부러 손가락을 입안 깊숙이 넣고 구역질 반사작용을 일으키는 훈련 같은 것이라도 열심히 하면서 자신의 저하된 미주신경 기능을 다시 회복시키려는 노력을 경주할 필요가 있다.

인두의 근육

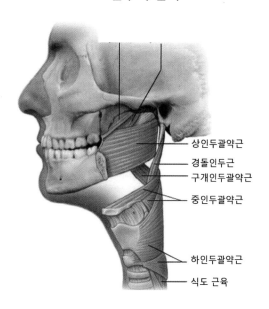

상인두괄약근
경돌인두근
구개인두괄약근
중인두괄약근

하인두괄약근
식도 근육

▶ 그림 12. 미주신경의 지배를 받는 인두 근육들

03. 숨길(기도)과 성대의 기능을 조절한다

숨을 들이쉴 때마다 상부 기도가 열리게끔 의식적으로 애를 쓸 때 움직이는 근육들이 있다. 그리고 이런 근육들은 성대를 통해 목소리를 낼 때에도 수축한다. 또한 주위 사람들과 대화를 할 때 사용되는 목 안의 근육들도 여럿 있는데 이들이 모두 미주신경의 지배를 받고 있다.

미주신경의 3번째와 4번째 가지는 상후두신경(superior laryngeal nerve)과 되돌이후두신경 (recurrent laryngeal nerve)이다. 상후두신경(superior laryngeal nerve)은 성대 위쪽의 후두 근육들을, 되돌이후두신경(recurrent laryngeal nerve)은 성대 아래쪽의 후두 근육들을 조절하는 작용을 한다. 상후두신경(superior laryngeal nerve)은 후두의 일부 근육(윤상갑상근)을 움직여서 소리의 높낮이 (pitch)를 조절하는 역할을 한다. 그래서 만약 이 신경의 기능이 저하되면 높이 올라가는 목소리가 나오질 않게 된다. 늘 쉰 듯한 단조로운 톤의 목소리를 내게 되고 목소리를 내는 일로 인해 몸이 쉽게 피곤해진다. 그러나 반대로 이 신경이 갑자기 자극을 받는다면 기침을 심하게 하고 음식물이 기도로 넘어갈 위험성이 커지게 된다.

되돌이후두신경(recurrent laryngeal nerve)은 성대 아래쪽의 후두 근육들을 조절함으로써 성대를 구성하는 구조물들이 열리고 닫히거나 또는 긴장하게 만들 수 있다. 이 신경은 7개의 후두 근육 중에 상기 언급한 윤상갑상근(cricothyroid muscle)을 제외한 나머지 6개 근육을 움직이게 만든다. 그렇지만 그 속에 운동섬유만 있는 것이 아니라 식도와 기도 그리고 그들의 내부 점막으로부터 올라오는 감각신경의 섬유들도 함께 지니고 있기 때문에, 이 신경이 기능저하에 빠지게 되면 목소리가 쉬고 소리를 내는 일이 힘들어지고 운동 시에 호흡이 곤란해지는 등의 경험을 하게 된다.

이처럼 후두를 구성하는 근육들은 숨길의 열리고 닫힘 또는 그 기능을 유지하고 조절하는 데 관여한다. 그래서 말하기나 숨쉬기가 힘들다고 하면 미주신경의 기능이 많이 약해져 있거나 또는 손상되어 있음을 의심해 볼 필요가 있다. 특히 숨쉬기와 관련된 근육들은 건강에 매우 중요한 작용을 하기 때문에 이와 관련하여 미주신경의 기능이 평소 얼마나 건강 유지에 중요한 역할을 담당하는지 여기서 다시 한번 그 중요성을 실감해 볼 수 있다. 만약 만성적으로 숨길 (airway)이 부분 폐쇄되는 경우에는 그곳의 근육들과 연결된 미주신경 가지들의 기능도 함께 조금씩 저하되기 시작한다. 그러면 나중에 전체적으로 미주신경의 기능이 급격히 추락하는 상태로 빠르게 진행되어 나갈 수 있기 때문에 이 점을 명심하고 그렇게 되지 않도록 사전에 이를 예방하는 데 만전을 기해야 한다.

후두의 구조

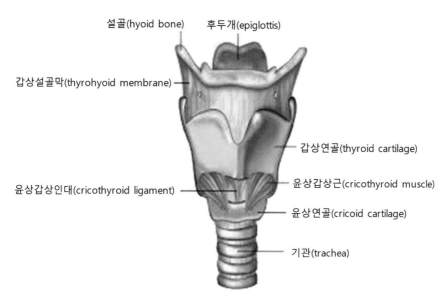

설골(hyoid bone)　　후두개(epiglottis)

갑상설골막(thyrohyoid membrane)

갑상연골(thyroid cartilage)

윤상갑상근(cricothyroid muscle)

윤상갑상인대(cricothyroid ligament)

윤상연골(cricoid cartilage)

기관(trachea)

▶ 그림 13. 후두의 구조

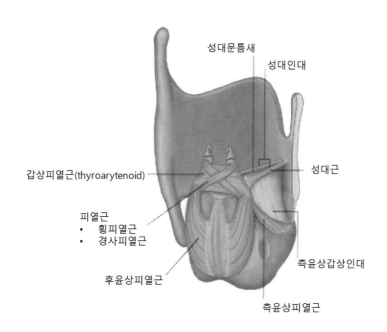

성대문틈새

성대인대

갑상피열근(thyroarytenoid)

성대근

피열근
- 횡피열근
- 경사피열근

측윤상갑상인대

후윤상피열근

측윤상피열근

▶ 그림 14. 되돌이 후두신경의 지배를 받는 후두 고유 근육들

04. 호흡 조절

숨을 쉬는 일에 있어서도 미주신경은 중요한 역할을 한다. 미주신경의 폐 가지(pulmonary branch)는 교감신경 가지들과 폐신경총(pulmonary plexus)을 형성하는데, 여기서 나오는 교감 및 부교감신경의 자율신경 섬유들이 대부분으로 기도 및 양측 기관지까지 뻗어 있어서 이들에 의해 의지에 상관없이 호흡 작업이 조절된다. 또한 이들 속에는 미주신경 속의 감각신경 파트가 일부 포함되어 있어서 폐의 팽창 상태, 산소와 이산화탄소 레벨 등에 관한 정보들을 뇌 속의 호흡 중추로 전달해 주는 역할도 맡고 있다.

미주신경이 활성화되면 폐에 부교감신경의 신호를 전달하기 때문에 자연스레 호흡이 느려지고 숨이 깊어진다. 부교감신경이 활성화된 이완 상태에서 진행되는 호흡은 단순히 호흡 보조 근육들(accessory muscles)만 사용하는 흉식 호흡이 아니라 횡격막을 사용하는 깊은 복식 호흡을 하고 호흡수도 적어지는 경향을 보인다. 반면, 흥분된 상태에서는 미주신경 기능은 억제되고 교감신경이 활성화되어 빠르고 얕은 흉식 호흡을 하게 된다.

지금까지 살펴본 미주신경의 작용에 의하면 미주신경 속 원심성 운동신경들이 인두, 후두, 기도에 걸쳐 숨길(airway) 전반을 크게 열리게 만드는 기능을 담당하고 있음을 알 수 있다. 특히 인두와 후두에 분포하는 미주신경은 자율신경이 아닌 운동성 신경들로 숨길을 열리게 하는 데 있어 매우 중요한 기능을 담당하고 있음을 알 수 있다. 그러므로 만약 이런 근육들을 움직이는 미주신경의 작용이 원활하지 못할 경우 만성 폐색성 폐질환(COPD)이나 폐쇄성 수면 무호흡증(obstructive sleep apnea) 환자들에게서 보듯 숨길의 부분적 막힘(partial airway obstruction) 또는 저항 증상들을 쉽게 목격하게 된다. 물론 이런 상태가 오래된 사람들에서는 당연히 역으로 미주신경의 톤도 만성적으로 매우 저하된 상태로 있을 것이란 사실을 짐작해 볼 수 있다. 그러므로 이런 사람들에게는 가능한 신속하게 미주신경을 자극하여 그 기능을 회복시켜 주는 조치를 취해줄 필요가 있다.

여기서 우리가 분명히 짚고 넘어갈 사항이 있다. 호흡 자체는 자율신경에 의해 지배를 받지만 숨길(airway)의 열리고 닫힘 그리고 호흡 패턴은 미주신경과 다른 체신경 속의 운동신경에 의해 지배를 받는다는 사실이다. 그러므로 호흡을 통해 우리는 자율신경과 의지에 의해 움직이는 체신경의 만남을 목격할 수 있다. 이런 이유로 우리는 자신의 의지를 사용하여 호흡 훈련을 함으로써 자신의 자율신경 기능에 영향을 미칠 수 있는 수단 또는 그곳으로 들어가는 통로를 발견할 수 있다. 이런 점 때문에 많은 전문가들은 부교감신경인 미주신경을 강화하는 것이 얼마나 중요한지 항상 강조하게 되는 것이다. 또한 같은 이유로 호흡 훈련을 평소에 제대로 하지 않으면 스트레스로 인해 호흡 패턴이 서서히 나빠지고 숨길(airway)이 좁아지는 상황으로 치닫게 된다는 점도 쉽게 깨달을 수 있다. 그렇게 되면 자연스레 미주신경의 기능도 전반적으로 저하되는 코스를 밟게 된다.[11]

05. 심박수 조절

심장 박동은 폐쇄된 혈액순환 회로에서 순환 작용을 원활히 돕기 위해 리듬 조절의 목적으로 발달한 것이다. 그러면서 해당 개체가 동작을 하고 체격이 커짐에 따라 멀리까지 산소와 영양분이 풍부한 동맥혈을 전달하기 위해 박동 시 높은 압력을 발생시키는 수축 기능까지 그것에 덧붙여지면서 발달하게 되었다. 이때 말초 조직의 혈액 요구량에 맞춰 순환 속도가 조절되는데, 이를 자동적으로 조율하는 역할을 담당하는 것이 바로 인체의 자율신경 시스템이라 할 수 있다.

스트레스를 받을 경우 교감신경에 의해 심장 박동은 빨라지고 혈류가 내장에서 팔, 다리의 사지 근육 쪽으로 이동하게 된다. 반면 스트레스가 사라지고 몸이 편안하게 이완된 상태에서는 미주신경의 작용으로 심장 박동수가 느려지고 혈액이 사지 근육에서 복부 내장조직 쪽으로 몰리게 된다. 그래서 항상 이 두 가지 상반된 상황 속에서 교감신경과 부교감신경이 엎치락뒤치락하면서 혈액순환의 균형을 유지한다고 이해할 수 있다.

미주신경은 심장의 동방결절(SA node; sinoatrial node)에 직접 그 가지를 뻗고 있다. 이 결절은 자동으로 탈분극되면서 심장 박동의 신호를 양측 심방벽을 통해 방실결절(AV node; atrioventricular node)로 보내는 일을 한다. 그러면 방실결절(AV node)에서는 그 이하의 심실 근육들에 탈분극 신호를 보내 수축하도록 지시한다. 심실 근육이 수축하면 심장 속 혈액이 대동맥을 통해 밖으로 송출되기 때문에 혈액순환에 기여하게 되는데, 문제는 얼마나 빠르고 강하게 심실이 수축하느냐에 따라 전체 혈액순환의 정도와 양이 달라지게 된다는 점이다.

---

11) 이 점에 대해서는 **제17장 '스스로 부교감신경(미주신경)을 강화하는 법'**에서 좀 더 자세히 언급하기로 한다.

교감신경이 흥분한 상태에서는 "싸울 것인가 아니면 도망갈 것인가(fight-or-flight)" 반응이 일어나서 심박수가 빨라지고 심실의 수축력도 증가하여 혈압이 높아진다. 그러나 이런 스트레스 단계가 지나가고 난 다음에는 부교감신경(미주신경)이 활성화되면서 휴식과 소화 작용의 단계(rest-and-digest phase)가 도래하는데 이때가 되면 심박수가 느려지고 혈압도 떨어지게 된다. 그래서 미주신경은 스트레스로 부담받은 심장의 근육과 사지 근육들에 다시 회복할 시간과 기회를 제공해 주는 역할을 한다. 특히 심장 근육에는 모세혈관 수준의 작고 가는 혈관들이 많이 존재한다.

평소 이런 가는 혈관들이 열려 있고 혈액을 받아들이려는 힘(음압/흡입력)이 강해야 혈액순환이 원활해지고 혈압도 안정화될 수 있기 때문에 심근 모세혈관 레벨에서의 혈관 상태가 심장 기능에 있어 매우 중요한 역할을 한다. 미주신경은 부교감신경 신호를 전달하는 작용을 하기 때문에 이와 같은 심근 모세혈관들로 하여금 혈액을 충분히 받아들이는 상태로 전환시키고 이를 크게 증대시키는 과정에 기여한다고 말할 수 있다.[12]

06. 혈압 조절

혈압은 혈관 속의 혈액량과 혈관저항이 만들어 내는 압력을 말한다. 심장의 역할이 양압(positive pressure)을 생성하여 말초까지 혈액을 송출하는 것이라 볼 때, 이는 말초 모세혈관에서 혈액을 얼마만큼 받아들이는가에 따라 결정되는 측면도 무시할 수 없기에 혈액순환은 심장의 박동과 말초 모세혈관의 개폐 상태에 따라 양자 간의 협업으로 이루어진다고 말할 수 있다. 여기서 이런 협업을 조절하는 것이 자율신경의 역할이다.

자율신경은 전신의 모세혈관 열림 상태, 혈액량 등을 모니터링하여 종합적으로 심박수와 수축력 등을 조절하는 작용을 한다. 이때 가장 큰 정보를 제공하는 장기가 바로 콩팥이다. 콩팥은 체액을 거르는 작용을 하기 때문에 이를 통해 혈관 속의 혈액량을 조절하고 그에 따라 혈압을 조절하는 작업에도 큰 역할을 맡고 있다.

콩팥에 연결된 미주신경과 교감신경 가지들은 콩팥의 사구체에서 혈압에 의해 체액이 걸러

---

12) 이 점에 대해서는 본 저자의 다른 저서인 『**심장발작, 왜 생기는가?(2020, 이모션북스)**』에 좀 더 자세히 적혀 있다.

지는 정도를 결정하는 데 참여한다. 이들은 콩팥의 말초 정보들을 뇌에 전달함으로써 전체적으로 혈압을 조절하는 작업에 매우 중요한 역할을 담당한다. 이 밖에 혈압 조절에는 말초 조직의 모세혈관 저항 여부 등을 반영하여 경동맥체(carotid body)에 있는 세포가 대동맥에서의 혈압 신호를 감지하여 이를 뇌에 전달해 주고, 이것이 다시 콩팥에 전해져 체액 여과량(소변량)을 결정하게 하는 등의 복잡한 피드백 구조도 깊이 관련돼 있다. 그래서 긴장 상태에서 혈압을 올리기 위해서는 콩팥의 혈관들을 수축시키고 소변으로 여과되는 체액량도 줄이는 방향으로 반응이 일어나고, 반대로 몸이 이완된 상태에서는 경동맥체(carotid body)가 신호를 뇌로 보내서 혈관을 이완시키고 콩팥에서는 소변량을 늘려서 혈압이 떨어지게 하는 방식으로 혈액량, 혈관저항, 혈압 등을 자율적으로 조정하고 있는 것이다.

그러나 실제 혈압 조절은 이보다 더 복잡하다. 왜냐하면 상기 언급한 자율신경의 작용 이외에 여러 호르몬들의 작용이 추가로 심혈관계에 관여하고 있기 때문이다. 그렇지만 자율신경에 의한 영향은 즉각적인 반면, 호르몬에 의한 영향은 상대적으로 천천히 일어난다는 차이점을 지적하는 것으로 마무리하고 더 이상 복잡한 논의는 여기서 하지 않기로 한다.

평소 혈압이 높게 증가된 고혈압은 우리 주변에서 흔히 볼 수 있는 증상 중 하나로, 많은 사람들이 이를 조절하기 위해 약을 먹고 있다. 그러나 나는 이것이 문제의 근본을 바로잡으려 하지 않고 혈압이라는 증상만 없애려 애쓰는 행동이라 생각하여 매우 안타깝게 생각한다. 호르몬 중에 스트레스 호르몬인 아드레날린과 코티졸은 혈관을 수축시켜 혈압을 증가시키는 작용을 한다. 이들은 교감신경의 중계를 통해 혈압을 증가시킨다. 그러므로 혈압을 올리는 스트레스를 잘 다루고 그것에 현명하게 대처하는 일을 먼저 선행해야 함에도 불구하고 많은 사람들이 약부터 우선적으로 먹고 있다. 참으로 안타까운 일이지만 많은 사람들이 그 길을 가고 있다. 그렇지만 나는 의식이 깨어 있는 일부 사람들에게 혈압이 높을 경우 상대적으로 교감신경의 반응을 견제하는 부교감신경의 기능을 강화하는 일을 먼저 시도해 보라고 충고해 주고 있다. 이렇게 하지 않고 약으로 혈압을 조절하게 되면 매우 사소한 스트레스에도 혈압이 다시 증가하는 일이 반복될 것이 뻔하기 때문에 평생 약에 의존해서 사는 신세로 전락할 것이 뻔하기 때문이다. 그러므로 혈압이 높은 사람들은 먼저 자신의 스트레스를 줄이고 부교감신경(미주신경)을 강화하는 노력부터 적극 실천해 보길 바란다.

07. 간기능 촉진 작용: 담즙 생산 증대 및 해독 작업

미주신경은 간에 정보를 제공하고 또한 간으로부터 다양한 정보를 받아서 이를 뇌로 전달하는 작용을 한다. 간은 약 500여 가지 생화학적 기능을 수행하는 것으로 알려져 있는데 그중에서 대표적인 몇 가지만 알아보면 다음과 같다.

먼저 간도 혈류 조절 작업에 기여하고 있음을 알아야 한다. 몸이 스트레스를 받았을 때, 가령 산에서 호랑이를 만났을 때처럼 '싸울 것인가 아니면 도망갈 것인가(fight-or-flight)" 국면에 들어간 경우에는 팔다리 근육들의 활동성을 높이기 위해 혈액이 내장에서 사지 근육 쪽으로 이동하게 된다. 이런 상황에서는 소화작용이나 간에서의 혈액 여과 과정은 우선순위에서 밀리게 되어 혈액이 내장 및 간으로부터 빠져나가 줄어든다. 그러다가 위험한 상황이 끝나고 다시 안정되고 평화로운 시기가 찾아오면 그 때에는 부교감신경이 활성화되면서 내장과 간으로 가는 혈류량이 증가하는 쪽으로 방향이 바뀌게 된다.

이렇게 부교감신경이 우세한 시기가 되면 소화작용은 물론 간에서의 혈액 여과를 통한 각종 생화학적 합성 및 분해 과정들이 다시 활발하게 일어나게 된다. 그러므로 간은 부교감신경이 활성화되는 시기에 맞춰 자신이 가지고 있는 여러 기능들을 활발히 진행시킨다는 특성을 가지고 있음을 꼭 기억하고 있어야 한다. 다시 말해 간의 작용은 미주신경의 자극과 밀접한 관련이 있음을 명심하고 있어야 하는 것이다.

미주신경은 또한 간세포들로 하여금 담즙과 담즙산을 생산하는 일도 매우 열심히 하도록 독려하는 역할을 한다. 그리고 생산된 담즙을 담낭과 소장으로 운반시키는 일도 도와준다. 간에서 담즙을 생산하는 세포를 담관세포(cholangiocyte)라 부르는데, 이들이 미주신경의 자극을 받으면 활성화되어 담즙을 더 많이 생산하고 생산된 담즙이 담낭 속으로 이동하는 작업도 활발해진다.

담즙은 여러 작용을 한다. 간이 하는 일 중에서 가장 중요한 일이 지용성 독소들을 두 단계에 걸쳐 수용성 독소로 해독하는 일로, 이 과정은 나중에 간이 해독한 지용성 독소들을 담즙이 받아 장관을 통해 배출시키는 과정으로 이어지게 된다. 그래서 담즙 속에는 해가 없는 상태로 해독된 지용성 독소들이 많이 담겨 있고 이들이 담즙 배출 시에 소장으로 빠져나가 궁극적으로 대변을 통해 몸 밖으로 나가게끔 되어 있다. 대변은 우리 몸에서 노폐물과 독소들을 배출하는 3가지 통로 중 가장 큰 통로이고, 나머지 두 가지는 소변을 생산하는 콩팥과 땀을 분비하는 피부다.

한편, 담즙 속에는 담즙산이라고 하는 유효 성분이 들어 있다. 이것은 소장에서 음식을 통해 섭취한 중성지방을 에워싸는 작용을 한다. 그래서 지방질을 잘게 유화(emulsification)시켜 장점막을 통해 혈액 속으로 흡수될 수 있게 도와주는 작용도 한다. 그래서 만약 담즙산이 없다면 음식물로 섭취한 지방질이 잘게 부서지지 못해서 점막을 통해 지용성 영양소들이 효율적으로 흡수되지 못하는 일이 벌어질 수 있다. 그렇게 되면 몸 안에 지방산은 물론 인지질, 콜레스테롤과 같은 중요 지질들이 부족하게 됨으로써 신체 기능들이 많이 저하되는 결과를 낳게 된다. 그러면서 동시에 장에서 흡수되지 못한 지질로 인해 지방질이 많은 대변을 보는 결과도 초래할 것이다. 그러므로 우리는 여기서도 미주신경의 작용이 간과 소화작용에 얼마나 크게 기여하고 있는지 새삼 느껴 볼 수 있다.

08. 담낭 속의 담즙 배출을 촉진시키는 기능

앞서 말한 대로 간의 담관세포(cholangiocyte)에서 담즙이 만들어지면 이것이 일단 담낭으로 보내져서 그곳에서 숙성되어 분비될 때를 기다린다. 이 동안에 우리가 식사를 하면 혀 속의 미각돌기들과 입안의 감각신경들이 어떤 종류의 영양 성분이 담긴 음식물을 먹고 있는지를 감지하여 뇌로 정보를 올려보낸다. 이때 뇌에서 지방 성분이 들어왔음을 감지할 경우 미주신경을 통해 간과 담낭에 신호를 보내 담즙을 방출하라고 지시를 내리게 된다. 담낭은 이 신호를 받자마자 자신의 평활근육을 수축시켜 담도를 통해 담즙을 방출시킨다. 이렇게 방출된 담즙은 소장으로 내려가서 섭취한 지방질 성분과 만나 그것들이 소화될 수 있게 도와주는 유화 작업을 벌이게 된다. 만약 미주신경을 통한 이와 같은 명령 신호가 제대로 전달되지 않을 경우 담낭은 담즙으로 팽팽하게 가득 차 있는 상태에서도 담즙을 방출하지 못하는 상황을 유지하게 될 것이다. 이런 상태를 폐쇄성 담즙정체(obstructive cholestasis)라고 부른다.

오늘날 일반외과에서 널리 시행되는 수술 중 하나로 담낭절제술(cholecystectomy)이란 것이 있다. 이 수술은 담즙이 담낭에 정체되어 생긴 담석이나 이차 감염증으로 담낭염이 발생한 경우 담낭을 외과적으로 절제해 내는 치료법이다. 그러나 안타깝게도 이런 환자들의 대부분은 의사들로부터 자신에게 그런 상황이 연출된 근본적 원인에 대한 설명을 거의 듣지 못하고 무조건 증상부터 없애기 위해, 마치 수학 공식을 풀듯 담낭절제술을 받으라는 권고를 듣는다. 그러면서 외과의사들은 이것이 이런 상황에서는 최선의 선택이고 표준 치료라는 식으로 설명을 늘어놓는다. 그러나 이는 절대적으로 사실이 아니고 옳은 말도 아니다.

담석은 담낭 속에 담즙이 오랫동안 정체되어 있으면 언제나 생길 수 있다. 이런 경우 담석이 생기게 되는 근본적인 이유가 미주신경의 기능저하로 담낭이 장기간 담즙을 충분히 배출하지 못했기 때문에 그런 것이란 사실을 먼저 깨달아야 한다. 미주신경의 신호가 전달되지 못해서 담낭이 담즙을 방출하지 못하면 담즙 속의 담즙산 성분들이 담낭 속에서 오랫동안 머물면서 결정화되는 과정을 거쳐 담석이 만들어지는 것이다. 이런 일은 분명 미주신경의 기능저하가 먼저 온 상태에서 벌어지는 일이라 할 수 있다. 그러므로 이런 일이 발생하는 초기 단계에 미주신경을 강하게 자극하는 조치나 치료법을 시행한다면 얼마든지 담석이 형성되는 것을 막고, 설혹 담석이 생겼다고 해도 이들이 담낭에서 자동으로 빠져나가게 만들 수 있다.

그래서 나는 환자들에게 담석 질환이나 그와 연관된 통증이 있다고 해서 무조건 담낭절제술을 받지 말고, 먼저 미주신경을 강하게 자극하는 훈련을 실천해 보고 나중에 결정을 내리는 것이 현명한 방법이라고 알려주고 있다. 나는 지금까지 상당히 많은 경우에서 미주신경을 자극하는 방법을 통해 담즙의 정체와 주변 조직의 울혈 현상이 풀리면서 증상이 개선되는 상황을 목격해 왔다. 그러므로 미주신경을 활성화시키는 전략이 생략된 채 섣불리 담낭절제술부터 시행하는 것이 절대 표준 치료가 될 수 없다고 생각한다. 오히려 미주신경을 활성화시키는 방법을 먼저 적극적으로 사용해 보는 것이 새로운 치유의 문을 통과할 기회가 된다는 점을 많은 사람들에게 알려주고 싶다.

09. 배고픔과 포만감의 조절 기능

포만감은 뇌가 미주신경을 통해 느끼게 되는 신호다. 이런 포만감을 느끼기 위해서는 간에서 미주신경을 통해 몸 안에 탄수화물, 단백질, 지방질이 충분히 들어왔다는 신호가 뇌로 전달되어야 한다.

섭취한 대영양소들의 대사 작용(분해와 합성)은 대부분 간에서 일어난다. 탄수화물 대사의 경우 미주신경에 의해 다음과 같은 조절 과정이 일어난다. 혈당이 떨어지면 간에 있는 미주신경 중 구심성 감각섬유(afferent fibers)들이 활성화되어 더 많은 탄수화물이 필요하다는 신호를 뇌로 보낸다. 물론 이 신호는 혈당 레벨을 급작스레 변화시키지 않고 단지 뇌에게만 그런 요구 상황을 직접 전달하는 작용을 한다. 그러면 이 신호에 반응하여 뇌는 소장에서 GLP-1(glucagon-like peptide-1)을 분비시키고, 이후 얼마 있다가 혈당 수치가 증가하게 되면 그때 가서 포만감을 느끼게 된다. 반대로 GLP-1 레벨이 감소하면 미주신경이 이를 감지하여 혈당이 천천히 감소하도록 조절하는 신호를 보낸다. 오늘날 제약회사에서는 이와 같은 GLP-1 경로에 작용하는 약물을 개발하여 배고픔을 조절하는 약들을 만들어 내고 있다. 그렇지만 이런 약물들 역시 미주신경의 활성에 관여하여 배고픔 대신에 포만감을 느끼게 하는 약제에 불과하다는 사실을 잊지 말아야 한다.

한편 미주신경은 다른 영양물질의 대사 경로를 통해서도 포만감을 느끼는 데 기여한다. 식사를 하면 미주신경의 구심성 섬유들이 간으로 들어오는 지방질의 양을 감지하여 이 정보를 뇌로 보낸다. 특히 중성지방(triglycerides)과 리놀레산(linoleic acid)의 양에 대한 정보를 미주신경 섬유를 통해 뇌로 올려보낸다. 그러면 뇌에서는 이 정보에 의해 음식을 더 먹고 싶은 욕구가 줄어들고 포만감을 느끼게 된다. 그러나 만약 미주신경의 기능저하가 있으면 이런 정보들이 뇌로 확실하게 전달되지 못해서 포만감을 느끼지 못하고 항상 배가 고픈 듯한 느낌과 먹을 것을 갈구하는 생각과 행동을 지속하게 된다.

반대로 미주신경의 기능이 적절하게 작동할 경우에는 식사 후 약 15~20분 정도가 지나면 포만감을 충분히 느낄 수 있다. 그러므로 여러분 주변에 음식을 먹고 난 뒤에도 포만감을 느끼지 못하고 늘 더 먹고 싶어 하는 사람이 있다면 그 사람의 미주신경 기능이 매우 저하되어 있는 상태라는 것을 충분히 짐작해 볼 수 있을 것이다.

10. 혈당과 인슐린 레벨 조절하기

오늘날 현대 사회에서는 인슐린 저항성과 제2형 당뇨병이 매우 만연해 있다. 그리고 이와 관련된 비만 역시 크게 유행하고 있으며 그것이 건강을 해치는 주범으로 등장한지 오래다. 이들은 모두가 인슐린 저항성으로부터 시작되었다는 공통의 기원을 갖고 있다. 그래서 체중 조절과 혈당 관리가 현대인들의 건강 관리에 있어 가장 핵심적인 항목으로 자리 잡고 있다.

사람이 스트레스를 받는 시기에는 몸의 균형이 교감신경이 우세한 쪽으로 기울게 된다. 그러면서 코티졸과 같은 스트레스 호르몬들의 레벨이 증가한다. 잘 알다시피 코티졸의 주요 작용 중 하나인 신생포도당합성(gluconeogenesis)이란 과정을 통해 혈중 포도당 레벨을 올리는 것이다. 즉, 간에 저장된 단백질이나 지방질을 분해하여 그것으로부터 새로운 포도당 분자들을 만들어 내는 작업을 활발히 하는 것이다. 그래서 짧은 기간 교감신경이 흥분하는 경험을 하는 것은 사람이 살아가는 데 활력을 주는 요소가 될 수 있다. 이 때문에 혹자는 이를 즐거운, 또는 좋은 스트레스(eustress)라고 부른다. 교감신경이 흥분하면 내장 기능은 정지되고 사지의 골격 근육들이 활발히 움직이게 되므로 이에 필요한 혈당을 공급해 주기 위한 작업이 일어나게 된다.

그래서 이런 상태에서는 미토콘드리아에서 지방이나 케톤을 분해하여 많은 에너지를 상대적으로 천천히 만드는 과정은 덜 필요하고 포도당을 사용하여 세포질에서 빠르게 에너지를 만들어 내는 과정이 더 많이 요구된다. 그래서 세포질에서의 해당작용(glycolysis)이 주된 에너지 대사 패턴으로 등장하고, 그렇게 되면 몸을 위협하는 스트레스와 맞서 싸우거나 또는 그것에서 벗어나 도주할 능력을 대사적으로 지원받을 수 있게 된다.

이렇게 보면 포도당은 분명 긴박한 생존 모드에 적합한 에너지원이라 할 수 있다. 이런 상태에서는 교감신경의 흥분으로 매우 짧은 시간 안에 혈당 레벨이 오르고 사지 근육 쪽으로 산소와 영양분을 더 많이 공급해 주기 위해 혈압도 증가하는 일이 동시다발적으로 진행된다. 반대로 이 기간에는 소화작용을 담당하는 내부 장기와 소변을 생산하기 위해 콩팥으로 가는 혈류량은 상대적으로 감소하게 되는 것이다.

문제는 이와 같은 스트레스 상황이 예상보다 오래 지속되는 경우라 할 수 있다. 그렇게 되면 몸이 위와 같은 스트레스 모드를 장기간 유지해야 하기 때문에 부교감신경이 활성화되거나 제대로 작동하여 교감신경의 흥분을 억제할 기회를 충분히 얻지 못하게 된다. 그러면 교감신경과 스트레스 호르몬의 작용으로 전신 세포들이 많은 손상과 피해를 입고 수리되지 못한 채 남아 몸이 원래의 상태로 돌아가지 못하게 될 수 있다. 또한 간에서 새롭게 포도당을 만들어 공급하는 대사 작용이 오랫동안 유지되면서 혈당 수치가 점차 증가하게 되는 과정을 겪게 된다. 이는 다시 인슐린 분비를 증가시켜 췌장에 부담을 주는 영향을 끼친다. 그러므로 이런 상태가 오래 지속되면 높은 인슐린 레벨에도 불구하고 세포가 인슐린 작용에 제대로 반응하지 않는 이른바 '인슐린 저항성' 상태를 보이게 되는데, 이것이 바로 앞서 말한 비만, 대사증후군, 제2형 당뇨 등과 같은 대사성 질환이 발생하는 근본적 원인이라 할 수 있다.

여기서 우리는 교감신경이 항진된 상태에서 부교감신경으로 하여금 이를 적절히 견제하고 억제시킬 충분한 시간과 기회를 주지 않는다면 언젠가 '인슐린 저항성'을 비롯한 각종 대사성 질환이 발생하게 된다는 사실을 명확하게 배울 수 있다. 예를 들어 가정이나 직장에서의 지속적인 스트레스, 재정적 문제, 인간관계 속에서의 긴장이나 갈등, 새로운 도전에 대한 스트레스 등이 모두 오래 지속된다면 인슐린 저항성을 일으키는 원인으로 충분히 작용할 수 있다는 사실이다. 그러므로 우리는 스트레스를 줄이거나 피하면서 부교감신경으로 하여금 몸을 원래의 균형 상태로 충분히 회복시킬 수 있는 기회를 제공해 주어야 한다. 이런 점 때문에 나는 많은 사람들에게 스트레스와 씨름할 때에는 일단 몸의 균형이 회복되고 난 다음에 다시 다음번 스트레스에 새롭게 도전하는 방식으로 자신의 삶 속에서 인생 계획을 세우는 것이 매우 현명한 처사라는 점을 늘 강조하고 있다.

만약 미주신경이 몸의 균형을 충분히 회복시킬 기회를 갖지 못한다면 앞서 언급했듯이 우리 몸은 만성 스트레스로 인해 교감신경은 우세하고 부교감신경은 제 기능을 발휘하지 못하고 기능저하 상태에 빠져 불균형한 상태를 이루게 된다. 이런 경우 몸의 상태를 회복시키려면 대부분의 시간을 휴식을 취하고 섭취한 음식물을 소화, 흡수시키는 작용을 하는 부교감신경이 우세한 모드로 몸의 상태를 전환시켜 놓아야 한다. 그래야만 교감신경의 작용으로 손상된 세포들이 다시 원래의 상태로 재건될 기회를 얻을 수 있게 된다.

부교감신경이 우세하게 활동하는 상태에서는 인슐린의 민감성도 증가하고 간에서 신생포도당합성을 하는 일도 많이 줄어든다. 또한 간도 소화작용을 돕고 혈액을 여과시키면서 독소를 제거하는 해독 작업을 더 활발히 하게 된다. 그리고 미주신경은 간에 신호를 보내 인슐린에 민감한 물질들(hepatic insulin sensitizing substance)을 많이 만들도록 도와준다. 그 결과 전체적으로 인슐린 민감도가 증가하고 지방이 분해되면서 근육 속에 저장되는 포도당(글리코겐)의 양도 증가하게 만들 수 있다.

이때 꼭 기억할 점은 혈당 레벨이 낮을 경우에만 부교감신경 우위 모드인 휴식과 소화 국면(rest-and-digest phase)으로 들어가게 되고 인슐린 민감도도 증가하게 된다는 사실이다. 그러므로 미주신경을 활성화시키려면 절대 혈당 레벨을 높게 만들어서는 안 된다는 점을 분명히 기억하고 있어야 한다. 그리고 미주신경이 활성화되면 췌장으로 가는 신경 가지를 통해 음식물을 섭취했을 때 인슐린 생산과 분비를 촉진시키고 혈당을 조절하는 작용도 훨씬 더 원활히 일어나게 된다는 점도 함께 명심해 둘 필요가 있다.

식후에 장에서 분비되는 콜레시스토키닌(CCK; cholecystokinin)이란 호르몬은 미주신경을 직접 자극하여 나중에 췌장의 췌도세포로 하여금 인슐린을 생산하도록 유도하는 신호를 보내는 역할을 한다. 미주신경의 기능은 여기서 장에서 뇌로 그리고 다시 뇌에서 췌장으로 이런 신호가 적절하게 전달되는 통로 역할을 한다. 그러므로 미주신경의 신호전달 기능이 최적의 상태로 유지되지 못할 경우에 시간이 흐르면 흐를수록 이와 같은 신호전달 과정이 만성적으로 불균형해지면서 각종 질병들이 발생하게 된다. 이런 기전 때문에 우리는 정기적으로 부교감신경(미주신경)을 활성화시켜줌으로써 인슐린 저항성과 혈당 조절 장애, 그리고 당뇨병 등이 발생하지 않도록 미리 예방하는 라이프스타일을 취하고 이를 적극 실천해야만 한다.

인슐린은 포도당이 세포 속으로 들어가게 안내하는 작용을 한다.

만약 세포의 포도당 레벨이 너무 높은 경우에는 혈액 속의 포도당이 세포 속으로 다 들어가지 못하고 혈액 또는 세포 밖에 머물게 된다. 그러면 포도당을 세포 속으로 들여보내 대사 과정을 진행시키기 위한 인슐린의 본래 기능이 떨어지게 된다. 마치 만원 지하철에서 출근 시간에 쫓기는 사람들이 서로 지하철을 타려고 경쟁함으로써 지하철 문이 못 닫히는 상황과 같다. 그러면 역무원이 나와서 객차 문을 닫으려고 승객들을 지하철 객차 속으로 강제로 밀어 넣는 작업을 하게 된다. 바로 이런 상황이 인슐린 저항성이 발생한 상황과 같다고 비유해 볼 수 있다. 여기서 인슐린은 포도당을 세포 속으로 밀어 넣는 역무원 역할을 하는 호르몬에 해당하는데, 세포 속에 포도당이 너무 많아서 더 이상 들어갈 곳이 없어 인슐린이 제 기능을 다하지 못하는 상황이 벌어져서 세포 밖의 혈액 속 포도당 레벨마저 올라가는 안타까운 상황이 발생할 수 있다. 이른바 '인슐린 저항성'의 발생인 것이다.

이처럼 '인슐린 저항성' 상태가 발생하면 세포 속에 포도당 레벨이 높고 혈당 레벨도 높은 상태가 조성된다. 이때 남은 포도당은 간에서 중성지방으로 전환되어 각 지방조직 속에 저장된다. 그로 인해 비만이 발생하게 되는데 이 경우 주로 내장 주변의 지방조직에 중성지방이 많이 축적되는 양상을 보인다. 그래서 싸우거나 도망칠 때 사용하는 사지 근육을 제외하고 몸통을 중심으로 비만이 진행되는 전형적인 모습이 출현하게 된다. 배가 나오고 허리와 엉덩이 둘레가 증가하는 모습이 바로 이와 같은 인슐린 저항성의 특징적인 모습이라 할 수 있는 것이다.

만약 이런 대사적 충격이나 부담이 중단되지 않고 계속 지속된다면 나중에는 인슐린을 생산하는 췌장도 부담을 받아서 어느 순간부터는 인슐린을 더 이상 생산하지 않는 상황으로 발전하게 되는데, 이것이 바로 인슐린 생산이 부족하게 되는 제1.5형 또는 제1형 당뇨로 넘어가게 되는 과정이라 할 수 있다.

11. 췌장에서 소화효소 분비를 조절하는 기능

췌장은 혈당을 조절하기 위해 인슐린을 분비하는 일만 하는 것이 아니다. 섭취한 음식물을 소장에서 완벽하게 소화시키기 위해 각종 소화효소들을 분비하는 역할도 맡고 있다.

우리가 음식물을 섭취하면 혀의 미각돌기들과 소장 점막의 감각세포들에서 음식물 속에 어느 대영양소(탄수화물, 단백질, 지방질) 성분이 얼마만큼 들어있는지를 감지하여 이 정보를 뇌로 보낸다. 동시에 이들이 얼마나 빠르게 소화기관 속으로 들어가는지도 알려준다. 일단 이런 정보들이 뇌에 접수되면 뇌는 미주신경을 통해 췌장에게 섭취한 대영양소들을 분해시킬 수 있도록 아밀라제(amylase), 단백분해효소(protease), 지방분해효소(lipase)를 얼마만큼 생산하여 분비할 것인지 명령을 하달한다. 그래야만 섭취한 음식물들이 가능한 충분히 분해되어 효율적인 흡수 과정을 거칠 수 있기 때문이다.

예를 들어 단백질 성분을 많이 섭취한 경우에는 췌장에서 단백분해효소를 더 많이 만들어서 단백질이 아미노산으로 완전 분해될 수 있도록 도와준다. 또한 지방질을 많이 섭취한 경우에는 중성지방을 지방산과 콜레스테롤로 분해시키는 지방분해효소를 많이 분비하게 만들고, 탄수화물을 많이 섭취한 경우에는 아밀라제를 많이 분비하도록 미세한 조절 작용까지 할 수 있게 설계되어 있는 것이다.

그런데 만약 미주신경의 기능저하로 이런 세밀한 조정 작업이 일어나지 못한다면 우리는 섭취한 음식물을 통해 중요한 영양 성분들을 충분히 흡수할 수 없게 된다. 그 결과로 아미노산이 부족하게 되면 세포에서 새로운 단백질을 만드는 과정에 지장이 초래되어 각종 펩타이드 호르몬들, 신경전달물질들, 세포막의 수용체들, 특정 세포 내 신호전달물질들의 생산에 차질을 빚게 만들 수 있다. 또한 지방산과 탄수화물의 기본체인 포도당은 주로 에너지 생산을 위한 연료로 사용되고 콜레스테롤은 각종 스테로이드 호르몬과 담즙산 생산에 필요한 원료로 사용되기 때문에 이들을 충분히 얻고자 할 때에도 췌장에서 이에 걸맞은 적절한 소화효소들을 충분히 분비해 주어야만 한다. 이처럼 췌장이 원활한 소화작용을 돕기 위해서는 미주신경을 통한 자극이 췌장으로 충분히 전달되어야만 한다는 점도 꼭 알고 있어야 한다.

12. 위장관의 운동 기능 조절하기

음식물이 입으로 들어와서 항문으로 배설될 때까지 전 과정에서 위장관의 운동성을 조절하는 작용을 담당하는 것도 미주신경이다. 입에서 잘 씹은 음식물 덩어리를 삼켜서 식도로 내려보내는 일부터, 이것들이 위장관 속에서 혼합되면서 더 아래로 내려가는 물리적인 연동운동 과정 전부에 걸쳐 미주신경의 작용이 관여하고 있다.

앞서 인두부에서 음식물 덩어리(bolus)가 식도로 삼켜지는 연하 과정은 인두부 신경 가지(pharyngeal branch)의 작용에 의해 일어난다고 설명하였다. 그럼 그다음 과정에서는 음식물이 식도와 위장관을 따라 내려가면서 그 벽 속의 신경 가지들이 팽창 신호를 받아 평활근육(smooth muscle)들을 움직이게 만든다. 이를 좀 더 자세히 설명하면 식도나 위장관 속으로 음식물 덩어리가 들어오면 그 부분이 팽창하게 되는데, 이 신호를 뇌는 미주신경을 통해 받아서 음식물이 어디쯤 위치하고 있는지 파악하고 해당 부위의 위장관벽 평활근육들이 운동할 수 있도록 다시 미주신경을 통해 신호를 내려보낸다. 그러면 위장관벽이 수축하면서 연동운동(peristalsis)을 일으키기 시작한다. 연동운동은 언뜻 보기에는 매우 간단해 보이지만 실제로 위와 같이 매우 복잡한 과정이 관련되어 있다. 특히 위장관의 길이가 매우 길기 때문에 이를 전체적으로 종합하여 조절하는 미주신경의 입장에서 보면 매우 까다로운 과정의 총합의 과정이라 하지 않을 수 없다. 위장관에서 연동운동이 일어나는 동안 음식물은 위에서 장으로 내려가며 그 사이에 화학적 소화 과정을 겪게 되고 이 과정을 통해 몸에 필요한 영양분들을 흡수하고 불필요한 성분들을 배출하는 작업들 역시 순차적으로 일어나는 복잡한 일련의 과정인 셈이다.

이때 만약 미주신경의 톤이 저하되어 있는 경우에는 음식물 덩어리가 입속에서 식도로 내려가는 과정부터 방해를 받고 위장관 속에서도 음식물이 소화되고 내려가는 속도가 지체되어 전체적으로 소화 과정 전반에 많은 지장을 초래하게 된다. 그래서 만성 변비나 설사 등은 바로 이와 같은 미주신경 기능저하의 대표적인 증상 또는 신호 중 하나라고 말할 수 있다. 이는 위장관에 분포된 미주신경 가지들의 기능저하로 인해 위장관 벽의 평활근육들이 제대로 효율적으로 움직이지 못해서 생기는 현상들로 간주해 볼 수 있는 것이다.

본 저자는 이와 같은 현상을 유발시키는 가장 큰 문제 중 하나로 우리가 음식을 먹을 때 충분히 씹지 않고 급하게 먹는 습관을 지적하지 않을 수 없다. 혹자는 이를 '드라이브스루 효과(drive-through effect)'라 부른다. 즉, 식사를 충분히 안정된 상태에서 하지 않고 매우 스트레스를 받는 상황에서 급하게 먹기 때문에 생기는 현상으로 해석하는 것이다. 그래서 우리는 식사는 절대 '싸울 것인가 아니면 도망갈 것인가(fight-or-flight)' 국면, 즉 스트레스 상황에서 하면 안 되고 반드시 안정된 휴식 상태(rest-and-digest phase)에서 식사를 해야만 한다는 사실을 명심할 필요가 있다. 왜냐하면 식사를 안정된 상태에서 해야만 미주신경의 도움으로 부교감신경이 활성화되어 음식물이 위장관의 각 단계에서 충분히 소화, 흡수되면서 아래 방향으로 순차적으로 내려가기 때문이다. 그러므로 우리는 여기서 위장관의 운동 과정에 있어서도 미주신경의 작용이 매우 중요한 역할을 하고 있음을 다시 한번 확실하게 깨달을 수 있다.

13. 면역 시스템의 활성도를 조절하는 작용

면역 시스템은 '몸속 환경'을 외부 침입자들(병원균, 이종단백질, 독소들)로부터 보호하여 독자적인 안전한 환경으로 만들어 주는 역할을 한다. 그래서 브레이크가 없는 자동차가 매우 위험하듯 면역 시스템이 없으면 '몸속 환경'을 건강한 독립적인 영역으로 유지할 수 없게 된다.

면역 시스템은 항상 몸속으로 들어오는 모든 것들을 체크하고 들어와서는 안 될 것을 걸러내는 작용을 한다. 이는 마치 자동차가 달리다가 필요한 경우 정지할 수 있는 브레이크 기능을 가지고 있어야 사고를 일으키지 않고 운행 목적을 달성할 수 있는 것과 같은 이치다. 만약 면역 시스템에 브레이크 작용이 없다면 그것이 마구 활성화되어 숙주의 몸을 구성하는 정상 세포들까지 모두 공격하게 될 것이다. 이것이 바로 자가면역질환이 생기는 기전인데, 이와 반대로 면역 시스템의 기능이 매우 저하되어 있을 경우에는 암세포들이 생겨나도 이를 제거하지 못하고 그들에게 마구 성장할 수 있는 기회를 제공하게 된다. 그러므로 면역 시스템은 그 기능 면에서 적당한 균형을 유지하는 것이 건강한 몸을 가꾸는 데 있어 매우 중요한 부분을 차지한다는 점을 깨달을 필요가 있다.

미주신경은 면역 시스템의 이런 기능을 제대로 유지할 수 있도록 도와주는 작용을 한다. 그래서 지금부터는 미주신경이 면역 시스템의 작용과 어떻게 연결되어 있는지 알아보기로 한다.

우리 몸속의 면역세포들을 점검하는 작업은 미주신경을 통해 진행된다. 미주신경이 적절하게 기능하고 있는 상태에서는 이른바 콜린성 항염증 경로(cholinergic anti-inflammatory pathway)가 정상적으로 작동한다. 이 경로가 활성화되어 있으면 면역 시스템이 필요한 만큼만 기능하고 너무 지나치게 활동하지 않도록 견제를 받는다. 흉선, 비장, 그리고 장관 같은 주요 면역 장기들에 미주신경이 많이 분포하고 있기 때문에 이 경로는 언제나 활성화될 준비를 갖추고 있다.

여러분이 우리 몸에 이런 경로가 있다는 사실을 알기 이전에도 흉선, 비장, 위장관 주변 림프조직 등이 면역 시스템을 구성하는 주된 조직이란 사실은 이미 알고 있었을 것이다. 흉선은 가장 중요한 림프구 면역 장기다. 면역세포 중에 T세포를 훈련시키는 곳이기도 하다. 이들이 흉선에서 훈련을 받고 성숙하면 침입자들을 찾아내서 면역 반응을 일으키는 작용을 효율적으로 하게 된다.

미주신경은 흉선과 자신의 신경 가지를 통해 연결돼 있다. 그 결과 미주신경이 T림프세포를 활성화시키는 일을 하지만, 교감신경도 역시 흉선으로 가지를 뻗고 있기 때문에 교감신경 역시 미주신경과는 반대로 T림프세포와 그들의 작용을 억제시키는 일을 한다. 보통 흉선은 사춘기가 될 때까지는 활발하게 기능하다가 그 이후 점차 기능이 저하되고 실질적 크기도 위축되며 퇴화한다. 이 과정을 "흉선의 퇴화"라고 부르는데, 최근 밝혀진 연구에서는 현대인들의 스트레스가 많은 생활 스타일과 교감신경의 과도하고 잦은 흥분으로 말미암아 흉선이 이른 나이에 조기 퇴행하고 있다는 사실이 발표되었다. 나는 이것이 오늘날 자가면역질환과 세균, 바이러스, 기타 침입자들에 의한 만성 감염성 질환의 발생이 증가하는 것과 무관하지 않다고 생각한다.

어린 시절에는 면역 시스템이 세균, 바이러스, 기타 침입자들로부터 몸을 보호하기 위한 차원에서 면역세포들을 훈련시키고 성장시키는 일을 많이 하게 된다. 이 과정은 매우 역동적인 과정으로 수년에 걸쳐 외부에서 들어오는 침입자들을 상대하며 그에 대비하는 과정을 통해 자신의 목적을 달성하게 되는 것이다. 이와 같은 흉선의 면역 활동 자극은 부교감신경 섬유들에 의해 일어나는데, 그렇게 되면 흉선의 크기가 커진다. 그러나 이런 경우는 흔한 일이 아니다. 대부분의 경우에는 흉선이 비활성화되고 또는 이를 억제시키는 교감신경의 자극이 더 우세하여 흉선이 크게 자라지 못하고 도리어 조기에 위축, 퇴행하는 과정을 겪게 된다.

흉선이 제 기능을 잘 수행하고 있는 한 몸은 성장하면서 보호를 잘 받는다. 흉선은 면역세포, 특히 T림프구들을 잘 훈련시키는 경찰 학교 또는 훈련소와 같은 역할을 한다. 그래서 이 시설이 제 기능을 잘해준다면 유능한 경찰들(T림프구들)이 많이 배출되어 외부 침입자들로부터 우리 몸을 잘 지킬 수 있다. 반면 이 학교가 충분히 지원을 받지 못해 제 기능을 하지 못할 경우에는 그곳에서 배출된 T림프구들도 제 기능을 하지 못해 몸의 방어력이 약해져 감염증, 염증성 질환, 암 질환 등에 자주 걸리게 된다.

이는 또한 우리가 나이를 먹어가면서 왜 자주 감염병에 쉽게 걸리는지, 그리고 스트레스가 심한 환경을 겪고 나면 왜 자가면역질환에 잘 걸리는지 그 이유를 설명해 준다.

자가면역질환에서는 면역세포들이 자신(self)과 외부 침입자(non-self)를 구분하는 일을 효과적으로 하지 못한다. 세월이 흐를수록 사람은 누구나 스트레스가 많은 생활에 노출되고 그로 인한 영향이 몸에 누적되는 상태를 맞이하게 되는데 이런 이유로 나이가 들수록 자가면역질환이 발생할 가능성은 점점 가파르게 증가한다고 말할 수 있다. 특히 흉선이 퇴화된 상태에서는 더욱 그러하다. 대표적인 자가면역질환으로는 하시모토 갑상선염, 크론병, 궤양성 대장염, 류마티스 관절염, 강직성 척추염, 루푸스 등이 있다.[13]

◇◇◇◇◇◇◇◇◇◇◇◇◇◇◇◇◇◇◇◇◇◇◇◇◇◇◇◇◇◇

13) 자가면역질환에 대해서는 본인의 다른 저서인 『**자가면역질환 다스리기(2019, 이모션북스)**』란 책에 좀 더 자세한 내용이 적혀 있다.

흉선이 제 기능을 잘 발휘하는 어린 시절에는 백신 접종이 매우 효과적인 전략이 될 수 있다. 그러나 흉선 기능이 저하된 성인들에서 백신 접종은 그 효과가 매우 미약하다. 이런 차이를 인지하지 못하고 성인들에게 감염증을 예방하기 위해 백신 접종을 강조하는 것은 면역 시스템의 기본을 이해하지 못하고 있음을 반증하는 안타까운 소견이라 생각된다. 그래서 나는 흉선이 퇴화된 성인들에서는 '몸속 대청소'를 함으로써 자신의 방어벽(선천적 내재 면역)을 공고히 쌓는 것만이 면역력을 증대시키고 감염병을 예방하는 가장 확실한 방법이라 많은 사람들에게 강조하고 있다.

다음으로 면역 시스템 중에서 점검할 필요가 있는 장기가 비장(spleen)이다. 비장은 혈액을 여과시키면서 적혈구는 물론 백혈구도 체크하는 일을 한다. 그래서 능력이 있고 활발한 세포들만 혈액과 면역 조직에 남아있게 하고 병들고 손상된 세포들은 분해시켜 몸에서 제거하는 일을 맡고 있다. 그러므로 당연히 수명이 다된 면역세포들을 걸러서 처리하는 일을 비장이 맡아서 하고 있다.

내가 성인인 경우 면역력을 증대시키는 가장 좋은 방법으로 앞서 '몸속 대청소'를 정기적으로 실시하는 것이라고 말한 이유도 이 때문이다. 여러분이 '몸속 대청소'를 통해 비장이 제 기능을 잘 수행할 수 있도록 도와주면 면역 시스템이 침입자들을 잘 걸러내고 우리 몸을 보호해주는 작용을 효과적으로 하도록 만들 수 있다. 그리고 과도하게 흥분하여 자신의 세포들을 해치는 일을 하지 않도록 견제하는 일도 잘 할 수 있게 도와줄 수 있다. 이 때 미주신경은 중추신경계와 말초의 비장 조직을 연결하는 역할을 하기 때문에 이 과정에서 어느 세포들이 걸러져야 할지를 결정하는데 매우 중요하고 유익한 정보들을 전달해주는 역할을 하게 된다.

흉선이나 다른 면역 조직에서도 그러하듯 비장에 있어서도 미주신경에 의한 부교감신경의 활동이 그 기능을 활성화시켜준다. 반면에 교감신경의 자극은 비장의 활동성을 저하시키는 작용을 한다. 그래서 만성적인 스트레스나 교감신경의 흥분은 비장의 활동성을 점차적으로 약화시켜 기능이 저하된 손상 적혈구와 백혈구들을 충분히 걸러내는 작업을 할 수 없게 방해한다. 그렇게 되면 제 기능을 하지 못하는 무능한 백혈구들이 살아남아 혈액을 타고 돌면서 자신과 침입자를 구분하지 못해 아무에게나 손상을 입히는 질환을 일으킬 수 있다. (예: 자가면역질환의 발생) 이런 일이 발생하면 그 주변으로 면역세포들이 염증성 사이토카인들을 방출하여 더 많은 면역세포들을 불러 모아 몸 속에 염증 반응이 증가된 상태를 만들게 된다. 이런 경우 몸에서 일어나는 염증 정보가 미주신경의 구심성 섬유들을 타고 뇌로 보고되는데 최근 연구에서는 미주신경이 사이토카인들이 친염증성인지 아니면 항염증성인지 구분할 수 있는 능력까지도 갖추고 있다는 사실이 밝혀져 있는 상태다.

마지막으로 우리 몸에서 면역 기관으로 중요한 역할을 하는 장관벽의 상태를 언급하지 않을 수 없다. 장관벽은 대부분의 침입자들이 몸 속으로 침투하는 경로의 길목에 해당된다. 그래서 우리 몸의 약 70-80%에 해당되는 면역 조직이 장관 주변에 위치한다. 이들은 위장관 전체에 걸쳐 작은 덩어리 형태로 퍼져 있는데 이를 '위장관 주변 림프조직(GALT; gut-associated lymphoid tissue)'이라 부른다. 미주신경은 장 속에 광범위하게 분포하고 있기 때문에 위장관의 운동 조절은 물론 그 안에서 일어나는 이와 같은 면역 조직들의 상태 변화 등을 감지하고 조절하는 역할까지도 동시에 수행할 수 있다. 그래서 흔히들 미주신경이 장과 뇌를 연결하며 염증과 면역반응을 조절하는 역할을 맡고 있다고 말하면서 이를 종합적으로 뇌-장 축 또는 연결성(brain-gut axis or connection)이라 하고 장을 제2의 뇌(second brain)라 부르고 있는 것이다. 이 기능에 대해서는 나중에 좀 더 자세히 논하기로 한다.

면역 시스템에 대한 고찰

면역 시스템은 우리 '몸속 환경'을 독립적으로 보호해 주는 방어 시스템이다. 몸 안에 들어와서는 안될 각종 미생물들과 독소들로부터 우리 몸을 지켜주는 작용을 한다. 이 시스템을 구성하는 요소들 중에 가장 중요한 것은 백혈구 세포들이다. 이들은 몸속을 돌아다니면서 침입자들이 존재하는지 여부를 찾아내는 작용을 한다. 이들은 혈액이나 체액에서 침입자들을 발견하여 이를 몸 전체에 알리는 작용을 하는 것과 이런 신호를 받고 몰려와서 침입자들을 직접 물리치는 작용을 하는 것들로 크게 구분해 볼 수 있다. 그래서 백혈구의 종류에는 여러가지가 있다. 이를 크게 과립성 백혈구(granuloid WBC)와 림프성 백혈구(lymphoid WBC)로 구분하는데, 과립성 백혈구는 주로 선천적 내재면역(innate immunity)을 담당하고 림프성 백혈구는 후천적 적응면역(acquired immunity)을 담당한다. 과립성 백혈구에 속하는 것으로는 수지상 세포, 단핵구, 마크로파지, 호중구, 호산구, 호염구, 비만세포(mast cell)가 있고 림프성 백혈구에는 림프구(T세포, B세포), 자연살상세포(NK cell)가 있다.

먼저 과립성 백혈구들은 선천적 내재면역을 담당하기 때문에 이물질을 인식하고 대부분 식충작용(phagocytosis)을 하는 능력을 가지고 있다. 식충작용이란 말 그대로 컴퓨터 게임의 팩맨처럼 다른 것을 집어삼키는 작용을 말한다. 그래서 몸 안의 죽은 세포나 병든 세포 또는 침입한 세균들, 위험한 이종 단백질 등을 잡아먹은 뒤 자신의 세포 속에 존재하는 여러 과립 속의 화학물질들을 이용하여 이를 분해시키고 그 찌꺼기들을 림프액이나 혈액을 통해 내보내는 작용을 하게 된다.

비만세포(mast cell)은 식충작용 이외에 히스타민을 담은 입자들을 세포 속에 많이 함유하고 있어서, 침입자들에 대해 알레르기 반응 또는 아나필락시스 반응을 일으켜 몸을 보호하는 작용을 한다. 그러나 이때 너무 심한 과민 반응을 일으켜 자칫 숙주를 위험한 상태로 빠뜨릴 수도 있다. 비만세포는 만성 알레르기 질환 또는 이와 유사한 질환을 가진 사람에 특히 많이 존재한다. 그러므로 이런 반응이 잘 일어나는 사람들은 비만세포를 상대적으로 많이 가지고 있는 것이 아닌가 추정해 볼 수 있다. 또한 자가면역질환의 증상을 가지고 있는 사람들도 이 세포의 비율이 높은 경향을 보인다. 그리고 이 세포는 장과 뇌 속 양쪽 모두에 존재하는 유일한 면역세포이기도 하다. 뇌 속에서 비만세포들이 활성화되면 뇌 신경세포들이 통증에 매우 예민해지고 그 결과 뇌 조직에 염증 반응을 일으킬 수 있다.

마찬가지로 장 속의 비만 세포들이 자극을 받아 활성화되면 장관벽 속에 있는 신경들이 예민해져서 그 주변의 신경들이 통증을 잘 느끼고 염증 반응을 일으키게 된다. 그래서 장의 정상적인 연동운동을 방해하는 효과를 일으킬 수 있다.

앞서 말했듯이 미주신경은 장운동을 조절하는 주요 결정 요인이기 때문에 비만세포들이 과잉으로 활동하는 것이 바로 미주신경 기능저하를 유발시키는 한 축이 된다는 점을 꼭 기억해 두길 바란다.

호염구(basophils)도 면역 반응이 일어나는 동안에 염증 반응에 관여한다. 비만세포처럼 아나필락시스, 기관지 천식, 아토피성 피부염, 두드러기 발진 등과 같은 알레르기 반응이 일어나는 상황에 참여한다. 특히 호염구는 기생충 감염과 알레르기 반응 때 많이 증가하고 그것에 참여하는 경향을 보여준다. 이 두 가지 상황은 모두 피부나 점막을 통해 침입자가 몸 안으로 들어오는 흔한 상황에 속한다.

호산구(eosinophils)도 기생충과 감염증이 있을 때 자주 등장하는 백혈구로 호염구처럼 알레르기 반응이나 기관지 천식 반응 과정에 관여한다. 기생충이나 세균들에 의해 저강도의 만성 감염증이 진행될 때에는 이들의 자극으로 호산구가 과다하게 증가하여 면역 반응에 참여하기 때문에 알레르기 반응과 기관지 천식 반응 같은 것이 잘 유발된다. 이런 반응은 장점막 또는 피부를 통해 침입자들이 몸속으로 들어가 면역 시스템을 자극하기 때문에 생기는 현상으로, 우리의 건강에 상당한 영향을 미치는 요인으로 오래전부터 잘 알려져 있다.

호중구(neutrophil)는 과립성 면역세포의 가장 대표적인 행동 대원으로 조직 속의 침입자를 상대하여 그들을 소멸시키는 작업을 한다. 그래서 조직 속에 호중구가 많이 침투하면 염증 반응이 심하게 일어나고 있음을 의미한다. 이물질을 잡아먹은 호중구가 죽으면 NET(neutrophil extracellular trap)을 남기는데, 이를 다시 마크로파지가 집어삼켜 조직 속의 염증 물질들을 청소하는 작업을 한다. 마크로파지(대식세포)는 필요에 의해 단세포로부터 생성된다.

자연살상세포(NK cells)는 림프구이면서 선천적 내재면역의 일원으로 바이러스와 싸우거나 종양의 성장 과정에 관여하는 면역세포라 할 수 있다. 이 세포는 인간 본연의 세포와 침입자들을 구분하는 기구를 가지고 있지 않다. 그래서 이름 그대로 아무나 마구 죽이는 작용을 한다. 그래서 만약 이 세포들이 기능저하 상태가 되면 몸 안에서 종양 세포들을 확인하고 이들을 제거하는 능력이 크게 감퇴되기 때문에 종양의 성장 및 전이를 방치하는 결과를 낳을 수 있다.

과립성 면역세포들로 침입자 또는 이물질을 해결할 수 없는 경우에는 후천적으로 등장하는 림프성 백혈구들의 도움을 청하게 된다. 림프성 백혈구에는 세포 면역을 담당하는 T림프구와 항체 면역을 담당하는 B림프구가 있다.

T림프구는 직접 세포 독성을 발휘하는 것도 있지만 B림프구를 자극하여 그들로 하여금 항체를 생산하게 만드는 것도 있고, 전체적으로 림프구의 활성을 조절하는 T조절세포도 있다. B림프구는 T림프구의 도움을 받아 항체를 생산하는데, 항체는 다른 말로 면역글로불린이라 불린다. 현재까지 알려진 항체에는 5가지 종류가 있다. IgA, IgD, IgE, IgG, IgM. 이들 항체들은 각기 다른 기능을 수행하며 백혈구들이 이들을 생산해 내는 속도에 있어서도 조금씩 차이가 있다. 이 중에서 IgG가 가장 흔한 항체로 성숙한 면역세포들의 표면에 제일 많이 존재한다. 그 기능은 우리 몸속에 존재해서는 안 될 세포들이나 이종 단백질들을 찾아내서 이들을 없애기 위한 염증 및 면역 반응을 유발시키는 것이다.

IgA는 두 번째로 많은 항체 센서로 그중의 한 아형이라 할 수 있는 분비형 IgA(secretory IgA)는 침, 소화기관의 분비액, 유즙 등과 같은 체액 속에 존재하여 최일선에서 침입자들과 맞서 대응하는 역할을 수행한다. 특히 구강과 소화기관 내에서 일차적으로 침입자들을 상대하기 때문에 그 역할이 매우 중요하다. 만약 이런 분비액 속에서 IgA 레벨이 높은 경우라면 세균, 바이러스, 기생충, 곰팡이 등의 감염이 있을 가능성을 강력히 의심케 하는 소견으로 받아들일 수 있다. 반대로 IgA 레벨이 낮을 경우에는 같은 침입자들로 인한 만성 염증 반응으로 면역 시스템이 많이 지친 상태가 되어 그 생산량과 활성이 저하되어 있는 상태로 해석해 볼 수 있다.

다시 말해 면역 시스템의 기능이 전반적으로 저하되어 있는 상태라서 그 레벨이 낮은 것으로 생각되는 것이다. 그래서 우리는 그 사람의 분비형 IgA(secretory IgA) 레벨을 측정함으로써 그 사람의 현재 면역 시스템의 기능 상태를 간접적으로 파악해 볼 수 있다.

나머지 항체들인 IgM, IgE, IgD는 세포 표면에 등장하는 경우가 훨씬 적다. 그러나 이들의 기능도 역시 IgG처럼 백혈구의 작용을 돕는 역할을 한다는 사실을 알고 있으면 된다.

14. 장 속의 염증을 조절하는 기능

미주신경이 몸에서 면역 기능과 관련되어 하는 작용 중에 가장 중요한 것을 거론하자면 콜린성 항염증 작용 또는 경로(cholinergic anti-inflammatory pathway)라고 할 수 있다. 미주신경은 이 작용 경로를 통해 몸 전체에 흩어져 있는 면역세포들에 신호를 보낸다. 특히 장으로 강한 신호를 보낸다. 그래서 이 신호가 전달되면 면역세포들의 활성화는 진정되고 염증 반응이 많이 억제된다. 이때 미주신경이 사용하는 신경전달물질은 아세틸콜린(Ach)이다.

장 속에 세균, 바이러스, 기생충과 같은 침입자들이 존재하거나 또는 그람음성세균들이 방출하는 독소인 LPS(lipopolysaccharides) 레벨이 증가하면 이 신호가 구심성 미주신경 섬유를 타고 뇌로 전달된다. 뇌에서는 이런 신호에 반응하여 "싸울 것인가 아니면 도망갈 것인가" 반응을 담당하는 교감신경의 신호들이 활성화되어 면역세포들로 하여금 침입자를 정확하게 상대할 수 있게 자극한다. 그 과정을 자세히 보면 먼저 면역세포들이 장 속에 비정상적인 침입자들이 있음을 발견한 경우 장 주변 림프조직인 GALT(Gut-associated Lymphoid Tissue)에 신호를 보낸다. 그리고 비장과 흉선으로도 신호를 보내 면역세포들을 활성화시킨다. 이 결과 교감신경이 자극받아 몸속의 스트레스 반응이 활성화된다. 교감신경은 노어에피네프린(NE)이란 신경전달물질을 방출하는데 노어에피네프린이 면역세포들을 활성화시켜서 이들이 침입자들과 각종 독소들에 적극적으로 대응하도록 독려하는 역할을 한다. 그러므로 이런 교감신경 시스템의 작용은 우리 몸을 방어하는 데 있어서 매우 중요한 기능이라 하지 않을 수 없다. 그렇지만 모든 시스템이 그렇듯 그 속에 브레이크 장치가 없으면 그 반응이 최적의 범위를 벗어나 도리어 몸에 해를 끼치는 상황으로 번질 수 있다. 그러므로 이와 같은 상황에서 브레이크 장치 역할을 하는 것이 바로 부교감신경이라 할 수 있다.

장 속에서 교감신경의 활동을 제어하는 부교감신경의 작용은 거의 대부분이 미주신경에 의해 중계된다. 이때 미주신경은 염증과 면역 반응이 너무 지나치게 진행되지 않도록 견제하는 역할을 한다. 미주신경과 그 가지 속의 부교감신경 섬유들은 교감신경의 자극과 그것의 신경전달물질인 노어에피네프린(NE)의 친염증성 반응에 상대하기 위해 장과 몸 전체에서 아세틸콜린(Ach)이란 물질의 분비를 증가시킨다. 그래서 이 두 가지 자율신경 시스템의 작용이 엎치락뒤치락하면서 잘 유지되면 몸이 완벽한 균형 상태를 유지할 수 있게 된다. 다시 말해 필요할 때 면역 시스템이 제대로 작동하고, 불필요할 경우 그 작동이 멈추게 되면 이상적인 상태가 조성된다고 말할 수 있다. 그러므로 우리는 항상 어느 한 기능을 볼 때 그것만 보려 하지 말고 그것을 견제하는 장치가 얼마나 잘 작동하고 있는지도 함께 고려해서 볼 줄 아는 넓고 깊은 안목을 가져야 한다.

아세틸콜린(Ach)이란 신경전달물질은 스트레스와 염증 그리고 면역 시스템의 활동성에 반응하여 미주신경의 신경섬유 말단에서 분비되는 물질이다. 이것의 분비는 특히 장벽 속에 존재하는 장내신경 시스템(enteric nervous system)에 의해 크게 증폭되어 효율적으로 배분된다. 그래서 장벽 속에 존재하는 장내신경 시스템을 제2의 뇌(the second brain)라 부르게 되는 것이다. 일부 전문가들은 장내신경 시스템이 머리 속의 뇌신경 시스템보다 건강에 있어 더 중요한 역할을 한다고 주장한다. 그 이유는 이 시스템이 장관 속에 서식하는 수많은 미생물(장내미생물총)들과 서로 소통하는 최일선에 있기 때문이다.

거의 모든 백혈구 세포 표면에 존재하는 수용체인 알파-7-니코티닉 아세틸콜린 수용체(α7nAChR; alpha-7-nicotinic acetylcholine receptor)의 작용으로 인해 아세틸콜린이 면역세포들에 영향을 주는 과정이 수월하게 진행된다. 이 수용체는 면역세포들이 필요하지 않은 시기에 활성화되어 면역 반응에 참여하는 것을 줄여주는 작용을 한다. 그래서 일반적으로 아세틸콜린이 분비되면 면역 반응의 속도가 늦춰지는 것으로 이해하고 있으면 된다(그림 15, 16).

좀 더 자세한 내용은 그림 16 속 설명을 참고하길 바란다. 아무튼 장 속에서 염증 반응을 조절하기 위해서는 항상 교감신경과 부교감신경 사이의 균형과 상호 견제가 중요한 역할을 한다는 점을 잊지 말고 있길 바란다.

콜린성 항염증 네트워크

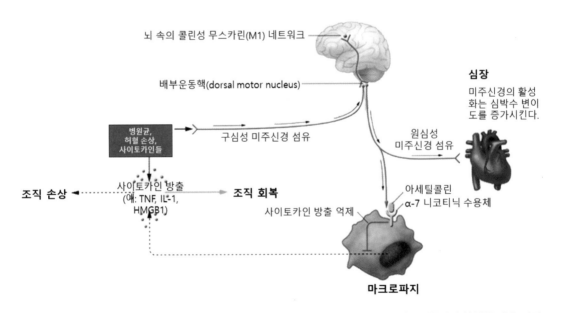

▶ 그림 15. 콜린성 항염증 반응 과정

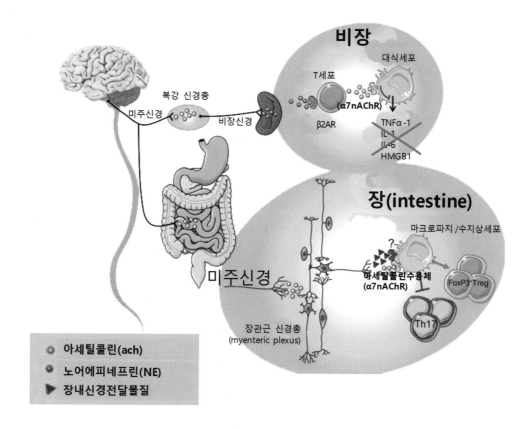

비장

대식세포

T세포

(α7nAChR)

β2AR

TNFα -1
IL-1
IL-6
HMGB1

복강 신경총

미주신경

비장신경

장(intestine)

마크로파지 /수지상세포

?

아세틸콜린수용체
(α7nAChR)

FoxP3 Treg

Th17

미주신경

장관근 신경총
(myenteric plexus)

- 아세틸콜린(ach)
- 노어에피네프린(NE)
▶ 장내신경전달물질

▶ 그림 16. 비장과 장벽에서의 콜린성 항염증경로(cholinergic anti-inflammatory pathway)

(A) 전신으로 염증이 발생한 경우 중추신경계는 미주신경의 구심성 섬유들과 뇌실 주변의 감각 담당 조직들에 의해 활성화된다. 그래서 감각 정보들을 통합한 후에 미주신경의 원심성 섬유를 통해 결정 사항을 내려보낸다. 이 정보들은 복강 속의 복강신경절(coeliac ganglion) 중 상장간막신경절(superior mesenteric ganglion)로 내려가서 비장에서의 면역 반응을 조절하는 데 관여한다. 비장 속의 아드레날린성 뉴런이 활성화되면 노어에피네프린이 방출되고 이는 일부 T세포 그룹을 통해 아세틸콜린의 방출을 일으킨다. 여기서 방출된 아세틸콜린은 사이토카인을 생산하는 대식세포(macrophage)들의 표면에 발현된 α7nAChR이란 수용체와 결합하여 TNF, IL-1, IL-18, HMGB1 등과 같은 친염증성 사이토카인들의 방출을 감소시키는 작용을 한다.

(B) 한편, 장 속에서 염증이 발생하면 미주신경의 구심성 섬유들에 의해 활성화된 중추신경계에서 이를 감지하고 다시 미주신경 원심성 섬유를 통해 그것과 직접 연결된 장내신경 시스템(ENS; enteric nervous system)의 장간막 신경섬유들(mesenteric neurons)을 자극한다. 그러면 장내신경 시스템의 자극으로 아세틸콜린 및 기타 면역 조절작용을 하는 신경전달물질들이 방출되어 장내 염증을 조절하고 장내 면역 균형을 회복시키는 작업을 돕는다.

미주신경의 항염증 기능

반도체에 전류가 흘러 정보가 전달되듯이 신경세포(뉴우런)에서는 신경전달물질이라는 것이 분비되어 신경세포들 사이에 신호를 연결시킨다. 한 신경세포의 말단 축삭돌기(axon)에서 분비된 신경전달물질이 다른 연결 신경세포의 수상돌기(dendrite)에 있는 수용체에 결합하면 신호가 그 신경세포로 전달되는 것이다. 그리고 이렇게 신경세포 간 신호전달이 이루어지는 작은 연결 부위 공간을 시냅스(synapse)라 부른다. 미주신경에서 신경전달물질 역할을 하는 것은 아세틸콜린(Ach; acetylcholine)이란 물질인데 이것이 항염증 작용을 하는 신경전달물질로도 잘 알려져 있다.

이런 이유로 미주신경의 기능 중에는 염증과 관련된 시스템을 관리하는 기능이 매우 중요한 부분을 차지하게 된다. 그래서 미주신경 자체가 우리 몸의 주요 염증 조절 및 관리 시스템의 한 축을 형성하기 때문에 건강과 질병의 연결 고리에서도 매우 중요한 위치를 점하게 됨을 여기서 분명히 알 수 있다.

본래 염증은 세균이나 바이러스, 또는 외상, 기타 몸 안으로 들어와서는 안 될 침입자들이 몸속으로 들어왔을 때 그것들로부터 몸을 보호하고 그들을 물리치는 것을 목적으로 우리 몸에 내재된 보호장치라 할 수 있다. 그런데 만약 이것이 어느 일정 수준에서 조절되지 못하고 지나치게 항진되는 것을 적절히 억제하지 못할 경우에는 도리어 몸속의 정상적인 조직이나 장기에 피해를 줄 수 있다. 그래서 염증이 '양날의 칼'과 같은 성향을 지니고 있다고들 말하게 되는 것이다. 그러므로 몸속에서는 항상 이런 염증 반응을 적절히 조절함으로써 몸 안으로 들어온 침입자를 제거하고 '몸속 환경'을 깨끗하게 잘 정화시키는 목적을 달성해야 한다.

그러나 몸에서 염증 반응이 일어나서 그것이 일정 범위 내로 조절되지 않고 계속 진행되는 경우가 종종 일어날 때가 있다. 그렇게 되면 몸속에서는 다음과 같은 각종 만성 염증성 질환들이 몸속 어느 곳에서나 발생하게 된다.

- 감염질환(세균, 바이러스, 곰팡이, 기생충 등)
- 관절염
- 천식, 비염
- 알레르기
- 당뇨
- 크론씨병
- 궤양성 대장염
- 고혈압

- 심혈관질환
- 자가면역질환
- 피부염
- 치매
- 암
- 불안, 우울증
- 병명 끝에 OO염이란 이름이 붙은 여러 질환들

　이런 염증성 질환에 의해 침범되는 장기들은 대부분 미주신경과 연결된 것들이다. 그래서 이런 조직이나 장기들에 연결되어 있는 미주신경이 충분히 항염증 효과를 발휘하지 못할 경우에 이와 같은 염증성 질환들이 해당 장기들에 만성적으로 우세하게 유지되어 고착화되기 때문에 그런 질환들이 생기게 된다고 말할 수 있다. 그러므로 만약 이런 상황에서 미주신경이 항염증 기능을 충분히 발휘할 수 있도록 도와준다면 몸에서 염증이 진정되고 사라지는 데 큰 도움을 줄 수 있을 것이다.

　염증과 미주신경의 기능과의 관계는 '닭이 먼저냐 달걀이 먼저냐'의 관계와 비슷하다. 그래서 나는 독자들의 이해를 돕고자 염증으로 인해 미주신경 기능이 약화된 경우를 '미주신경 중독증'이라 부르고 미주신경의 기능이 먼저 저하되어 염증이 깔끔하게 치유되지 못하고 만성화되는 경우를 '미주신경 기능저하증'으로 구분하여 설명하고자 한다.

　또한 추가로 여기서 언급해 두고 싶은 점은 이와 같은 상호연관성 때문에 미주신경의 기능저하가 발생하면 어느 한 장기나 조직에만 국한되지 않고 다른 주변의 장기나 조직들에 연결된 미주신경들의 기능에까지 영향을 주어서 다른 장기나 조직들의 염증까지 연달아 또는 동시에 발생할 가능성이 매우 높아진다는 사실이다. 그 이유는 미주신경을 통해 전달되는 신호들의 수준이 거의 비슷하기 때문에 한 장기에서 발생하는 염증 신호가 빨리 조절되지 않는다면 다른 장기를 조절하는 미주신경의 항염증 작용도 그것의 영향을 받아서 마찬가지로 손상 내지 위축될 가능성이 크기 때문이다.

15. 장내미생물들(microbiome)과 소통하는 기능

장내미생물들이 건강에 지대한 영향을 미치고 있음은 이미 잘 알려져 있는 주지의 사실이다. 이들은 우리 몸속에 서식하면서 자신의 숙주인 인체에 필요한 영양분을 제공해 주는 일은 물론이고 해로운 침입자들이 몸 안으로 들어오는 기회를 막아주는 지원군 또는 방어벽 역할도 하고 있다.

위장관 속에는 약 100조의 미생물들이 살고 있다. 이는 인간 몸을 구성하는 세포 수보다 무려 10배 정도 더 많은 수치다. 이 수많은 세균들이 발신하는 정보들이 뇌로 전달되기 위해서는 미주신경이 그 중간에서 중계 역할을 잘해주어야 한다. 그리고 여기에 일부 호르몬들도 가세하여 혈액을 통해서도 정보를 전달하는 역할을 추가로 해주어야 몸과 장내미생물 간의 소통이 원활하게 이루어진다. 이런 관계 때문에 우리는 장내미생물이 단독으로 자신들만의 생태계를 유지하는 것이 아니라 숙주인 우리 몸과 열심히 교감하고 소통하며 살아가는 공생 관계를 형성하고 있음을 먼저 인정할 줄 알아야 한다.

뇌와 몸속 각 조직을 연결하는 미주신경의 연결 상태 중에서 우리가 그것을 가장 잘 느낄 수 있는 경우가 위장관 및 장내미생물들의 변화가 일어날 때라고 할 수 있다. 심장, 폐, 간, 비장, 신장과 달리 우리는 위장관의 움직임을 느끼려고 하면 충분히 그런 변화를 느낄 수 있다. 그래서 장 속에서 무슨 일이 일어나고 있는지 여부가 다른 장기에 비해 조금은 더 잘 짐작되고 파악해 볼 가능성이 높다고 할 수 있다. 그 대표적인 예가 바로 음식에 대한 갈망 같은 것이다. 우리가 어느 때 특정 음식을 먹고 싶은 생각이 강하게 드는 경험을 하게 되는데, 이는 실제로 그 사람의 장내미생물들이 뇌로 올려보내는 신호 때문이라고 해석하는 것이 맞다. 장내미생물들이 탄수화물, 설탕, 지방질 같은 특정 영양분을 원하기 때문에 그 신호가 뇌로 보내져서 특정 음식에 대한 식탐 또는 갈망 현상이 나타나게 된다는 설명이다. 그리고 이처럼 특정 음식에 대한 갈망이 장내미생물들이 원하는 특정 음식에 대한 욕구와 연관되어 있다는 사실을 깨닫게 되면, 그 정보들이 미주신경과 일부 혈액의 흐름을 통해 전달되고 중계된다는 사실도 자연스레 믿을 수 있게 된다. 그래서 이런 바탕 하에 거꾸로 장내미생물들에게 유익한 음식들만 골라 먹음으로써 자신의 건강을 개선할 수 있는 길도 발견할 수 있게 된다.

예를 들어 장내세균 중에 비피도박테리움(Bifidobacterium)은 매우 유익한 균으로 뷰티레이트(butyrate)란 단사슬 지방산을 생산하는 능력을 가지고 있다. 이들이 생산한 뷰티레이트는 주변 장점막세포로 가서 그들에게 영양분을 제공하고 그들의 상처가 치유될 수 있도록 도와주는 작용을 한다. 그리고 남는 것은 뇌로 가서 기분을 편안하게 만들어주고 염증을 가라앉히고 뇌 성장을 도와주는 호르몬을 생산하는데 기여하기도 한다. 또한 락토바실러스(Lactobacillus)균은 뇌 속의 오피오이드와 카나비노이드 수용체들을 조율하는 작용을 하기 때문에 짧은 순간 모르핀 주사를 맞은 것과 같은 효과를 안겨준다. 특히 자극성 장증후군(IBS) 환자들에서 일부 락토균들이 달리기를 하면 얻는 쾌감처럼 짧은 순간이나마 진통 및 편안함을 느끼게 하여 주기 때문에 이런 락토균들이 선호하는 음식을 자꾸 섭취하고자 하는 갈망 증상을 보이게 되는 것이다. 이처럼 우리는 유익한 장내세균들을 공급하고 이들이 선호하는 음식을 먹는 것이야말로 건강에 매우 중요한 역할을 하는 습관임을 여기서 다시 한번 배울 수 있다. 그리고 지금까지 여러분이 알고 있는 것과 달리 음식에 대한 갈망이 자신의 마음속에 있는 것이 아니라 자신의 장 속에 있는 세균들의 요구에 의해 일어나는 현상이란 사실도 깨달을 수 있게 되었다.

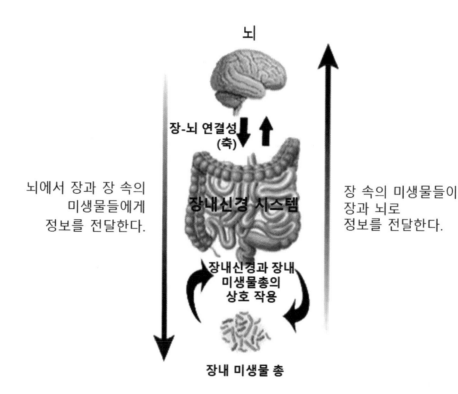

▶ 그림 17. 장내미생물-장-뇌 연결성 (intestinal microbiome-gut-brain connection) 여기에는 '장-뇌 연결성(Gut-Brain Connection)과 '장-미생물총 상호작용(Gut-Microbiota Interplay) 의 두 가지 개념이 모두 포함된다.

16. 뇌신경을 보호하는 기능

최근 연구에서 장내미생물총의 존재가 중추신경계와 장관 속 신경 시스템(ENS)의 발달과 성장에 필수적인 역할을 한다고 밝히고 있다. 앞서 언급했듯이 이는 미주신경이 뇌와 장 속의 미생물들 간의 정보 소통을 연결해 주는 역할을 하기 때문에 가능한 일이다. 이 소통 통로가 원활해야만 BDNF(brain-derived neurotrophic factor)라고 하는 뇌 성장을 위한 단백질 물질의 생산이 활성화된다. BDNF가 많이 생산되면 뇌 속의 신경섬유들의 연결성이 좋아지고 무엇보다도 특히 기억력이 개선된다. 이 말은 장내세균들과 기능이 좋은 미주신경이 없다고 하면 새로운 기억들과 새로운 신경들의 연결이 형성되기 힘들다는 의미를 내포하고 있는 것이다. 또한 이런 사실을 토대로 역으로 추론해 보면 더 좋은 기억력과 학습 능력을 갖추기 위해서는 장내세균들의 상태는 물론 미주신경의 기능도 최적의 상태로 유지하는 것이 매우 중요한 필수 요소라는 점을 깨닫게 해준다.

태생기 시절 우리 몸에서는 외부 위협으로부터 개체를 보호하기 위한 장벽을 만든다. 장-혈액 방어벽(gut-blood barrier)도 그중 하나라 할 수 있다. 이것은 장 속의 세균들이 좋은 것이든 나쁜 것이든 몸 안의 혈액 속으로 들어오지 못하게 막는 역할을 한다. 마찬가지로 같은 기원의 세포들이 뇌에서는 혈액-뇌 방어벽(blood-brain barrier)을 만든다. 그래서 우리는 장 속의 방어벽을 망가뜨리는 염증이 발생하면 그것이 곧바로 뇌를 보호하는 방어벽도 망가뜨릴 수 있다는 사실을 쉽게 유추해 낼 수 있다(그림 18).

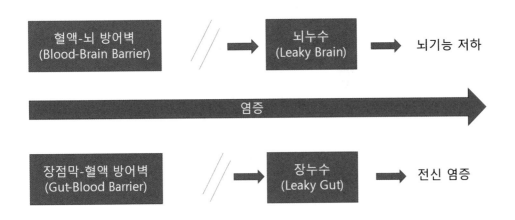

▶ 그림 18. 인체 방어벽의 손상으로 염증이 발생하는 과정

만약 여러분이 어느 방에 들어갔는데 왜 그 방에 들어왔는지 이유를 찾지 못하는 경험을 하였거나, 또는 무슨 말을 하고 싶은데 그것을 표현할 적당한 단어를 찾지 못해서 당황하는 등의 경험을 해 본 적이 있다면, 이는 여러분의 기억력에 문제가 있는 것이고 그것은 곧 여러분의 뇌 속에 일말의 염증 문제가 자리 잡고 있음을 강력히 시사하는 소견이라 할 수 있다. 이와 같은 건망증 또는 뇌 기억력의 일시적 장애 현상은 혈액-뇌 방어벽(blood-brain barrier)의 파괴로 인해 염증 물질이 뇌 속으로 들어가 뇌신경세포의 기능을 방해하였기 때문에 생기는 것이다. 다시 말해 여러분의 뇌 기능이 저하되고 기억력이 명료하지 않은 상태(일명 brain fog)가 발생하게 되면 이는 여러분의 뇌를 감싸고 있는 방어벽이 무너진 상태라서 그곳을 통해 염증 물질이 뇌 속으로 들어왔기 때문에 그렇게 된 것이라 해석해 볼 수 있다. 그러므로 문제의 원인(예: 뇌 염증)을 단순히 뇌에서만 찾으려 하지 말고 이상과 같이 몸 전체 특히 장 속에서부터 그 원인을 찾으려는 시도를 해볼 필요가 있다.

이처럼 미주신경은 단순히 생리적 생화학적 기능만이 아니라 그 이상의 역할을 하고 있다. 그래서 다음 장에서는 이들을 모두 종합하여 미주신경의 기능저하가 있을 때 어떤 일들이 벌어지는지 살펴보기로 한다.

제4장

미주신경 기능저하의 원인 및 증상들

지금까지 제1부에서 미주신경의 구조와 기능을 살펴보았다. 이를 통해 우리는 미주신경이 매우 넓은 부위에 분포하고 다양한 기능을 수행하기 때문에 혹시라도 미주신경이 자신의 기능을 제대로 수행하지 못하게 된다면 몸속 환경과 건강이 빠르게 나빠질 것이란 점을 쉽게 짐작해 볼 수 있게 되었다.

그래서 지금부터는 이런 미주신경이 기능저하에 빠지게 되는 원인과 그로 인해 발생하게 되는 여러 증상을 좀 더 자세히 살펴보고자 한다. 이를 위해 먼저 핸드폰과 그것을 충전시키는 케이블의 예를 통해 미주신경의 기능저하가 발생하는 경우를 쉽게 비유적으로 설명해 보고자 한다.

만약 핸드폰을 충전시킬 때 다음과 같은 3가지 문제 중 한 가지라도 발생한다면 핸드폰 배터리에 전기가 충전되지 못할 것이다.
① 케이블 코드가 전원에 적절하게 꽂히지 않은 경우
② 충전 케이블 잭이 핸드폰에 제대로 꽂히지 않은 경우
③ 충전 케이블 자체가 손상을 받아서 끊어져 있거나 피복이 벗겨져 합선이 일어나는 경우

이상의 3가지 문제는 모두 핸드폰 충전을 방해하거나 그 속도를 느리게 한다.

마찬가지로 미주신경에 있어서도 이와 비슷한 문제가 발생할 수 있다. 그렇게 되면 미주신경의 기능저하가 발생하게 되고 그 여파는 여러분의 상상을 초월할 정도가 되어 건강에 매우 나쁜 영향을 미치게 될 것이다. 그러므로 이를 예방하기 위해서는 즉각적인 조기 진단과 적절한 대응 조치가 필요하다.

만약 여러분이 이를 조기에 발견하고 그 문제를 바로잡으면 대부분의 미주신경 기능저하 문제는 쉽게 고쳐질 수 있다. 그러므로 이 책을 읽는 여러분들은 절대 실망하지 말고 희망을 갖길 바란다.

자! 그럼 지금부터 미주신경의 기능저하를 일으키는 가장 흔한 원인들에 대해 살펴보기로 한다. 그리고 그런 기능저하가 어떤 증상의 옷을 걸치고 우리 몸에서 나타나는지도 알아보기로 한다.

01. 미주신경 기능저하의 원인

미주신경의 기능이 저하되는 원인을 나는 다음과 같이 정리해 보았다.

· 기능적인 경우

미주신경의 구조는 유지되고 있으나 그것을 통한 신호전달 과정상에 문제가 있어 그 효율이 감소되는 경우

- 미주신경 기능저하증(vagus nerve dysfunction): 만성 스트레스
- 미주신경 중독증(vagus nerve toxicity): 세균 및 독소
- 미주신경의 퇴행(vagopathy)

· 물리적(해부학적) 손상이 가해진 경우

미주신경이 손상을 받아 신호 전달 과정이 완전 또는 부분적으로 끊긴 경우

- 외상을 입은 경우
- 수술 도중에 손상된 경우

먼저 기능적 원인인 경우를 살펴보면 스트레스가 가장 큰 요인이라 할 수 있다. 잘 알다시피 스트레스는 자율신경 중 교감신경을 자극하는 요인이다. 정상적이라면 교감신경이 흥분할 경우 이를 부교감신경이 억제하여 그 흥분을 가라앉히는 작용을 해줌으로써 원래의 균형 상태로 돌아가야 한다. 그러나 스트레스가 잦거나 또는 만성으로 지속될 경우에는 부교감신경이 활성화될 충분한 시간적 공간을 갖지 못하게 된다. 그래서 교감신경의 흥분으로 항진된 자율신경의 운동장이 기울어져 있게 됨으로써 부교감신경의 기능이 서서히 약화되는 과정을 밟게 되는 것이다. 그러므로 우리는 스트레스가 만병의 원인이라는 말을 여기서도 다시 한번 실감해 볼 수 있다. 많은 사람들이 스트레스가 주는 피해가 스트레스로 직접 자극을 받는 교감신경의 활동이 일으킨 피해인 줄 알고 있는데, 이는 아주 잘못된 착각이요 허상이다. 스트레스로 인해 피해를 입게 되는 것은 교감신경보다 실제로 그것에 대한 방어와 견제 기능을 담당하는 부교감신경 쪽의 위축이 더 큰 부분을 차지한다는 점을 알아야 한다.

이런 이유 때문에 나는 평소 부교감신경을 활성화시키고 지원하는 전략이 만병통치의 기술에 해당된다고 늘 주장하고 있다. 그런데도 많은 사람들이 이런 사실을 깨닫지 못하고 자신을 흥분시킨 스트레스와 교감신경 쪽의 공격 원인만 신경 쓰고 그것에 모든 책임을 돌리려 한다.

그래서 내가 부교감신경을 강화하고 그것을 지원하라고 말하면 이 말의 뜻을 이해하지 못하고 무시해 버리는 사람들을 자주 만나곤 한다. 이는 마치 어린아이가 애견과 놀다가 개가 짖는 소리에 깜짝 놀라 울음을 터트리는 상황에서, 그 아이의 부모가 개를 나무라는 상황과 같다고 이해하면 될 것이다. 이런 상황에서 아무리 개를 나무란다고 해서 우는 아이의 놀란 가슴을 진정시킬 수는 없다. 이럴 때에는 짖은 개를 나무라는 것보다 우는 아이를 껴안고 달래주는 행동을 취하는 것이 더 현명한 방법이 아닐까 생각한다. 왜냐하면 어린아이를 놀라게 한 개의 행동을 탓하는 것은 스트레스를 주고 지나가 버린 사건 발생의 원인을 탓하는 것이라서 이미 놀라서 울고 있는 아이에게는 별 도움이 되지 않기 때문이다. 이런 경우에는 놀라서 우는 아이를 껴안고 그 아이의 부교감신경을 지원해 주는 행동을 하는 것이 훨씬 효과적이라는 점을 아이의 부모들은 본능적으로 알고 있을 것이다.

이렇듯 교감과 부교감신경의 작용은 자연의 음양 법칙처럼 서로 반대되는 것 같아도 한 몸처럼 연결되어 있으면서 교대로 순환하며 올바른 균형점을 찾게끔 설계되어 있다. 따라서 어느 한쪽이 우세한 상황이 계속되면 다른 쪽의 기능은 약화되어 전체적인 균형이 무너지게 된다는 점을 잊지 말고 이럴 때일수록 문제 해결을 위해 약화된 부교감신경의 톤을 지원하는 일을 더 열심히 하려는 현명한 태도를 취해야 한다. 다시 말해 스트레스가 가해지는 상황에서 벗어나는 것이 가장 좋은 방법이긴 하지만, 그럴 수 없는 경우에는 그것을 즐기라는 격언대로 스트레스에 대처하는 다른 방법들을 선택하라는 의미다. 그래서 나는 여러분들에게 '스트레스를 즐기라'는 의미를 바로 스트레스에 대응하는 '부교감신경의 톤을 지원하라'는 의미로 이해하고 받아들일 것을 강력히 권장하는 바이다. 이 점에 대해서는 이 책의 제3부에서 좀 더 자세히 살펴보기로 한다.

또 다른 기능적인 원인으로는 미주신경이 분포되어 있는 말초 조직이나 장기에 세균, 바이러스, 진균과 같은 병원성 미생물들이 침투하여 감염증을 일으키거나 중금속, 농약 등의 독소들이 침투하여 그 기능을 저하시키는 경우를 들 수 있다. 이런 경우 해당 조직이나 장기 속에 염증이 발생하게 되고 그 염증의 여파가 주변에 분포하고 있는 미주신경의 가지까지 전달되어 해당 미주신경의 기능이 저하되는 경우라 할 수 있다. 심지어 일부 생물학적 독소들의 경우에는 미주신경의 축삭돌기(axon)를 타고 역방향으로 이동하여 뇌 보호막을 뚫고 미주신경 상부인 연수 속까지 침투할 수 있는 것으로 확인되었다. 이를 역방향 축삭돌기 이동(retrograde axonal transport)이라 부른다. 이런 일이 생기게 되면 미주신경 자체가 중추신경계로 독소가 유입되는 통로 역할을 하게 된다. 그래서 이를 앞서 언급한 만성 스트레스로 인한 미주신경 기능저하증

(vagus nerve dysfunction)과 구분하여 따로 미주신경 중독증(vagus nerve toxicity)으로 달리 구분해서 불러야 옳지 않을까 주장해 보는 것이다.[14]

　미주신경의 중독으로 그 기능이 저하되면 자연스레 교감신경이 우세해지고 부교감신경의 기능은 약화된다. 이런 현상은 단순히 만성적인 스트레스 과다 또는 외상으로 신경 손상을 입은 경우에만 일어나는 것이 아니라, 구강 속에 독소들이 넘쳐나는 경우에도 일어날 수 있다. 구강 및 치아 속에 세균이나 독소가 있는 경우 이것들이 신경을 타고 흡수되어 뇌 조직과 미주신경 및 다른 뇌신경들의 기능에 영향을 줄 수 있다. 그래서 내가 구강 및 치아의 건강 상태를 늘 강조하는 이유도 이런 이유 때문이란 점을 여러분이 꼭 기억해 주었으면 한다. 그런데도 많은 사람들이 구강 위생과 미주신경 기능저하 사이의 관련성을 잘 깨닫지 못하고 있다. 치아나 잇몸의 감염, 치근관 터널, 아말감으로 치아를 충전한 경우, 턱뼈 속에 낭종이 발생한 경우 같은 때에는 독소가 삼차신경(제5번 뇌신경), 안면신경(제7번 뇌신경), 설인신경(제9번 뇌신경) 등을 통해 몸속으로 들어가는데, 이 신경들이 지나는 위치가 미주신경과 매우 가깝기 때문에 독소가 주변의 미주신경을 함께 중독시킬 수 있다. 그래서 삼차신경과 미주신경이 같이 독소에 중독되거나 또는 미주신경만 단독으로 중독되는 일 등이 종종 생기게 되는 것이다. 그렇게 되면 뇌와 심장, 폐, 위장관과 같은 말초 장기들을 연결하는 고속도로가 막히거나 그 도로가 좁아져서 정보 소통에 있어 지체가 일어나게 된다. 그렇게 되면 뇌와 말초 장기들 간에 상호 소통이 원활하게 일어나지 못하는 상황이 발생하게 됨으로써

- 말초에서 뇌로 전달되는 감각신경의 정보들이 차단된다.
- 뇌에서 말초로 내려가는 정보들도 차단된다.
- 그리고 교감신경이 우세한 환경이 조성된다.

　그러므로 우리는 평소 '몸속 대청소'를 통해 구강 내부는 물론 전신의 독소들을 말끔히 제거해 내는 작업을 항상 열심히 해야 한다. 그렇지 않으면 미주신경을 포함하여 말초신경 주변의 조직들이 독소와 염증으로 제 기능을 다하지 못하게 되는 일들을 경험할 수밖에 없다.

◇◇◇◇◇◇◇◇◇◇◇◇◇◇◇◇◇◇◇◇◇◇◇◇◇◇◇

14)　감염이나 독소의 침범은 미주신경을 직접 손상시키기 이전에 교감신경의 자극으로 만성적으로 미주신경의 기능을 약화시키는 일을 한다!

실제 만성질환자들의 상당수에서 치아를 중심으로 인후두부와 목 주변의 신경들이 독소에 중독되어 중요한 기능을 부분적으로 잃고 있는 사례를 임상에서 쉽게 목격하곤 한다. 이와 같은 말초신경 중독증은 처음에는 눈에 확연히 나타나지 않다가 나중에 병이 깊어 가면서 미주신경 주변으로 독소가 많이 축적되면 그때 가서 여러 장기나 조직의 기능저하 증상들로 표면화되면서 우리 눈에 띄게 된다. 그래서 만성질환자들이 우울증, 혈액순환 장애 특히 모세혈관 레벨에서의 미세순환 장애, 전신 염증성 문제, 혈당 조절의 장애, 체중 증가, 피로, 식품 민감성 반응, 장 염증 및 기능 장애, 장누수 현상, 불안, 기억력 및 사고력의 장애(머리가 멍한 느낌) 등과 같은 증상들을 호소하게 되면 이것이 몸속의 독소 증가나 신체적 스트레스로 인해 미주신경의 기능이 동반 저하됨으로써 나타나게 된 증상들이라는 점을 빨리 깨닫고 그에 합당한 조치들을 적절히 취해 주어야 한다.

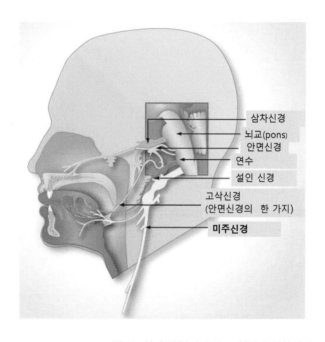

▶ 그림 19. 치아 감염이나 독소 침투가 삼차신경, 안면신경, 설인신경 및
미주신경을 동시에 중독시킬 수 있음을 보여주고 있다.

또 다른 기능적 원인으로는 경추 구조가 변형되어 미주신경이 목 부분에서 눌리거나 당겨져서, 또는 비틀어져서 그 기능이 저하되는 경우가 있다. 이런 경우는 통칭하여 경추 미주신경병증(cervical vagopathy)이라 칭하는데 가장 많은 경우가 경추의 커브 구조가 일자목 또는 더 나아가서 거북목 상태가 됨으로써 경추 1번 앞으로 지나는 미주신경의 상, 하 미주신경절(superior and inferior vagal ganglion)이 압박을 받거나 당겨져서 그 안의 신경세포들이 퇴행하게 되는 일이 발생하는 경우라 할 수 있다.

이처럼 미주신경이 구조적으로 스트레스를 받아 퇴행하는 경우에도 생물학적 독소나 중금속으로 중독되는 것처럼 신호전달 작업을 제대로 수행하지 못하게 된다. 그래서 소화기관의 기능저하는 물론 해독 능력, 면역 기능, 에너지 생산 능력 등이 함께 저하되고 쉽게 피곤함을 느끼며 어지럼증과 구역감이 잘 나타나고 청각, 시각, 후각, 미각 기능 등 다른 감각 기능들도 함께 저하되는 끔찍한 일이 발생하게 된다. 이런 이유 때문에 나는 '미주신경세포가 죽어가는 양에 비례하여 사람도 죽는다'는 생각을 가지게 되었다.

다음 원인으로는 진짜 해부학적으로 미주신경에 손상이 가해져 신경선이 끊어진 경우를 들 수 있다. 불의의 사고로 외상을 입었을 때나 수술 도중에 잘못되어 미주신경의 가지 일부가 잘린 경우가 그런 예라 할 수 있다. 그런 때에도 미주신경의 기능저하가 발생하는데 처음에는 해당 신경이 중계하는 기능만 고장 난 상태가 되지만 나중에는 점점 더 미주신경 전반에 걸쳐 기능저하가 확대되는 양상으로 발전하게 된다. 가장 많이 손상되는 부위는 목과 흉부를 지나는 미주신경이다. 외상으로 이 부분에 손상을 입거나 또는 치료 목적으로 이 부분을 수술하다가 미주신경의 가지들이 의도와는 다르게 절단되는 일이 간혹 발생할 수 있다. 빈도상으로는 경동맥 내막절제술(carotid endarterectomy)을 시행하다가 미주신경 가지가 손상되는 일이 제일 많은 것으로 알려져 있다. 이 밖에 심장 또는 폐 수술, 흉부 및 복부 대동맥류 수술, 식도 수술 후에도 미주신경 손상이 발생할 수 있고 부정맥을 치료하기 위해 전극도자 절제술(catheter ablation)을 시행한 후에도 간혹 발생할 수 있다. [15)]

02. 미주신경 기능저하의 증상 및 신호들

미주신경은 연수(medulla oblongata)에서 나와 목과 흉강을 지나 복강 속까지 매우 넓은 영역에 뻗어있기 때문에 이 신경의 기능저하로 인해 나타나는 증상 및 징후는 매우 다양하다. 게다

◇◇◇◇◇◇◇◇◇◇◇◇◇◇◇◇◇◇◇◇◇◇◇◇◇◇◇◇◇◇◇

15) 다중미주신경 이론 및 그에 따른 미주신경 기능저하의 원인들에 대해서는 부록 2와 3에 다시 자세히 적혀 있다.

가 미주신경은 자율신경계 중에 부교감신경 섬유를 가지고 있어서 단순히 운동신경과 감각신경만의 기능저하를 넘어 기본적인 생리 기능들의 불균형 증세를 다양하게 보여준다. 그러므로 그 양상이 마치 천의 얼굴을 가지고 있다고 해도 과언이 아니다. 이를 대략적으로 정리하면 아래 표와 같다.

미주신경 기능저하 또는 중독증으로 인해 나타나는 결과들	
자가면역질환	피로
머리가 멍함 또는 기억력 저하	장누수 / 식품 민감성 반응
불안 / 강박증	신경통 / 섬유근막통
관절염	편두통
거식증 / 폭식증	이명
자폐증	기분 및 정서 장애
감염증(세균, 바이러스, 진균, 기생충)	암
인슐린 저항성	자극성 장증후군(IBS)
심혈관질환	소장 내 세균 과다증식(SIBO)
소화 장애-변비, 궤양 포함	위-식도 역류증
해독 장애	위마비증(gastroparesis)
전신 염증성 질환	궤양성 대장염
체중 과다 / 비만	불면증 / 수면 장애

　여러분 중 눈치가 빠른 분은 벌써 위 목록을 보았을 때 이들이 모두 스트레스로 인해 발생하는 증상이나 질환과 비슷하다는 사실을 느꼈을 것이다. 그렇다. 미주신경의 기능저하 증상들과 스트레스로 인한 증상들은 거의 대부분 서로 겹친다고 말할 수 있다. 그 이유는 앞서 말했듯이 교감 및 부교감신경이 동전의 앞과 뒷면처럼 한 몸을 이루고 있기 때문이다. 그래서 시간이 흐르면 흐를수록 이들이 궁극적으로 비슷한 양상으로 몸의 생리적 균형이 무너지는 증상 및 징후들을 보여주게 된다. 다시 말해 처음 평화롭고 안정된 몸에 변화를 준 일차 원인은 분명 스트레스고 그것으로 흥분한 교감신경이 맞지만, 이를 원래의 상태로 환원시키는 책임을 다하지 못한 것은 부교감신경의 기능저하이기 때문에 이 두 가지의 속성이 결과적으로 자율신경의 기능저하로 비슷하게 합쳐질 수밖에 없는 구조인 것이다. 이는 마치 '닭이 먼저냐 아니면 달걀이 먼저냐'의 논쟁과 같은 이치라고 할 수 있다. 다만 이 책에서는 스트레스의 관점에서 이 현상을 파악하는 것이 아니라 그것에 대응하는 부교감신경의 관점에서 상황을 바라보기 때문에 다소 차

이가 나는 점이 있을 수 있다는 것을 명심하고 이를 이해하는 데 오해가 없었으면 한다. 그래서 미주신경의 기능저하를 일으키는 첫 번째 가장 큰 원인으로 만성 스트레스를 거론한 것도 이런 맥락에서 이해하면 쉬울 것이라 생각한다. 스트레스는 그 자체가 교감신경의 기능을 자극하는 원인이지만 동시에 부교감신경을 약화시키는 요인도 된다는 점을 다시 한번 상기하면서 자율신경의 연결 고리 및 작용 기전을 이해하려고 노력해 보길 바란다.[16]

다음 장부터는 미주신경의 기능저하 또는 중독증으로 인해 나타나는 증상들을 생리 시스템별로 구분하여 좀 더 자세히 살펴보기로 한다.

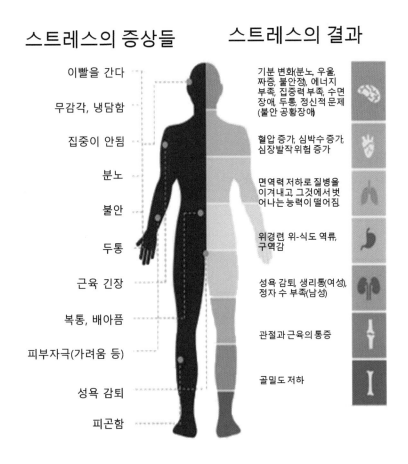

▶ 그림 20. 스트레스로 인한 증상들과 자율신경 불균형의 결과들

16) 극과 극은 서로 통하면서 엎치락뒤치락 순환한다는 논리를 이해하고 깨닫길 바란다.

··· 제5장 ···
호흡계의 기능 저하

01. 호흡 패턴의 변화(복식→흉식)

　미주신경의 기능저하를 보여주는 가장 첫 번째, 그리고 가장 흔히 볼 수 있는 신호가 호흡 패턴의 변화다.

　사람은 엄마 뱃속에서 나오자마자 첫 호흡을 하면서 울음을 터트린다. 엄마 배 속에 있을 때에는 독자적인 호흡이 필요 없고 엄마의 호흡을 통해 산소를 받아들여 심장도 박동하고 소화기관도 움직이며 지내왔다. 그러나 약 40주 동안 엄마의 따뜻한 자궁 속에서 안전하게 지내다가 이제 막 바깥세상으로 나온 뒤부터는 혼자 생존해야 한다. 그래서 신생아가 시작하는 첫 호흡은 한 개체가 탄생하면서 독자적으로 발휘하는 첫 번째 생존 활동인 것이다.

　갓난아이가 태어나면 의사 또는 간호사가 그 아기를 거꾸로 세우고 엉덩이나 등을 쳐서 횡격막 근육을 움직이라고 자극한다. 그리고 동시에 신생아의 기도 속에 혹여 분비물이 가로막아 호흡을 방해하지 않도록 입안의 내용물을 제거해 주는 작업을 빠르게 실시한다. 이렇게 하지 않으면 기도 속의 분비물이나 액체가 폐 속으로 들어가 신생아 폐렴을 일으킬 수 있다.

　이렇듯 신생아의 첫 호흡에서 가장 중요한 역할을 하는 것은 횡격막의 수축과 이완작용이다. 횡격막은 흉강과 복강을 가르는 근육으로 횡격막 신경(phrenic nerve)에 의해 지배를 받는다. 횡격막 신경은 목의 경추 3~5번에서 나오는 척수신경이다. 이 신경은 자율신경이 아닌 척수신경이기 때문에 본인의 의지에 의해 작동한다. 그래서 갓 태어난 아이의 엉덩이를 때려서 숨을 쉬라는 신호를 해줄 때에만 이 근육이 움직이게 된다. 일단 기도가 깨끗해지고 횡격막이 수축하여 흉강 속에 음압이 생기면 양측 폐가 팽창하여 외부 공기를 끌어당기게 되고 그다음부터는 자율적으로 호흡 활동이 진행된다.

　이때 미주신경은 폐의 팽창을 감지하여 이 신호를 연수에 있는 호흡 중추로 보낸다. 그러면 뇌는 이제 더 이상 산소가 엄마로부터 공급되지 않고 자기 폐에서 공급된다는 사실을 깨닫게 되는 것이다. 그러면 다음 과정으로 횡격막이 이완되면서 기도를 통해 폐 속의 공기를 입과 코를 통해 내보내는 작업을 하게 된다. 그리고 나면 다시 횡격막이 수축하면서 외부 공기를 폐 속으로 받아들이는 작업을 하면서 호흡 활동이 반복되는 것이다. 이처럼 호흡은 한 개체가 스스로 생존하는 데 있어 가장 먼저 실천하는 행위란 특징을 지니고 있으며, 이는 또한 그 개체가 살아 있는 동안 평생에 걸쳐 꾸준히 진행된다는 자율적 특징도 가지고 있다는 점을 명심해야 한다.

이상에서 우리는 호흡이 자율신경의 작동으로 저절로 진행되는 측면도 지니고 있지만 자신의 의지로 그 패턴을 조절할 수 있는 측면도 함께 지니고 있다는 매우 중요한 사실을 알게 되었다.

신생아들은 횡격막을 사용하는 호흡법을 처음부터 자연스레 실천한다. 왜냐하면 신생아는 스트레스가 없는 가장 안정적인 상태에서 호흡을 시작하기 때문이다. 그래서 많은 사람들이 신생아가 호흡하는 패턴을 가장 원초적이며 이상적인 호흡법으로 간주한다.

신생아는 숨을 들이쉴 때 폐가 늘어나면서 동시에 복부가 위로 올라오는 패턴으로 숨을 쉰다. 그 이유는 신생아의 횡격막이 수축하기 때문에 그런 것이다. 이런 신생아의 호흡 패턴을 횡격막을 사용하는 '복식 호흡'이라 부른다. 앞서 말했듯이 '복식 호흡'은 인간이 태어나면서 본래 원초적으로 사용하는 기본 호흡법이다. 이에 반해 많은 성인들의 호흡 패턴을 관찰해 보면 횡격막 대신 흉곽의 보조 근육들을 사용하여 호흡하는 모습을 쉽게 목격할 수 있다. 이런 어른들의 호흡 패턴은 횡격막을 사용하지 않고 흉곽의 근육들만 사용하므로 '흉식 호흡'이라 부른다. 흉식 호흡은 교감신경이 우세한 상황에서 일어나는 스트레스 대처 호흡법이라서 결코 장기적으로 습관화되어서는 안 될 호흡법이다.

다시 한번 말하지만 흉식 호흡법은 스트레스 상황에 처했을 때 그에 대처하기 위해 사용하는 호흡법이다. 반면, 복식 호흡법은 편안한 상태에서 횡격막을 사용하여 진행되는 안정적인 호흡법으로 부교감신경을 활성화시키고 그것을 강화하는 효과를 안겨준다. 그래서 스트레스로 흥분된 상태를 진정시키는 데 매우 빠르고 효과적인 대처법으로 추천된다. 그러나 이런 복식 호흡을 하려면 머릿속의 생각이 복잡하면 안 되고 매우 단순하고 평온해야 한다. 뇌 속에 생각이 많으면 그 자체로 교감신경이 흥분된 상태이기 때문에 완벽한 '복식 호흡'을 할 수가 없고 자꾸 '흉식 호흡'으로 넘어가는 것을 느낄 수 있다. 그래서 '복식 호흡'을 하려면 신생아처럼 머릿속을 말끔히 비우고 호흡에만 집중하도록 훈련을 할 필요가 있다. (예: 명상 호흡 훈련)

우리 인간의 뇌는 동시에 여러 가지 일을 수행하는 능력(multi-tasking capacity)이 거의 없다. 그러므로 신생아처럼 복식 호흡을 하려면 다른 생각을 멈추고 오직 횡격막을 움직이는 호흡 동작만을 생각하고 그것의 실천에 집중해야 한다. 그러나 이런 행동은 복잡한 세상을 살아가면서 실천하기에는 매우 어려운 속성을 지니고 있다. 왜냐하면 우리는 스트레스가 많은 세상에서 생존을 위한 투쟁적인 삶을 살아야 하기 때문이다. 그래서 성장하면서 다른 사람들과 경쟁하기 위해 긴장된 삶을 사는 시간이 늘어나게 되면서부터 자연스레 복식 호흡법을 실천할 기회는 점점 줄어들고 교감신경에 의한 얕은 호흡을 하게 되는 비율이 상대적으로 증가하는 변화를 맞이하게 된다. 이는 장기적으로 볼 때 매우 안 좋은 변화이기 때문에 하루라도 빨리 이를 깨닫고 신생아처럼 아무런 스트레스를 받지 않고 편안한 상태에서 오직 숨만 쉬는 상황을 만들려고 노력해야 한다. 그래야만 스트레스로 흐트러진 자율신경의 불균형을 바로잡는 데 많은 도움을 얻을 수 있다.

이처럼 우리는 자신의 호흡 패턴을 객관적으로 평가해 봄으로써 자신의 자율신경이 어느 쪽으로 우세하게 작동하고 있는지를 쉽게 파악해 볼 수 있다. 한 손은 가슴에 대고 다른 한 손은 배에 대고 깊은숨을 쉬어 보라. 깊은숨을 쉴 때 복부가 팽창하며 올라오는가? 아니면 복부가 내려가면서 폐의 팽창을 수용하기 위해 어깨가 올라가는가? 이런 간단한 검사를 통해 자신이 신생아와 같은 편안한 방식으로 숨을 쉬고 있는지 아니면 반대로 교감신경 우위의 긴장된 상태로 숨을 쉬고 있는지 바로 확인해 볼 수 있다.

> '흉식 호흡'은 교감신경을 자극하고 '복식 호흡'은 부교감신경을 자극한다.
> 그러므로 우리는 호흡 패턴을 바꿈으로써 자신의 자율신경을 조절하는 방법을 실천해 볼 수 있다.

스트레스로 긴장된 상태에 오래 있다 보면 자신도 모르게 호흡 패턴이 '흉식 호흡'의 형태로 변하게 된다. 그래서 '복식 호흡'을 하는 횡격막 근육의 운동이 강화되지 못하고 도리어 점점 더 약화하는 상황으로 바뀌게 되는데, 이런 상황이 장기적으로 부교감신경(미주신경)의 기능저하를 고착화시키는 계기로 작용하게 되는 것이다.

보통 아동기 또는 청소년기를 지나면서 사회적 경쟁에 대한 동경과 욕구가 높아지는데 그러면 그럴수록 사람의 머릿속은 많은 생각으로 점점 더 복잡해진다. 그 결과 여러 경로를 통해 들어온 자극들이 학습과 기억을 통해 누적되는 과정을 거치면서 교감신경과 연결된 뇌의 회로 부분이 증가하고 횡격막 호흡을 유지하려는 부교감신경과 연결된 회로는 상대적으로 감소하는 경향을 보이게 된다. 더구나 사람들이 자신이 아닌 주변의 시선이나 관심에 반응하고 그것에 신경을 쓰기 시작하는 순간부터 '복식 호흡' 패턴은 더욱 빠르게 감소한다. 숨을 쉴 때 복부가 팽창했다 줄어들었다 하는 모습이 남의 눈에 무방비 상태로 비쳐 보이기 때문에 많은 사람들이 이를 숨기는 패턴으로 숨을 쉬려 한다. 그래서 횡격막을 사용하는 호흡법을 의식적으로 자제하고 자꾸 흉곽의 보조 근육들을 사용하여 가슴을 팽창시키는 호흡법이나 자세를 취하려 한다. 원래 이런 호흡 보조 근육들은 스트레스 상황에서 불가피하게 사용하기 위한 일종의 백업용 근육들인데도 평소에 남에게 자신을 내세우거나 과시하기 위해 이런 근육들을 더 많이 사용하고 있는 것이다.[17]

폐가 팽창할 때 횡격막을 사용하지 않고 흉강 속의 음압을 크게 만들기 위해서는 흉곽의 전면 근육들은 물론 목, 어깨, 등배부의 상, 중, 하부 근육들을 많이 동원하여 사용할 수밖에 없다. 그렇게 되면 전형적인 '흉식 호흡' 패턴이 형성된다. 따라서 어느 사람이 이런 보조 근육들을 사용하여 '흉식 호흡'을 하고 있다면 그 사람은 자신도 모르게 긴장된 상태로 오래동안 교감신경 우위의 상태를 유지해 왔음을 알 수 있다. 또한 그 기간이 길면 길수록 당연히 그 사람의 부교감신경(미주신경)의 기능과 톤은 매우 저하된 상태로 약해져 있다는 사실도 쉽게 짐작해 볼 수 있다.

이처럼 우리가 평소 잘못된 패턴으로 숨을 쉬면 그 부작용으로 스트레스 레벨을 조절하는 능력을 상실할 가능성도 덩달아 높아진다. 그래서 '흉식 호흡'을 하는 사람들을 보면 평상시 스트레스에 대처하는 능력이 매우 감소되어 있음을 쉽게 발견할 수 있다. 이런 사람들은 사소한 스트레스에도 짜증을 잘 내고 과잉으로 반응하는 경향을 보인다. 이는 그 사람의 부교감신경(미주신경) 기능이 매우 약화된 상태로 있기 때문에 그런 것이다. 그러므로 이런 사람들은 호흡 패턴을 바꾸는 방법을 통해 자신의 스트레스 대응 능력을 키워야 한다. 만약 이런 사람들이 호흡 패턴을 '흉식 호흡'에서 '복식 호흡'으로 바꾸고 깊은숨을 천천히 쉬는 연습을 하면 웬만한 스트레스에도 흔들리지 않고 합리적이고 이성적인 판단을 하는 마음의 평정을 되찾을 수 있게 된다. 그러나 계속해서 호흡 패턴을 '흉식 호흡'으로 이어가면 스트레스 상황에서 분노나 불안을 조절하는 능력을 되찾을 가능성은 거의 없어진다고 보아야 한다. 그래서 이런 사람들은 쉽게 화를 내

◇◇◇◇◇◇◇◇◇◇◇◇◇◇◇◇◇◇◇◇◇◇◇◇◇◇◇◇◇◇◇◇◇◇◇◇◇◇◇

17) 요즘과 같이 대중 매체가 발달한 사회 속에서 여러분이 남들 앞에 직접 또는 카메라 앞에 서서 말하거나 행동한다고 상상해 보라. 그들에게 자신의 모습을 잘 보이게 하려고 십중팔구 '흉식 호흡'을 하는 자신의 모습을 발견할 것이다.

고 목소리를 높이며 심지어 남에게 폭력을 가하는 행동도 자주 하게 되는 것이다.[18]

따라서 우리는 평소 자신의 호흡 패턴을 바로잡아 자율신경 중에 교감신경의 기능은 진정시키고 부교감신경의 기능과 톤을 증대시키는 방향으로 노력을 많이 해야 한다. 이 점에 대해서는 제3부에서 좀더 자세히 설명할 것이다. 다만 여기서 우리가 그 동안 자신도 모르게 횡격막을 사용하는 '복식 호흡'을 실천하지 못해 왔기 때문에 그만큼 부교감신경의 기능이 저하되어 있음을 인정하고 이를 지원하고 회복하기 위한 차원에서 의식적으로 '복식 호흡'을 더욱 열심히 훈련해야 한다는 점만 분명히 기억하고 넘어가길 바란다. 여러분이 올바른 방법으로 '복식 호흡'을 하면 약화된 부교감신경(미주신경)의 기능을 회복시키고 이를 통해 스트레스에 대한 대응력도 키우고 각종 건강 문제를 해결하는 데 있어서도 많은 도움을 얻을 수 있을 것이다.

호흡은 삶의 처음과 마지막에 행해지는 동작이다. 그러므로 우리의 삶 자체가 호흡에 의존하고 있음을 모든 사람들이 절실히 깨달아야 한다. 그리고 이를 통해 올바르게 호흡하는 법을 배우고 실천해야 한다. 그것은 돈이 많이 드는 일도 아니고 매우 어렵고 힘든 일도 아니다. 그래서 나는 모든 사람들에게 건강을 위해 제일 먼저 배워야 할 기술이 올바른 호흡법임을 항상 강조하고 있다.

신경을 통한 신호전달의 중요성: 용불용설

올바른 호흡법을 훈련할 때 고려해야 할 흥미로운 점이 하나 있다. 그것은 우리가 특정 근육을 발달시키고자 할 때 실제로 해당 근육이 수축하고 이완되는 훈련을 시킬 것인가, 아니면 해당 근육을 움직이는 신경을 자극하는 방법을 택할 것인가 하는 논란이다. 예를 들어 아령을 들어 팔의 이두박근을 훈련시킬 때 반복적인 훈련을 해야 하는데 이때 이두박근을 수축하고 이완시키는 근육 훈련을 하는 것이 효율적인지, 아니면 이두박근을 지배하는 운동신경을 자극하는 훈련이나 행위를 하는 것이 좋은지에 대해 갑론을박 논쟁이 있다.

◇◇◇◇◇◇◇◇◇◇◇◇◇◇◇◇◇◇◇◇◇◇◇◇◇◇◇◇◇◇

18) 어느 사람이 짜증을 내거나 또는 다른 사람과 언쟁을 할 때 그 사람의 호흡 패턴을 관찰해 보라. 그런 상황에 처한 사람들은 모두가 짧고 얕은 숨을 쉬는 것을 쉽게 목격할 수 있다. 이런 패턴의 호흡은 교감신경의 흥분에서 나오는 것이다. 이는 그 사람이 스트레스 상황에 처해서 그럴 수도 있지만, 평소 '흉식 호흡'을 하여 자율신경의 균형이 그쪽으로 기울어진 채 세팅되어 있어 아주 작은 스트레스에도 쉽게 과장된 반응을 보이기 때문에 그럴 수도 있다. 그러나 이때 잠시 하던 일을 멈추고 깊게 숨을 쉬면서 '복식 호흡'을 하면 빠르게 마음의 평정을 되찾을 수 있게 된다.

그러나 최근 나온 연구에서는 반복적으로 근육을 수축하고 이완시키는 훈련보다 해당 근육을 지배하는 신경에 대한 자극을 주는 것이 결과에 더 큰 영향을 끼친다는 사실이 밝혀졌다. 신경이 근육에 신호를 보내서 근육 수축이 일어나기 때문에 근육을 훈련시키는 것이 실제로는 해당 근육으로 신호를 보내는 신경으로 하여금 전보다 더 빠르고 효율적으로 신호를 보내게끔 만드는 방법이란 사실이 알려진 것이다. 이때 당연히 근육 사용이 증가하니까 해당 부위로 가는 혈류량도 증가하면서 근육의 크기가 성장하게 된다. 혈액 공급이 늘어나면 산소와 영양소 공급이 많아지고 해당 근육에서 발생하는 노폐물들의 제거도 더 잘 일어나기 때문에 근육 성장이 일어나게 되는 것이다. 여기서 우리는 혈액 공급이 잘 되는 곳은 그 기능도 함께 증가하게 된다는 점도 같이 배울 수 있다.

이처럼 우리는 신경 훈련을 통해 그들과 연결되어 있는 세포나 조직의 기능을 개선시킬 수 있다. 그래서 신경 자극을 주는 것이 매우 중요하다는 점을 배울 수 있고 같은 맥락에서 반대로 특정 근육이나 신경을 훈련시키지 않는다면 해당 신경의 기능이 저하되고 신호전달의 속도도 느려지고 근육도 위축 및 퇴행하게 될 것이란 점도 쉽게 미루어 짐작해 볼 수 있다.

02. 기도의 기능저하: 코로 숨쉬기와 경추 자세 교정

여러분이 코가 막혔을 때의 경험을 기억해 보길 바란다. 그때 분명 코로 숨을 쉬는 것이 매우 힘들었을 것이다. 그러면서 그 당시 몹시 피곤하며 에너지가 떨어지고 코도 골았을 것이고 전신 상태가 좋지 않았을 것이다. 이처럼 기도가 깨끗하게 열려 있지 않으면 숨을 쉬는 것이 힘들고 특히 깊은숨을 쉬기가 매우 어려워진다. 이런 일은 비중격의 만곡증(deviation), 만성적인 아데노이드 염증을 가지고 있는 경우, 비강 속 분비물이 코 뒤쪽으로 넘어가는 후비루(post nasal drip) 증상이 있는 사람들에서 자주 발생한다. 그 원인은 숨길(airway)이 제대로 열려 있지 않거나 깨끗하지 못해서 그런 것이다. 그래서 이를 전부 '기도의 기능저하' 현상이라 부른다.

기도의 기능저하가 있으면 그다음으로 호흡 기능에도 문제가 발생하게 된다. 여기서 숨길 또는 기도(airway)라고 하는 것은 콧속, 인두부, 후두부, 기도까지 상기도(upper airway) 전체를 포함하여 말하는 것이다. 이런 상기도의 기능에 나쁜 영향을 미치는 원인에는 여러 가지가 있다. 그중에서 가장 흔한 원인이 바로 코로 숨을 쉬지 않고 입으로 숨을 쉬는 것이다. 입으로 숨을 쉬면 구강 및 숨길 내면이 건조해지면서 기도 점막이 자극을 받아 분비물을 많이 생산하고 두꺼워진다. 그 결과 숨길의 내경 자체는 점점 더 좁아지는 악순환의 함정에 빠지게 된다. 그러므로 숨길의 기능을 살리기 위해서는 무엇보다 먼저 입을 막고 코로 숨을 쉬는 훈련을 해야 한다.

인간은 본래 코로 숨을 쉬게 설계되어 있다. 입으로 숨을 쉬는 것은 어디까지나 백업용이지 그것이 호흡의 주된 통로가 되면 안 된다. 콧속에는 공기를 여과시키는 털과 터널이 있다. 그렇지만 입속에는 그런 것이 없고 대신에 음식을 씹는 치아와 말을 하는 데 도움을 주는 혀가 있을 뿐이다. 따라서 입을 벌리고 숨을 쉬면 구강 속이 건조해지고 침이 마르게 되어 각종 감염에 매우 취약해진다. 그러면 침을 통해 나오는 방어용 항체들이 나오지 않게 되고 구강 속에 세균들이 많이 증식하게 되어 악독한 구취를 풍기게 된다. 또한 잇몸병과 충치가 많이 생기고 혓바닥에 백태가 끼는 일도 생기게 된다. 그래서 구강 위생이 나쁜 사람을 보면 단번에 그 사람이 코로 숨을 쉬는 사람이 아니라 입으로 숨을 쉬는 사람이란 것을 알 수 있다.

또한 입으로 숨을 쉬는 사람은 앞서 언급했듯이 콧속의 공기 통로가 좁아져 있는 구조를 동반하고 있는 경우가 흔하다. 그래서 비강 속 공기 통로의 협착이나 폐쇄가 함께 존재하는 것을 자주 목격할 수 있다. 아울러 콧속으로 공기가 잘 통과되지 못함으로써 주변 부비동 속에 만성 염증이 잘 발생하고 비강 속의 분비물이 앞으로 흘러나오지 못하고 뒤로 넘어가서 가래 형태로 나오는 후비루(post nasal drip) 현상도 흔히 생기게 된다.

이 모든 과정과 현상들은 만성적으로 호흡 능력을 약화시켜 나중에 미주신경의 기능을 저하시키는 요인으로 작용하게 된다. 그래서 우리는 입으로 숨을 쉬는 사람을 보면 그 사람의 미주신경의 기능이 저하되어 있을 것이란 점을 쉽게 예측해 볼 수 있다. 그러므로 이런 사람들은 미주신경의 기능과 톤을 회복하기 위해 무엇보다 먼저 입이 아닌 코로 숨을 쉬는 연습을 부지런히 그리고 많이 해야 한다. 또한 인후두부 근육들의 톤과 긴장도를 증가시키는 훈련도 자주 해야 한다. 이는 모두 미주신경의 기능을 강화하는 방법들로 이 점에 대해서는 제3부에서 좀 더 자세히 설명하기로 한다.

다음으로 기도의 기능을 약화시키는 원인으로는 평소 일상생활에서의 잘못된 자세를 지적하지 않을 수 없다. 오늘날 현대인들은 야외 활동 대신에 실내에서 사무적 활동을 하며 대부분의 시간을 보낸다. 게다가 노트북과 핸드폰의 등장으로 점점 더 목을 앞으로 빼고 얼굴을 땅바닥을 향해 쳐다보는 자세를 많이 취하며 시간을 보낸다. 이런 자세를 취하게 되면 머리의 무게를 감당하는 경추의 정상적인 커브 구조에 변화가 와서 경추가 이른바 일자목을 거쳐 거북목으로 발전하게 된다. 그렇게 되면 경추 상부가 마치 앞으로 떨어질 것 같은 무거운 볼링공을 받치고 있는 형국이 됨으로써 경추 상부를 지나는 미주신경의 주행에 많은 스트레스를 준다. 그래서 미주신경의 세포들이 서서히 기능을 잃고 퇴행하는 미주신경병증(vagopathy)에 걸리게 되는 것이다.

이런 이유로 나는 평소 일상생활에서 올바른 자세를 유지하는 것이 매우 중요하다고 늘 강조한다. 의자에 앉아서 컴퓨터를 장시간 하거나 바로 턱 밑에 핸드폰을 대고 오래 만지작거리는 행동들은 목과 허리 그리고 손목 등의 관절과 주변 인대에 많은 부담을 주는 행위라 할 수 있다. 그런데도 많은 사람들이 이런 나쁜 습관을 버리지 못하고 생활 속에서 불량한 자세를 유지한 채 많은 시간을 보내고 있어 참으로 안타깝기 그지없다.

일상의 잘못된 자세는 목, 어깨, 허리, 등, 손목 같은 관절에 통증을 일으키는 문제로만 그치지 않고 숨을 쉬는 기도의 기능을 방해하는 데도 상당한 기여를 한다. 그렇지만 많은 사람들이 이런 사실을 모르고 잘못된 자세를 바로잡는 것의 중요성을 무시한 채 그 우선순위를 뒤로 미루고 있어 이 역시 매우 안타까운 일이 아닐 수 없다.

그래서 나는 여러분들에게 올바른 자세와 호흡법의 중요성을 여기서 확실히 각인시켜 주고자 한다. 지금 당장 여러분이 앉아 있는 의자에서 상체를 숙여 구부정한 자세로 있어 보라. 그리고 그 자세에서 '복식 호흡'을 시도해 보라. 즉, 횡격막을 움직여서 복부가 팽창되게 숨을 들이마시는 동작을 해보라는 뜻이다. 그리고 숨 쉬는 것이 어떠한지 판단해 보길 바란다. 아마도 대부분의 사람들이 그런 자세에서 '복식 호흡'을 하는 것이 매우 힘들다는 것을 느낄 것이다. 더구나 깊은숨을 쉬기가 매우 힘들다는 것을 곧장 깨닫게 될 것이다. 경우에 따라서는 숨을 들이쉬고 내쉴 때 통증 같은 것을 느끼는 사람도 있을 것이다. '복식 호흡'을 하려면 횡격막이 제대로 수축하고 이완되어야 하는데 그렇게 하려면 흉부 척추가 약간 구부려진 상태에서 요추부 척추는 쫙 펴진 자세가 되어야 한다. 이와 반대로 구부정한 자세일 때에는 '복식 호흡'은 힘들고 호흡 보조 근육들을 사용하여 숨을 쉬는 '흉식 호흡'을 하는 것이 훨씬 쉽고 편하다. 그래서 자세가 잘못되면 호흡 패턴이 자신도 모르게 '복식 호흡'에서 '흉식 호흡' 쪽으로 바뀌게 된다는 점도 분명히 깨닫기를 바란다.

노트북이나 핸드폰을 목 아래쪽에 놓고 이를 쳐다보는 것의 또 다른 문제점은 목이 구부러진 상태로 오랜 시간을 보내게 된다는 점이다. 이 자세는 기도가 수축된 상태로 있는 것이기 때문에 오래 있으면 인두부와 후두부의 근육들이 약해져 다시 수축하여 상기도를 열린 상태로 만드는 일이 힘들어진다. 그 결과 인두와 후두 부분의 기도 근육들이 약해질 위험성이 커지게 된다. 특히 그런 일의 결과는 밤에 잠을 자는 동안 자신도 모르는 상태에서 더욱 두드러지게 나타난다. 잠을 잘 때 이 부분의 근육들이 약해져 늘어져 있으면 코를 골거나 수면 무호흡 증후군을 보이게 된다. 실제 우리 주변을 보면 이런 상태에 처한 사람들이 상당히 많음을 알 수 있다. 특히 체중이 많이 나가는 사람들 사이에서 이런 경우를 흔히 목격할 수 있는데, 많은 사람들이 잠을 자고 있기 때문에 자신이 코를 골거나 수면 무호흡증이란 사실을 모르고 지내고 있어 진짜 근본 원인과 올바른 치료법에 대한 정보를 일찍 접하지 못하고 있는 실정이다.

수면 무호흡증은 잠을 자는 동안 상기도의 일부분이 막힘으로써 생기는 증상이다. 가장 흔한 원인은 지금까지 살펴본 것처럼 입으로 숨을 쉬는 것과 일상 생활에서의 잘못된 자세로 인해 미주신경의 기능이 떨어져 있는 것이다. 미주신경의 기능저하로 인두부 근육들의 톤과 강도가 약해지면 혀가 목 안의 뒷부분으로 떨어지게 된다. 그래서 상기도가 좁아지거나 막히는 일이 발생하게 되는 것이다. 그러므로 수면 무호흡증 환자들은 자신의 미주신경 기능이 저하되어 있음을 빨리 인정하고 이를 개선하기 위해 잘못된 습관을 바로잡으려는 노력부터 서둘러 실천해야 할 것이다.

03. 단조롭거나 또는 쉰 목소리

최근에 심한 감정적 스트레스를 경험한 사람을 진료한 적이 있다. 그녀는 배우자와 갈등이 심해 헤어졌고 가정에서도 부모님과 잦은 마찰을 빚고 있던 사람이다. 타 병원에서 자극성 장증후군(IBS)이란 진단하에 여러 종류의 처방 약을 받아 복용하고 있었다. 그렇지만 약을 먹는다고 해서 그녀의 증상이 특별히 개선되지는 않은 상태였다. 내가 그녀를 만나 상담하면서 느낀 점 중 하나는 그녀의 목소리가 높은 톤도 아니고 그렇다고 낮은 저음도 아니면서 매우 단조로운 톤을 가지고 있다는 사실이었다.

목소리 톤이 단조롭다는 것은 그 사람의 후두 근육들이 잘 조절되지 않고 있음을 말해주는 대표적인 소견이다. 후두 근육들은 성대의 긴장을 조절하여 목소리의 높낮이를 조절하는 작용을 한다. 그래서 만약 어느 사람의 목소리가 단조로운 톤을 유지하거나 갑자기 쉰 목소리를 낼 경우 그것은 성대를 움직이는 근육들과 연결된 미주신경의 가지가 충분히 제 기능을 발휘하지 못해서 그렇게 되었을 것이란 생각을 해야 한다. 다시 말해 목소리가 정상이 아닐 경우 성대를 조절하는 근육들에 분포된 미주신경이 손상되었거나 또는 그 기능이 저하되어 있음을 강력히 의심해 볼 필요가 있는 것이다.

이런 사람들에게는 약보다 먼저 미주신경의 톤을 강화하는 훈련을 시켜야 한다. 그래서 나는 이 여성에게 미주신경을 활성화시키는 방법을 알려주었다. 그리고 매일 그것을 열심히 실천하도록 지시하였다. 그 결과 약 2달 뒤쯤 목소리 톤이 강해졌고 다른 건강 상태도 매우 많이 호전되었다. 또한 평소보다 말이 많아지고 가족 내에서 부모와의 의사소통도 많이 개선되었다.

그러므로 여러분도 혹시 주변에 이런 사람이 있다고 한다면 그 사람의 미주신경이 기능저하 상태에 빠져 있다는 사실을 깨닫고 그 사람으로 하여금 미주신경 활성화 치료를 받을 수 있도록 올바른 방향의 조언을 해주는 것이 현명한 처방이라고 생각한다.

미주신경(부교감신경)이 약화되어 있으면

· 얕고 빠른 숨을 쉰다.

· 기도의 기능이 저하되어 만성 부비동염, 코골이, 수면 무호흡증 등이 동반된다.

· 목소리가 단조롭거나 쉰다.

··· 제6장 ···
심혈관계의 기능 저하

01. 심박수 증가 – 불안 증폭

심장은 자율신경섬유들에 의해 뇌와 연결된다. 그 중 교감신경 파트는 제1흉추와 제5흉추 사이에서 나와 척추옆 신경절(paravertebral ganglion)을 거쳐 자율신경으로 구성된 심장신경총(cardiac plexus)을 통해 심장의 동방결절(SA node)과 심실벽(관상동맥 혈관벽 포함)에 분포한다. 이에 반해 부교감신경 파트는 뇌간에서 나와 심장으로 가는 미주신경 가지를 통해 심장의 동방결절(SA node)과 심실벽(관상동맥 혈관벽 포함)에 퍼져 있다. 교감신경 섬유들은 심박수와 심실 수축력을 증가시키는 작용을 하고 미주신경 섬유들은 심박수와 심실 수축력을 감소시키는 상반된 작용을 한다.[19]

---

19) 심장신경총에 대해서는 제2장 미주신경의 구조 및 주행 경로, 3-1 목에서의 주행 경로 편에 좀 더 자세히 적혀 있다.

사람은 안정 상태에서 심박수가 분당 60-100회 사이를 유지한다. 안정되고 침잠 상태일수록 심박수는 느려지고 스트레스를 많이 받고 흥분된 상태가 되면 심박수는 빨라진다. 심박수는 미주신경과 교감신경으로부터 들어오는 전기적 신호들에 의해 조절된다. 그래서 심장의 주된 기능이 혈압을 만드는 기능보다 박동수를 조절하여 순환 효율을 증대시키는 페이스메이커(pacemaker)로서의 기능이 더 중요하고 원천적인 것이란 사실을 확실하게 잘 알고 있어야 한다.

한 연구에서 안정시 심박수가 수명과 반비례 관계에 있다는 연구 보고를 발표한 것을 본 기억이 있다. 이 연구 결과에 따르면 안정시 심박수가 느릴수록 그 사람이 더 오래 장수한다는 것이다. 그러므로 우리는 이 연구를 통해 부교감신경(미주신경)의 톤이 강해지면 안정시 심박수가 느려지면서 수명도 길어지게 될 것이란 사실을 유추해 낼 수 있다.

문제는 많은 사람들이 스트레스가 많은 환경 속에 살다 보니, 본의 아니게 교감신경은 항진되고 미주신경의 기능이 약화되는 상황에 많이 익숙해져 심박수가 자꾸 증가하기 쉬운 환경 속에 살고 있다는 데 있다. 예를 들어 직장에서 자신의 상사가 회의를 하자면서 호출을 한다고 가정해 보자. 그러면 심박수가 빨라지고 무슨 일로 추궁을 당할까 걱정하며 그의 사무실로 들어가게 된다. 다시 말해 몸이 스트레스 모드로 바뀌어 교감신경이 우세한 상태로 변한 채 상사의 사무실로 들어가게 되는 것이다. 그러나 별 탈 없이 회의를 마치게 되면 긴장이 풀리면서 심박수가 원래의 상태로 내려온다.

이는 교감신경의 항진이 수그러들고 부교감신경(미주신경)의 기능이 다시 우세해지는 상황으로 변하기 때문이다. 이처럼 사회생활이나 직장생활을 하다 보면 어쩔 수 없이 교감신경을 활성화시키는 일들이 수시로 발생한다. 이 밖에도 우리의 인생길에서 스트레스로 몸이 긴장하게 되는 경우는 수시로 나타난다. 예를 들어 산행을 하는 도중에 날이 어두워지고 있는데 적당히 쉴 수 있는 곳을 찾지 못하는 상황을 상상해 보라. 더구나 주위에서 늑대 울음 소리가 들려온다고 가정해 보자. 몸은 당연히 스트레스 모드로 바뀔 것이다. 그 결과 교감신경이 활성화되고 부교감신경의 작동은 일시 멈추게 된다. 이런 경우에는 안전하게 쉴 수 있는 곳을 찾기 위해 걸음걸이가 빨라진다. 심박수도 빨라지고 팔과 다리의 근육들로 가는 혈액량도 증가하게 된다. 그러다가 하룻밤을 묵을 수 있는 민가나 여관을 발견하면 항진된 교감신경의 흥분이 가라앉고 그동안 저하되어 있던 부교감신경(미주신경)의 톤이 다시 살아나는 것을 느낄 수 있다. 그래서 목에 갈증도 느끼고 배고픔도 느끼게 되는 것이다. 또 다른 예로 눈길에서 자동차를 몰고 가다가 바퀴가 눈 속에 빠져 헛돌고 엔진 회전수가 높아지면 운전하는 사람은 그 자체만으로 긴장할 수밖에 없다. 그렇게 되면 몸이 스트레스 모드로 바뀌어 교감신경이 활성화되고 부교감신경인 미주신경의 작용은 잠시 멈추게 된다. 교감신경은 운전대와 페달을 밟고 있는 팔과 다리 쪽으로 더 많은 혈액을 보내기 위해 심박수를 증가시키라는 신호를 보낸다. 그러다가 마침내 자동차가 안전한 곳으로 빠져나오면 그때에는 교감신경의 흥분이 가라앉고 멈추었던 부교감신경(미주신경)의 톤이 되살아나는 것을 경험할 수 있다.

이처럼 부교감신경(미주신경)의 작용은 일상 생활 속에서 심박수를 안정시키고 몸을 침잠, 이완시키는 작용을 한다. 그래서 일반적으로 심장을 보호하는 브레이크 작용을 한다고 말할 수 있다. 그러나 만약 부교감신경(미주신경)이 기능저하 상태로 떨어져 있으면 교감신경의 작용이 상대적으로 우세하여 심박수가 빨라지고 심근의 수축력도 증가된 상태로 고정된 양상을 보여준다. 한마디로 심장의 활동을 제어할 능력이 사라져 브레이크 없는 자동차와 같은 상태가 되는 것이다. 그래서 많은 사람들이 이유 없이 불안감을 느끼고 심지어 공황 장애 증상을 호소하는 경우도 이제 그 까닭을 이해할 수 있을 것이다.

이런 점 때문에 스트레스를 겪고 난 다음에 심박수가 얼마나 빨리 정상으로 회복되는지 여부를 놓고 평소 그 사람의 부교감신경(미주신경) 상태가 어떤 상태에 있는지 여부를 파악하는 데 사용하기도 한다. 만약 빠르게 안정을 찾고 심박수가 정상 수준으로 회복하는 사람은 부교감신경(미주신경)의 톤이 강한 사람이고, 반대로 정상 상태로 돌아오는 데 다소 시간이 걸리는 사람은 부교감신경(미주신경)의 기능이 떨어져 있는 사람이라 판단해 볼 수 있다. 이것은 전적으로 그 사람의 부교감신경(미주신경)의 상태에 의해 결정되는 내용이라 당연히 평소 부교감신경(미주신경)의 기능과 톤이 강한 사람들이 이와 같은 스트레스 상황을 더 잘 견디고 그것에서 빠르게 회복할 것으로 예측되기 때문에 그런 것이다.

일반적으로 심박수는 몸이 처한 상태에 따라 수시로 변한다. 그것을 정밀하게 박동과 박동 사이의 간격으로 분석해 보면 더욱 명확하게 이런 변화가 계속해서 몸에서 일어나고 있음을 알 수 있다. 이는 심장이 단순히 혈액을 송출하는 양압 펌프 역할만 하는 것이 아니라 말초 모세혈관들의 개폐 상태에 따라 혈류 흐름을 조절하는 페이스메이커(pacemaker) 역할을 하기 때문에 그런 것으로 보인다. 이런 점을 이용하여 혈액순환을 조절하는 데 기여하는 자율신경의 상태를 좀 더 정확하게 파악해 보기 위해 개발된 검사법이 심박수 변이도(HRV)란 검사법이다.

교감신경이 우세한 상태에서는 맥박수가 빠르기 때문에 당연히 심박수 변이도가 줄어든다. 반면 부교감신경이 우세한 상태에서는 반대로 심박수 변이도가 증가한다. 또한 숨을 들이쉬고 내쉬고 하는 호흡 상태 역시 자율신경의 작용과 깊은 관련이 있기 때문에 호흡 상태에 따라 심박수 변이도(HRV)도 달라진다. 그래서 들숨 상태에서는 교감신경이 상대적으로 우세한 상태가 되어 심박수 변이도가 줄어들고 날숨 상태에서는 부교감신경의 상태가 상대적으로 우세하여 심박수 변이도(HRV)가 증가하는 식의 변화가 계속해서 일어난다. 이처럼 심박수 변이도(HRV)는 앞서 언급한 것처럼 호흡 상황과도 맞물려 그 사람의 자율신경의 상태를 예민하게 반영해 주는 항목이 되기 때문에 그 사람의 자율신경의 상태를 파악하는 검사법으로 널리 활용되고 있는 것이다. 일반적으로 심박수 변이도(HRV)가 클수록 그 사람은 부교감신경의 톤이 강하고 심장을 포함한 전반적인 건강 상태가 양호하다고 판정한다.

따라서 부교감신경(미주신경) 기능저하가 있는 사람은 자연스레 심박수가 증가하고 심박수 변이도(HRV)도 줄어들게 된다. 그 결과 심장의 박동 및 수축 기능이 모두 점차적으로 약해지는 과정으로 진입한다. 우리 몸의 세포들은 매일 새롭게 수리되고 재생된다. 이는 심장세포들에서도 마찬가지다. 세포들의 수리와 재생은 부교감신경(미주신경)이 우세한 상태에서 일어나기 때문에 심혈관계와 심장 기능을 개선시키기 위해 평소 부교감신경(미주신경)을 강화하고 심박수 변이도(HRV)를 증가시켜 놓는 것이 여러 면에서 유리하다.

02. 미세 혈액순환 장애

부교감신경(미주신경)은 혈액순환을 촉진시키는 작용을 한다. 흔히들 많은 사람들은 혈액순환이 심장의 박동에 의해 형성된 양압작용에 의해 일어나는 것으로 알고 있다. 그렇지만 이는 분명 잘못된 상식이다. 실제 혈액순환의 원동력은 심장 박동이 아니라 가는 모세혈관 레벨에서 혈액을 끌어당기는 흡인력에 의해 일어난다. 이는 식물에서도 그렇고 심장이 없는 작은 동물에서도 관찰되는 원초적인 체액 순환의 근본 원리이다. 그래서 나는 이를 '모세혈관 음압 펌프'라 부르고 있다. 심장이 비록 양압 펌프로서 중심에서 멀리까지 혈액을 보내는 역할에 기여하는 것도 사실이지만 실제 혈액순환에서 더 중요한 작용을 하는 것은 가는 모세혈관에서의 흡인력이다. 그래서 심장의 박동을 혈압을 생성하기 위한 목적으로 간주하는 것은 매우 단편적인 생각이고, 실은 폐쇄된 순환 회로에서 모세혈관을 포함하여 전체 혈관의 개폐 상태에 따라 순환속도를 조절하기 위한 페이스메이커(Pacemaker) 역할을 수행하는 것이 심장이 박동하게 된 진짜 일차적 이유인 것이다.

이처럼 가장 기본적인 출발선에서부터 생리 현상을 바라보는 관점에 있어 차이가 있기 때문에 많은 사람들이 내가 주장하는 말을 선뜻 이해하지 못하고 의심하는 시선으로 바라보고 있어 몹시 안타깝기 그지없다. 포유동물처럼 몸 크기가 큰 동물들에서는 큰 혈관들이 있지만, 그것의 역할보다 항상 더 중요하게 전체 순환에 기여하는 요소는 가는 모세혈관들의 기능이란 사실을 언제쯤 깨달을 수 있을까? 이런 이유 때문에 나는 많은 사람들에게 비록 심장과 큰 혈관들이 박동한다고 해도 혈액순환의 기본을 모세혈관들이 모여 있는 미세순환 레벨에서 찾아야 한다고 늘 강조하고 있다.

이런 관점에서 바라보면 모세혈관 레벨에서 흡인력과 혈관의 열림 상태를 유지시키는 작용을 하는 것이 바로 자율신경 중에서 부교감신경이 하는 일이고, 반대로 교감신경은 이를 수축시키고 닫히게 만들어 순환 회로에서 고립시키는 역할을 한다는 점을 명확히 인식할 수 있다. 그래서 우리는 다시 한번 부교감신경(미주신경)을 활성화시키는 것이야말로 곧 몸에서 혈액순환을 증진시키는 근본적인 길에 해당된다는 점을 확실히 깨닫게 되는 것이다.

많은 사람들이 만병의 근원이 혈액순환 장애에 있다고들 말한다. 그러나 내 생각으로는 그렇게 말하는 것이 매우 잘못된 편견의 결과라 생각한다. 혈액순환을 생각할 때 혈관 자체만 볼 것이 아니라 혈관의 상태를 조절하는 자율신경의 상태를 반드시 함께 고려해야 하는데 피상적인 겉모습만 보고 그 이면에 숨어있는 진정으로 중요한 요소인 혈관벽의 신경톤(vasomotor tone)을 인지하지 못하는 것은 엄청난 실수라고 생각한다. 그래서 나는 혈액순환을 좋게 하기 위해서는 무엇보다도 먼저 그 사람의 부교감신경(미주신경)의 톤을 증대시키는 일을 열심히 해야 한다고 늘 주장하고 있는 것이다.

미주신경을 통해 부교감신경의 신호들이 활성화되면 해당 영역의 모세혈관들이 이완되면서 더 많은 혈액을 받아들이기 때문에 해당 부위의 세포들의 기능이 개선되고 대사작용도 활발해진다. 그래서 영양 흡수가 증가하고 노폐물 배설도 원활하게 이루어진다. 그러나 반대로 부교감신경(미주신경)의 기능이 저하되고 교감신경이 항진된 상태에서는 내장 속의 모세혈관들이 닫혀서 혈액이 위장관, 간, 췌장, 비장, 신장, 각종 분비샘들로부터 멀어져 팔다리 근육 쪽으로 재배치되므로 주요 핵심 장기나 조직들의 기능이 저하될 수밖에 없다. 여기서 심장 근육도 모세혈관으로 구성된 말초 장기라는 점을 이해한다면 부교감신경(미주신경)이 약화된 사람들에서 심장발작이 왜 잘 일어나는지도 쉽게 이해할 수 있을 것이다. 따라서 심장병도 그 근본은 부교감신경(미주신경)의 기능저하와 관련이 있다는 사실을 이제 여러분도 충분히 납득하여 받아들일 수

있을 것이라 믿는다.[20]

03. 심장발작(심실수축력 약화): 심실 모세혈관의 기능 저하

심장 근육 속에는 작은 모세혈관들이 발생학적으로 풍부하게 내재되어 있다. 따라서 심근 혈액순환은 관상동맥보다 심근 속에 존재하는 작은 모세혈관들의 연결 및 그들의 열림 상태에 더 많이 의존한다. 그런데 이와 같은 작은 모세혈관들의 열림 여부는 거의 전적으로 부교감신경(미주신경)이 우세한 상태에 의존하기 때문에 만약 심장 근육의 혈액순환을 개선하고자 한다면 자신의 몸을 부교감신경(미주신경)이 우위를 점하는 상태로 먼저 바꿔 놓아야 한다.

만약 부교감신경(미주신경)의 기능이 저하된 상태로 오랜 기간 지속되면 심근은 상당히 부담을 받고 심박수는 증가된 상태로 재설정된다. 그러면 당연히 심근 레벨에서 대사 요구량이 증가하여 심근 대사가 산소가 없이도 진행되는 포도당 의존형 해당작용(glycolysis) 모드로 변하게 된다. 그 결과 심근세포 주변에 젖산과 같은 산성 노폐물이 증가하여 작은 모세혈관들이 더욱 수축되고 대사 산증(metabolic acidosis)이란 국소적 환경이 만들어진다. 그러면 심근 모세혈관들이 혈액을 끌어당기는 흡입력을 잃고 더 이상 혈액을 그 속으로 받아들이려 하지 않는 상황으로 발전하게 된다. 이런 상황이 지속되면 심근으로 혈액을 보내는 심장 표면의 관상동맥 내의 압력이 증가하여 그 속의 혈관내피세포가 손상을 입고 그곳에 죽상 플레이크가 생기게 되는 것이다.

그래서 나는 심장발작이 관상동맥이 막혀서 생기는 질환이 아니라 심근에서 모세혈관들이 혈액을 받아들이려 하지 않기 때문에 생기는 질환이라 강조하고 있는 것이다.[21] 그리고 이런 관점에서 보았을 때 심장발작의 진짜 근본 원인은 죽상 플레이크가 아니라 심근 자율신경의 불균형 즉, 부교감신경(미주신경)의 약화로 인해 교감신경이 상대적으로 우위를 점하는 상태가 장기간 조성된 것이 진짜 근본적 원인이란 사실을 깨달을 수 있다.

따라서 부교감신경(미주신경)이 약화된 사람은 심장병은 물론 심장발작을 경험할 위험성이 크게 증가한다. 더구나 이런 사람이 생활 속의 스트레스로 인해 교감신경이 항진되는 스트레스에

---

20) 이 점에 대해서는 본인의 다른 저서인 『심장발작, 왜 생기는가?(2020, 이모션북스)』에 좀 더 자세히 적혀 있다.

21) 이 점에 대해서는 본인의 다른 저서인 『심장발작, 왜 생기는가?(2020, 이모션북스)』에 좀 더 자세히 적혀 있다.

자주 반복적으로 노출되면 심근 대사가 지방질보다 포도당을 사용하는 형태로 바뀌면서 대사산증(metabolic acidosis)이 발생하고 심근 허혈 증상들이 나타날 가능성이 크게 증가한다. 그러므로 심장병 발생 원인에 대해 현행 주류 심장의학에서 말하는 관상동맥 원인설은 잘못된 것이고 장기간에 걸쳐 심근에 대한 부교감신경(미주신경)의 영향력이 감소되고 스트레스로 교감신경의 지배력은 증가하여 자율신경 및 관련 대사 불균형이 조성된 것이 주된 원인이라는 점을 분명히 깨닫고 그런 방향으로 새로운 대책을 수립해야 한다.

최근에 치아 및 구강 속 염증이 심혈관질환을 일으키는데 많은 기여를 한다는 주장이 계속 나오고 있다. 이런 주장의 근거는 두가지로 하나는 세균 독소들이 혈액을 타고 돌아다니다가 혈관내피세포층에 균열이 생긴 곳을 발견하면 그 곳에 유착하여 혈관염을 일으키기 때문이라는 주장이고 다른 하나는 치아 감염으로 독소들이 턱 뼈와 얼굴, 목 등에 분포하는 삼차신경, 안면신경, 설인신경 등의 분지를 타고 역방향으로 이동하다가 주변에 가까이 있는 미주신경까지 중독시켜 그 기능을 약화시키기 때문에 그렇게 된다는 주장이 존재한다. 이중 후자의 기전은 바로 앞서 제4장에서 언급한 '미주신경 중독증' 기전에 해당되는 것이다. 그래서 미주신경 중독증 기전 역시 평소 부교감신경(미주신경)의 기능과 톤을 약화시키는 주요 요인중 하나라 간주해 볼 수 있다.

이상에서 우리는 심장병을 예방하기 위해 평소에 자신의 부교감신경(미주신경)의 톤을 충분히 강화하고 교감신경의 항진이나 독주를 적절히 제어하는 일을 열심히 실천해야 한다.

04. 부정맥

부교감신경(미주신경)이 약화되면 상대적으로 교감신경이 항진됨으로써 심박수가 증가하고 부정맥이 발생할 가능성도 커진다. 주로 맥이 빠른 부정맥(심실성 또는 상심실성)이 발생하게 된다.

심방세동의 경우 운동을 하는 도중에 교감신경이 더욱 우세해져서 세포 내로 칼슘 이온의 이동이 증가함으로써 발생하는 경우가 제일 흔하다.[22]

◇◇◇◇◇◇◇◇◇◇◇◇◇◇◇◇◇◇◇◇◇◇◇◇◇◇◇◇◇◇◇◇◇◇

22) 심방세동은 부교감신경이 우세한 상황에서도 생길 수 있다. 그러나 그런 경우는 상대적으로 드문 편이다.

> ### 부교감신경(미주신경) **기능저하가 되면**
>
> - 심박수가 증가하고 불안증이 증대된다.
> - 모세혈관들의 기능이 저하되어 미세순환 장애가 발생한다.
> - 미세순환 장애로 인한 질환들: 심근경색, 신부전, 망막질환, 소화기능 저하, 발기부전 등
> - 가는 신경세포들의 퇴행 역시 모세혈관의 기능저하와 관련 있다.
> - 몸속 환경이 국소적으로 산성화됨: 심장발작, 암 발생,
> - 말초순환 장애, 수족냉증 등

참고)

교감과 부교감신경은 서로 균형을 잘 이루고 있어야 한다. 일반적으로 교감신경이 우세한 상황은 실제 생활 속에서 자주 목격할 수 있다. 그러나 부교감신경이 우세한 경우는 실생활에서 목격하기 힘들다.

그 이유는 주로 잠을 자는 동안에 부교감신경이 우세하기 때문이다. 그러나 간혹 깨어 있는 동안에 부교감신경이 상대적으로 우세한 경우를 목격할 수 있는데, 가장 대표적인 경우가 혈관미주신경 실신(vasovagal syncope)이 발생할 때이다. 이들은 모두가 자율신경의 기능과 톤의 저하로 인해 발생하는 것으로 그 기전에 약간의 차이가 있다.

> ### 자율신경 기능저하의 또 다른 실례: **실신**(syncope)
>
> 실신은 뇌로 가는 혈액량이 갑자기 줄어들어 의식을 잃고 쓰러지는 경우를 말한다. 이는 부교감신경(미주신경)의 기능과 톤이 약해서 오는 것이 아니라 반대로 그것이 너무 강할 경우 또는 상대적으로 교감신경에 비해 강할 경우에 발생하는 현상이다.
>
> #### 1. 혈관미주신경성 실신(vasovagal syncope)
>
> 드물지만 부교감신경(미주신경)의 톤이 너무 강하게 나타나서 심박수가 갑자기 느려지고 혈압이 떨어지면서 실신을 하는 경우가 있다. 이를 '혈관미주신경성 실신(vasovagal syncope)' 또는 줄여서 '미주신경성 실신(vagal syncope)'이라 부른다.
>
> 혈관미주신경성 실신이 일어나는 경우를 조사해 보면 평소 자율신경 톤이 전반적으로 약해져 있는 상태에서 긴장할 때 그 반동으로 갑자기 부교감신경(미주신경)의 활성 및 톤이 매우 강하게 증가하면서 교감신경의 톤을 상대적으로 위축시키기 때문에 그렇게 되는 것이다. 이런 경우 심박수와 혈압이 갑자

기 떨어져 어지럽거나 의식을 잠시 잃을 수 있다. 그렇지만 대부분 곧바로 회복하기 때문에 생명에 위협이 되는 일은 드물다. 이런 일은 평소 자율신경의 상태가 건강한 사람에게는 잘 일어나지 않고 그 기능, 특히 교감신경의 기능이 약해져 있는 사람에게서 잘 일어난다.

가장 흔히 볼 수 있는 경우가 병원에서 주사를 맞고 바로 어지럼증을 느끼거나 실신하는 경우라 할 수 있다. 긴장된 상태에서 주삿바늘 또는 그 속의 약물이 부교감신경(미주신경)을 강하게 자극함으로써 미주신경에 의한 반사 반응이 나타나는 것이다. 이와 같은 '혈관미주신경성 실신'은 자율신경계의 불균형으로 발생하는 일이라서 흔하지는 않지만 간혹 일어날 경우 많은 사람들을 당황시킬 수 있기 때문에 미리 이 점에 대해 충분한 사전 지식을 갖춰 두고 있는 것이 임상에서 많은 도움을 준다.

이 밖에 다른 경우에서도 '혈관미주신경성 실신'이 일어날 수 있는데 그 원인도 매우 다양하고 젊은 사람의 경우와 나이 든 사람의 경우 그 발생 원인에 있어서 차이가 있을 수 있다. (예: 젊은 사람은 주로 운동, 노인들은 심장성으로 발생한다.) 그러나 공통적이고 중요한 점은 미주신경의 반사작용이 강하게 일어나기 때문에 그런 일이 생긴다는 점이다. 특히 평소 부신 기능이나 교감신경의 톤이 매우 저하되어 있는 사람들 사이에서 이런 부교감신경의 반사작용이 갑자기 일어나면 반응이 크게 증폭되기 때문에 실신까지 생기게 되는 것으로 이해하면 된다. 이런 이유로 오랜 시간 스트레스에 시달려 지쳐 있거나 긴장된 몸을 유지해 온 사람을 다룰 때에는 매우 조심해야 한다.

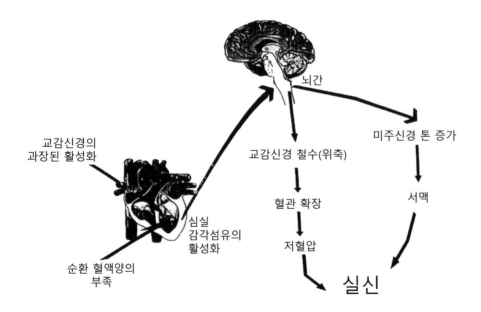

▶ 그림 21. 혈관미주신경성 실신(vasovagal syncope)의 발생 기전

2. 체위성 실신(postural syncope): 자율신경 기능저하로 인한 실신

부교감신경(미주신경)의 과잉 반사 작용과 구분해야 할 것으로 체위성 실신(postural syncope) 또는 기립성 저혈압(orthostatic hypotension)이라는 것이 있다. 이것은 누워있다가 갑자기 일어나면 어지럼 증을 느끼거나 쓰러지는 경우다. 이는 혈액이 흉강 속에 있다가 갑자기 일어서면서 복강 또는 하지 쪽으로 이동하기 때문에 뇌로 가는 혈류량이 감소해서 그런 것이다. 이런 경우 심장으로부터 박출되는 혈액량에 갑작스러운 변화가 오는 것을 자율신경이(특히 교감신경 파트가) 즉시 조정해 주어야 하는데, 그럴 능력이 저하되어 있기 때문에 일어나는 현상으로 유추해 볼 수 있다. 따라서 이 경우에는 부교감신경(미주신경)의 기능적 결함보다 교감신경의 기능 자체에 더 큰 문제가 있는 경우라 할 수 있다. 또한 혈액량이 너무 부족한 경우에도 이런 일이 생길 수 있다.

그렇지만 상기한 두 가지 실신 사이에는 서로 공통되는 부분이 있다. 그것은 혈관미주신경성 실신이든 체위성 실신이든 모두 뇌로 가는 혈류량이 갑자기 감소하기 때문에 어지럼증을 느끼거나 또는 의식을 잃고 쓰러지게 된다는 점이다. 차이점은 혈관미주신경성 실신은 부교감신경(미주신경)의 톤이 강한 것이 우선이고 체위성 실신은 교감신경의 톤이 약해져 있는 점이 일차적 원인이라서 그런 일이 생기게 된다는 사실이다.

혈압은 평소 자율신경계에 의해 조절된다. 그래서 갑자기 혈압이 떨어질 경우 이를 즉각적으로 바로잡는 능력이 그 사람이 가지고 있는 자율신경계의 능력 중 하나에 해당한다. 만약 자율신경의 능력이 살아 있다면 바로 이와 같은 변화에 대처하여 혈압을 일정하게 유지하려는 효과를 발휘할 것이다. 그러나 자율신경의 능력이 약한 경우에는 혈압이 떨어지고 난 뒤에 이를 바로잡을 때까지 약간의 시간 차가 생기게 된다. 바로 이런 시간 차이로 인해서 발생하는 것이 미주신경성 또는 자율신경성 기능저하로 인한 실신인 것이다. 이런 경우 대부분 자율신경의 기능이 조금 있다가 다시 회복되기 때문에 혈압도 그때가 되어서야 정상으로 돌아온다. 그렇지만 짧은 기간 동안 실신 기간이 있기 때문에 의식이 정상으로 돌아온다고 해도 몹시 피곤함을 느끼고 간혹 헛구역질도 할 수 있다. 그래서 우리는 이런 현상이 나타나는 것을 보고 평소 그 사람이 자율신경의 불균형 또는 기능저하를 가지고 있는지 여부를 역으로 판단해 볼 수 있다.

그럼 자율신경이 왜 이렇게 기능저하(dysautonomia)에 빠지는가?

먼저 유전적으로 약한 사람들이 있다. Ehlers-Danlos 증후군, Charcot-Marie-Tooth 질환 등이 그런 경우다. 이런 질환을 가진 사람들에서는 자율신경의 기능저하 증세가 자주 나타난다. 그 밖의 경우로는 임신, 신체적 외상, 수술 등의 경우에 나타날 수 있다. 그러나 가장 흔한 경우는 면역 및 대사 상태의 조건 변화가 발생한 경우라 할 수 있다. 가령 신경 시스템의 세포들이 대사작용에 필요한 올바른 영양소들을 얻지 못할 때 또는 몸에 신경 독소들이 많은 양으로 존재할 때 신경세포들이 제 기능을 충분히 발휘하지 못하게 된다. 그럴 경우 신경세포들이 신속하고 즉각적인 반응을 보이기 힘들고 더구나 신경 조직을 침범하는 자가면역성 질환이 존재할 경우에는 문제가 더 심각해진다.

특히 한 장기 속으로 교감신경과 부교감신경(미주신경)이 신경총(nerve plexi)에서 같이 공급되는 장기에 자가면역성 질환이 발생하는 경우에는 문제를 해결하는 일이 정말 어려워진다. 파킨슨병, 사르코이도시스, 크론병, 궤양성 대장염, 쇼그렌 증후군, 아밀로이도시스, 심지어 만성 염증성 탈수초 다발성 신경염(chronic inflammatory demyelinating polyneuropathy) 같은 것들이 그런 예에 해당된다.

그래서 누군가 미주신경성 실신이나 또는 잦은 현기증 증상을 경험한다고 하면 혹시 그 사람의 몸속에 대사 장애 또는 면역 질환이 잠재되어 있을 가능성을 의심해 보아야 한다. 그리고 그런 것들에 대한 조사 작업이 신속하게 진행되어야 한다. 이때 기능의학 검사나 기능의학적 관점에서 신경 검사를 다시 해보면 자율신경의 기능이 부적절한 상태인지 아니면 미주신경이 과도하게 항진된 경우인지 찾아낼 수 있다.

잘 알다시피 심박수, 혈압, 심박출량 등은 자율신경에 의해 정밀하게 조절되는 항목들이다. 마치 산업 공학에서 로봇이나 기계가 자율 조절 기능에 의해 세팅된 대로 작동되는 것과 같다. 그런데 만약 이런 항목들이 즉각적으로 바로 조율되지 않는다면 이는 자율신경의 기능에 이상이 있다는 신호로 받아들일 수밖에 없다. 그래서 이를 교감신경과 부교감신경(미주신경)의 기능이 불균형 상태에 있음을 말해주는 신호로 받아들이고 일찌감치 그것에 현명하게 대처하는 자세를 갖춰 놓는 것이 건강을 지키는 올바른 방법이 됨을 알고 있어야 한다.

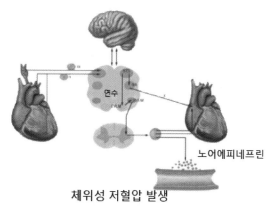

정상적인 혈압 조절

검은색: 구심성 신호
빨간색: 원심성 교감신경
파란색: 원심성 부교감신경

실선: 신호가 정상일 때

점선: 신호가 약화되어 있을 때

연수

노어에피네프린

체위성 저혈압 발생

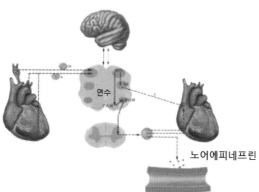

연수

노어에피네프린

▶ 그림 22. 체위성 저혈압 발생 기전

A. 정상일 때: 동맥 혈압이 저하되면 경동맥동과 대동맥궁에 위치한 압력수용체(설인신경과 미주신경의 구심성 섬유 말단들)의 부담이 줄어들면서 이 신호가 연수 속 NTS(nucleus of the tractus solitarius)로 전달된다. 그 결과로 인해 심장과 혈관으로 연결된 교감신경 자극이 증가하고 심장으로 가는 부교감신경이 저하된다. 교감신경의 원심성 신호가 NTS에서 CVLM(caudal ventrolateral medulla)와 RVLM(rostral ventrolateral medulla)을 거쳐 교감신경절을 통해 심장과 말초 혈관에 전달된다. 그렇게 되면 노어에피네프린의 작용으로 말초 혈관이 수축되고 심장의 박동과 수축력도 증가하게 된다. 한편, NTS에 연결된 부교감신경핵인 의문핵(NA; nucleus ambiguous)은 이런 변화로 인해 심장에 전달하는 부교감신경 작용을 덜 전하게 된다. 그래서 심박수가 빨라지게 되는 것이다.

B. (신경성) 체위성 저혈압일 때: 위와 같은 중추성 또는 말초성 자율신경 경로에서 신경섬유의 퇴행으로 인해 교감신경 섬유에서 노어에피네프린 방출이 적절하지 못할 경우에는 갑작스러운 자세 변화에 따른 말초 혈관의 저항성을 적절하게 유지하지 못하고 동시에 심장에 대한 박동수와 수축력 조

절 기능도 약화된다.
- 붉은 실선: 교감신경 섬유
- 푸른 실선: 부교감신경 섬유
- 점선: 신호 약화

제7장

소화 과정의 기능 저하

01. 미주신경은 소화의 전 과정을 조율한다

혹시 주변 사람으로부터 식사를 너무 빨리 한다는 소리를 듣는 사람이 있는지 묻고 싶다. 또한 음식을 먹을 때 입속에서 몇 번을 씹고 난 뒤에 삼키는지 세어 본 적이 있는지 여부도 묻고 싶다. 여러분도 직접 다음번 식사 때 이를 테스트해 보길 바란다. 그리고 식사를 보통 몇 분 안에 마치는지 시간도 측정해 보길 바란다.

이처럼 식사를 할 때 꼭꼭 씹으면서 천천히 즐겨가면서 먹는 습관을 갖는 것이 매우 중요하다. 그것은 미주신경을 통해 소화기관에 신호가 전달되는 과정에 있어 어느 정도 시간이 걸리기 때문이다. 따라서 만약 여러분이 위장관에서 진행되는 소화 과정의 진행 순서를 어느 정도 알고 있다면 그에 맞는 식습관을 실천하고자 더욱 노력하게 될 수 있을 것이라 생각한다.

먼저 배가 고픈 경우 우리 몸은 장내세균들로부터, 그리고 몸속의 다른 세포들로부터 신호를 받는다. 에너지를 생산하는데 필요한 영양분을 섭취하라는 신호와 나중에 이를 사용할 수 있도록 그것을 비축해 두라는 신호 등을 받는다. 대영양소 중에 지방과 탄수화물은 에너지 생산을 위한 연료 역할을 주로 하고 단백질과 아미노산들은 몸의 구조물과 기능성 물질을 만드는 데 주로 사용된다. 그러므로 모든 세포들에게 대영양소는 반드시 필요한 물질에 해당한다고 말할 수 있다. 한편 세포 속에서 진행되는 여러 대사 과정이 원활하게 일어나기 위해서는 미세영양소들도 필요하다. 비타민, 미네랄 같은 미세영양소들이 있어야만 세포들의 각종 생화학적 기능들이 제대로 효율적으로 진행될 수 있기 때문이다. 소화는 음식을 통해 이런 영양소들을 언는 과정이다. 그러므로 우리가 건강하기 위해서는 몸 안에서 완벽하고 제대로 된 소화 과정이 진행되어야 한다는 전제가 반드시 깔려 있음을 명심해야 한다.

소화 과정은 섭취한 음식물이 물리적 화학적 반응에 의해 최소 단위로 분해되는 과정이기 때문에 시간적 요소가 중요하다. 그래서 어느 정도 시간이 걸릴 수밖에 없는 과정이란 점을 알아야 한다. 또한 음식이 기본적 성분으로 분해되기 위해서는 효소의 도움이 꼭 필요하다는 점도 알고 있어야 한다. 효소는 화학 반응을 빠르게 촉진시키는 촉매와 같은 역할을 한다. 그러므로 완벽한 소화가 일어나기 위해서는 충분한 시간 이외에도 소화효소가 반드시 필요하다. 그리고 이 과정은 마치 공장에서 물건을 생산하기 위해 컨베이어 시스템이 작동하는 것과 같다고 이해하면 된다. 즉, 한 과정이 끝나면 다음 과정으로 넘어가는 식으로 우리 몸에서 소화 과정이 순서대로 진행된다는 점을 알고 그에 따른 미주신경의 기능과 역할을 이해하려 노력할 필요가 있다.

보통 위장관을 통해 이상적인 소화 과정이 일어나려면 약 16-20시간 정도의 시간이 필요하다. 물론 사람마다 개인별 차이가 있고 같은 사람이라도 그 사람의 상태에 따라 또는 먹은 음식의 종류에 따라 소화 작용에 걸리는 시간이 약간 달라질 수 있다. 그렇지만 일반적으로 우리가 입에서 항문까지 섭취한 음식물이 통과하는 데 걸리는 통과 시간이 10시간 이내인 경우는 너무 빠른 경우에 해당되고 24시간이 넘는 경우에는 너무 느린 경우라고 할 수 있다. 물론 설사와 변비를 전적으로 통과 시간만을 기준으로 판정할 수는 없다. 그렇지만 많은 사람들이 설사와 변비의 차이를 이와 비슷한 시간적 개념 측면에서 이해하려 하기 때문에 그런 식으로 자주 말하곤 하는 것이다.

여기서 미주신경은 위장관의 연동운동에 관여하기 때문에 음식물의 통과 시간에 많은 영향을 준다. 예를 들어 만약 미주신경의 기능이 저하되어 있을 경우에는 위장관의 리듬 있는 연동운동이 많이 저하되기 때문에 음식물의 장내 통과 시간이 길어지게 된다.[23]

음식물의 통과 시간이 너무 빠른 경우에는(예: 10시간 이내) 몸에서 필요로 하는 영양분의 흡수가 충분히 일어나는 시간을 갖지 못하게 되는 문제점에 직면할 수 있다. 반대로 음식물의 통과 시간이 긴 경우에는(예: 24 시간 이상) 음식물이 장관 속에서 부패하여 독소 생산이 늘어나 장내세균이상증, 장내세균들에 의한 기회감염 증가, 장누수 현상 등이 발생할 위험성이 증가하게 된

---

23) 만약 여러분이 자신의 위장관 운동 상태와 음식물의 통과 시간을 알고 싶다면 참깨를 한 숟갈 먹고 이들이 대변에서 검출하는 데 걸리는 시간을 측정해 보면 된다. 제14장 참고.

다. 일반적으로 음식물의 통과 시간이 바람직한 범위 내에서 긴 쪽에 있을수록 장내미생물총의 다양성이 더 풍부해지는 경향을 확인할 수 있다. 즉 대장 속에 존재하는 균종들이 다양해지고 그들의 기능도 건강에 도움을 주는 편으로 작용하게 됨을 알 수 있다.

이런 장내세균들과 몸속의 세포들이 배가 고프거나 특정 영양소가 필요하다고 느끼면 그 신호가 미주신경을 타고 뇌에 전달되어 뇌에서 무엇인가 먹고 싶은 욕구(배고픔)를 갖게 만든다. 그러므로 여러분이 배고픔을 느끼는 것이 실제적으로는 여러분 장 속에 있는 장내세균들이 배고프다는 신호를 보내는 것이란 사실도 이참에 깨달을 수 있다.

그럼 지금부터 우리 몸이 음식을 소화시키는 과정을 순서대로 하나씩 알아보도록 하자. 먼저 여러분이 배고플 때 음식을 보거나 또는 냄새를 맡게 되면 입안에 침이 분비된다. 이것이 첫번째 소화 과정이다. 이것은 여러분이 입속으로 음식물을 넣기 전에 그것을 맞이할 사전 준비를 하는 것에 해당된다. 이런 상태에서 여러분은 음식을 입안에 넣고 충분히 잘 씹어줘야 한다. 입안은 위장관 전체 중에서 유일하게 치아라는 물리적 분해 도구를 가지고 있는 곳이다. 그러므로 이를 사용하여 섭취한 음식물을 충분히 잘게 부수어야 이후 진행되는 화학적 소화 작업이 원활하게 일어날 수 있다. 만약 치아를 사용하여 음식을 충분히 잘게 부수지 못한다면 혀와 입안에 있는 미각돌기들이 음식물을 제대로 느끼지 못하게 될 것이다. 정상적으로는 음식을 씹을 때마다 그 속에 지방질, 단백질, 탄수화물 등이 얼마나 함유되어 있는지 등에 관한 정보가 미각돌기를 통해 뇌로 전달되어야 한다. 그러면 뇌는 이 정보를 토대로 미주신경을 통해 위장, 간, 담낭, 췌장 등에 신호를 보내 위산, 담즙, 췌장 소화효소 등을 생산하여 분비할 준비를 갖추라고 명령하게 된다. 그런데 만약 미주신경 기능이 저하된 경우에서는 이런 정보 전달 및 소통의 기능들이 약화되어 이후 소화 작업에 필요한 위산이나 효소들을 충분히 생산하지 못하게 됨으로써 완벽한 소화가 일어나는 것을 방해하게 된다. 그 결과 영양 흡수도 감소하여 영양소 부족 증상을 경험하게 되는데 안타깝게도 많은 사람들이 이런 사실을 모르고 무조건 영양소 부족만을 탓하고 영양소 보충에만 모든 신경을 기울이고 있다.

미주신경에 의한 순차적 소화과정

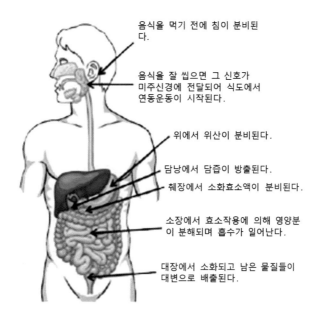

음식을 먹기 전에 침이 분비된다.

음식을 잘 씹으면 그 신호가 미주신경에 전달되어 식도에서 연동운동이 시작된다.

위에서 위산이 분비된다.

담낭에서 담즙이 방출된다.

췌장에서 소화효소액이 분비된다.

소장에서 효소작용에 의해 영양분이 분해되며 흡수가 일어난다.

대장에서 소화되고 남은 물질들이 대변으로 배출된다.

▶ 그림 23. 미주신경에 의해 진행되는 일련의 소화 과정

여러분도 틀림없이 식사를 서둘러 하지 않고 천천히 하면 음식을 더 맛있게 먹을 수 있다는 경험을 해 본 적이 있을 것이다. 이는 입안에서 음식을 씹는 데 오랜 시간을 보낼수록 미각 신호들이 관련 정보들을 뇌로 더 많이 전달하여 그렇게 되는 것이다. 실제로 매번 이런 식으로 꼭꼭 씹어서 식사를 하는 사람은 급하게 먹는 사람에 비해 먹는 양이 적은데도 불구하고 포만감을 더 잘 느끼고 소화흡수 작용도 뛰어나게 좋다는 연구 결과들이 많이 발표돼 있다. 그래서 잘 씹지 않고 빨리 먹는 것이 포만감을 저하시키고 더 많은 칼로리를 먹게 만듦으로써 영양 흡수도 적으면서 잘못된 음식들을 많이 선택하여 먹게 만드는 원인이 된다는 점이 과학적으로 충분히 입증돼 있는 것이다.

그러므로 우리는 무엇보다 먼저 완벽한 소화를 위해 무엇을 먹느냐 하는 것도 중요하지만, 어떻게 먹느냐 하는 식사 습관을 올바르게 배워 이를 먼저 실천하는 것이 더 중요하다는 점을 명심하고 있어야 한다.

음식을 꼭꼭 잘 씹으면 미주신경이 인두부와 후두부에 신호를 보내서 씹은 음식을 식도로 넘어가게 도와주고 이를 다시 식도의 연동운동을 통해 위장 속으로 들어가게 만들어 준다. 일단 음식이 위장 속으로 들어오면 위장은 이를 분해하여 대영양소들과 불용성 식이섬유로 구분

한다. 그리고 이를 계속 물리적으로 잘게 쪼개 유미즙(chyme) 형태로 만든 뒤 이를 소장으로 내려보낸다. 소장에서는 간과 담낭 그리고 췌장이 담즙과 소화효소들을 방출하여 유미즙을 더욱 잘게 분해하여 소장 점막을 통해 영양분이 혈액 속으로 흡수될 수 있게 만들어 준다. 그리고 소장에서 흡수된 지방, 탄수화물, 아미노산 같은 영양소들은 일단 간으로 보내져서 그곳에서 여과된 후 필요에 따라 각 세포들에게 배분되어 에너지 생산을 위한 연료로 사용되거나 또는 세포를 구성하는 여러 물질들을 만들기 위한 재료로 사용된다.

이런 과정에서 미주신경은 불용성 식이섬유들이 소장을 따라 내려가면서 회맹판막(ileocecal valve)을 통과하여 대장으로 넘어가는 것도 도와주는 작용을 한다. 그러면 대장 속에 서식하는 장내세균들이 이들 식이섬유를 분해하여 인체에 필요한 비타민, 미네랄, 신경전달물질과 호르몬의 전구체 등을 만드는 데 활용한다.[24]

이처럼 위장관 속의 소화 과정 전체는 미주신경의 작용에 의해 끊임없이 중추신경계와 정보를 주고받으며 조절되고 있다. 따라서 소화작용이 원활하게 진행되려면 가능한 스트레스가 없거나 낮은 상태를 유지하는 것이 무엇보다 중요하다. 그래야만 미주신경의 신호가 위장관의 각 부분에 적절하게 그리고 알맞은 시기에 전달될 수 있게 되는 것이다. 그래서 만약 반대로 소화작용이 원만하게 진행되지 못할 경우를 접하게 되면 항상 연결선 역할을 하는 미주신경의 기능 저하를 먼저 의심해 보는 태도를 견지할 필요가 있다.

02. 식사 환경의 중요성

아침에 시간에 쫓겨 뛰어가면서 김밥을 먹으며 출근하거나 등교하는 것은 스트레스가 강한 상황에서 식사를 하는 위험한 행동에 해당된다. 또한 사무실에서 컴퓨터 작업을 하면서 또는 전화를 받으면서 점심식사를 하는 것 역시 스트레스가 주어지는 상황에서 하는 식사라서 올바른 식사라 말할 수 없다.

일반적으로 자신이 먹는 것에 모든 신경을 집중하지 않은 채 식사를 하면 뇌와 위장관 사이에 올바른 신호전달이 일어나지 못해 소화작용도 그만큼 원활하게 진행되지 못하게 된다. 게다

---

24) 식이섬유는 췌장에서 분비하는 소화효소들로 분해되지 않는다.

가 바쁘고 긴장된 스트레스 상황에서는 자신의 몸에 도움을 주는 올바른 음식을 선택하지 못하고 자극적이고 당분이 넘치는 음식들을 주로 선택하는 경향을 보이기 때문에 소화가 더욱더 잘 일어나지 못하게 된다. 만약 여러분이 이런 식의 식사 패턴을 자주 반복하면 할수록 미주신경이 자기 기능을 제대로 수행하지 못하고 기능을 잃고 약해지는 상태로 빠지게 될 것이다.

그러므로 소화 과정이 착착 순서대로 원만하게 진행되려면 무엇보다 먼저 미주신경이 위장관과 뇌 사이의 신호를 올바르게 전달해 줄 수 있어야 한다. 이를 위해 식사를 급하게 하지 말고 스트레스가 없는 상태에서 시간적 여유를 갖고 천천히 하는 것이 중요하다. 이 말은 식사 시간만큼은 제대로 된 장소에서 여유를 갖고 즐기면서 할 필요가 있다는 뜻을 내포하고 있다. 예를 들어 직장에서는 가능한 자신이 일하는 장소에서 벗어나 다른 장소나 야외에서 식사를 하는 습관을 들이는 것이 좋다. 그러나 만약 피치 못해서 서둘러 식사를 해야 할 상황이라면 식사 대신에 커피나 차를 마시는 것으로 대신하는 게 좋다. 그리고 음식을 먹는 식탁 위에는 가능한 음식 이외의 다른 책이나 서류를 올려놓지 말 것을 권장한다. 그런 것들이 있으면 아무래도 식사에 집중하지 못하게 될 가능성이 증가하기 때문이다. 그래서 식사 환경을 여유롭고 편안하게 조성하는 것이 천천히 꼭꼭 씹어 식사하는 것 못지않게 미주신경의 기능을 강화하는 데 중요한 작용을 한다는 점을 꼭 명심하길 바란다.

소화작용과 미주신경

미주신경은 일련의 소화 과정 전반에 걸쳐 그것들이 순차적으로 효율적으로 일어나게 도와주는 작용을 한다. 그래서 무엇을 먹느냐도 중요하지만 어떻게 먹느냐 역시 매우 중요한 사항이라 하지 않을 수 없다. 또한 식사를 하는 주변 환경도 매우 중요하다.

우리는 가능한 미주신경이 활성화되어 부교감신경이 우위인 상태에서 식사를 해야만 한다. 그래야만 섭취한 음식물들을 잘 소화시켜 그것으로부터 필요한 영양분들을 효율적으로 흡수할 수 있다. 만약 반대로 스트레스가 있는 상태에서 식사를 하면 일련의 소화작용들이 원활하게 진행되지 못해서 오히려 몸에 많은 피해를 입힐 수 있다. 그래서 "식사하는 법만 제대로 지켜도 큰 병에 걸리지 않는다"는 옛 조상들의 격언을 늘 상기해 가면서 살아가는 것이 현명한 일이다.

03. 포만감 반사작용의 약화

식사량을 조절하는 데 어려움을 겪는 사람들이 종종 있다. 음식을 먹고 난 뒤에도 무언가 부족해서 다시 먹을 것을 조금 더 찾는 습관을 가진 사람들이 의외로 많이 있다. 이런 사람들은 비만이 되기 쉽고 식습관을 고치기가 정말 어렵다. 지금까지 그 이유가 렙틴이란 호르몬의 저항성이 발생했기 때문이라 설명되어 왔다. 그러나 이를 미주신경의 관점에서 다시 해석하면 위장에서의 신경학적 반사 경로가 늦게 작동해서 일어나는 현상이라고도 재해석해 볼 수 있다.

미주신경은 위장에 그 가지를 뻗고 있어 위장의 상태를 파악하여 그것을 뇌로 보고하는 역할도 맡고 있다. 문제는 미주신경이 감지하여 올려보내는 신호전달 과정이 느려서 이 신경에 의한 포만감 반사 작용이 늦게 나타나는 경우라 할 수 있다. 다시 말해 식사를 마칠 무렵에는 위장이 늘어나서 배가 부르다는 신호를 미주신경이 빨리 뇌로 전달해 주어야 하는데, 이 신호전달이 느려지기 때문에 뇌에서는 아직도 배가 덜 찬 줄 알고 더 먹고 싶어 하는 욕구를 그대로 간직하고 있는 경우라 할 수 있다. 이런 일은 특히 스트레스가 많은 상황에서 식사를 할 때 또는 패스트푸드 음식을 먹을 때 더 잘 일어난다. 그래서 우리가 부교감신경이 우세한 편안한 상태에서 식사를 하지 않는 한 포만감을 느끼는 것이 힘들어서 자꾸 과식하는 경향을 띠게 된다는 사실을 잊지 말아야 한다. 모든 사람이 스트레스 상황에 처하면 부교감신경(미주신경)이 상대적으로 억제되기 때문에 배가 부르니 그만 먹으라는 신호를 위로부터 받기가 어려워진다.

그러므로 미주신경이 제대로 기능할 수 있게 앞서 말한 대로 긴장된 상태에서 급하게 식사를 하는 습관을 버려야 한다. 몸이 충분히 이완된 상태에서 주위 사람들과 편안하게 함께할 수 있는 그런 환경에서 식사를 해야만 부교감신경(미주신경)이 활성화되어 위장에서 포만감 반사작용을 신속하게 뇌로 전달하는 일을 잘할 수 있다.

04. 잘못된 음식 선택의 결과

건강 토론에 있어서 가장 핵심 주제는 우리가 건강을 위해 어떤 음식을 선택해서 먹을 것인가 하는 주제다. 그러나 이에 대한 연구 결과들을 종합해 보면 부교감신경(미주신경)에 좋은 특별한 식단이 따로 있는 것이 아님을 알 수 있다. 그래서 나도 이 책에서 어느 특정한 식단을 먹으라고 여러분께 권하지 않을 것이다. 팰리오, 케토제닉, 비건, 저탄수화물, 건탄채알발 식단[25] 등 각자 자신에게 맞는 식단을 찾는 일련의 시행착오 과정을 거쳐서 현재의 자신에게 가장 알맞은 식단이 무엇인지 알아내려는 노력을 멈추지 않는 것이 가장 좋은 방법이라 생각한다. 그리고 그렇게 결정된 식단도 평생 고정된 것이 아니라 몸 상태에 따라 얼마든지 변경될 수 있음도 알아야 한다.

그러나 여기서 한 가지 확실하게 짚고 넘어갈 점은 나쁜 불량 식단은 분명히 실체가 있으며 우리가 그런 식단을 선택하여 먹을 경우 불완전한 소화, 영양 흡수 장애는 물론 미주신경의 기능저하 발생 같은 일들을 연달아 발생시켜 건강 상태를 많이 훼손할 수 있다는 사실을 깨달아야 한다는 것이다. 이는 매우 중요한 사항이기 때문에 여러분이 어느 식단을 택하든 간에 상관없이 건강에 부정적인 방향으로 영향을 주는 나쁜 식품들은 절대 먹지 않는 식사법을 지키라는 충고를 꼭 해주고 싶다.

그럼 어느 것이 나쁜 식사인가? 우선 가공을 많이 한 식품이나 그것으로 조리한 음식들은 그 안에 유효한 성분들이 고갈되고 인공 화학첨가물들이 적잖이 포함되어 있기 때문에 아주 나쁜 식품이라 할 수 있다. 그러므로 여러분은 우선 마트에서 식품회사들이 가공한 식품들을 사지 않는 습관을 들여야 한다. 특히 박스에 담겨있거나 알루미늄 봉지, 캔에 담겨있는 것들을 사지 않도록 주의해야 한다. 이런 가공식품들은 유통 기한을 늘리기 위해 방부제를 많이 사용하고 유화제(emulsifier) 같은 식품 첨가물들도 많이 포함하고 있다. 그래서 이런 식품들을 많이 섭취하면 자신도 모르게 몸속의 염증 레벨이 증가하고 장내미생물들의 생태 환경도 변하게 된다. 이런 이유로 제품 성분표에 작은 글씨로 들어보지도 못한 여러 화학 성분들이 많이 적혀 있는 식품들은 가능한 구입하지 말 것을 권장한다. 그리고 제빵류, 제과류, 시리얼, 음료류 등도 여러 성분으로 만든 것은 사지 말고 피하라 권하고 싶다. 이런 것들은 대부분 저지방 고탄수화물 식품들이라서 영양가가 매우 낮고 미각만 자극하는 식품들이다. 그러므로 이런 식품들을 자주 섭취하면 장내미생물의 균형이 깨지게 된다. 외식을 할 때에도 패스트푸드점이나 포장 도시락 같은 것으로 식사를 하는 습관을 버리길 바란다. 이런 식사도 역시 몸속에 염증을 유발시키는 정제 식용유와 정제 당분을 많이 함유하고 있기 때문에 여러분 건강에 나쁜 영향을 줄 것이다.

25) 건강한 탄수화물, 채소, 알칼리성 발효식품으로 구성된 식단의 줄임말이다.

이렇게 나쁜 식사를 하면 장 속에 기회감염을 일으키는 세균들이 번식할 기회가 증가하게 된다. 그 결과 장 속에서 독소를 발산하는 균들의 비율이 늘어나 이들이 몸 안으로 들어와 각종 염증을 조장하는 역할을 하게 된다. 그 대표적인 예가 그람 음성균이 내는 LPS(lipopolysaccharides)라는 독소가 증가하는 경우다. 이들은 장 점막층의 긴밀한 밀착 부위를 약화시켜 장 속에 존재하는 여러 이물질과 세균들이 몸 안으로 들어갈 수 있는 통로를 만들어 준다. 그래서 이른바 장누수(leaky gut) 현상이 생기게 되는 것이다. 이렇게 독소들이 몸 안으로 침투하면 혈관내피세포, 갑상선, 뇌, 간 등 여러 세포들에 직접 손상을 주게 된다. 실제로도 실험실에서 동물들의 몸에 세균 염증을 일으키고자 할 때에는 이와 같은 LPS 독소들을 동물 몸에 주입하는 방법을 사용하고 있다. 이런 독소는 한꺼번에 많은 양을 주입하면 패혈증을 일으키지만, 적은 양으로 만성적으로 주입하는 상황에서는 저강도 염증 반응이 일어나게 된다. 주로 장 점막층에 염증과 기능저하를 기본적으로 일으키면서 더 나아가 전신성 염증을 일으키는 양상을 보여주기도 한다. 그 결과 이들을 상대해야 하는 우리 몸의 면역 시스템은 몹시 지치고 피곤해져서 결국 미주신경의 기능저하를 불러오는 방향으로 사태를 악화시키게 되는 것이다.

여러 연구에서 부교감신경(미주신경)의 활성화 조치가 LPS 독소들에 의해 유발된 염증 반응을 감소시키는 효과를 가지고 있다고 밝히고 있다. 그리고 반대로 LPS가 활개를 치며 장점막의 방어벽을 손상시키고 면역 시스템을 약화시키는 상황에서는 아무리 부교감신경(미주신경)을 활성화시키는 조치들을 시행한다고 해도 그것들이 무용지물이 될 수밖에 없다는 주장을 하는 연구 결과들도 많이 나와 있다.

이때 LPS에 의한 염증 반응을 약화시키고 뇌와 신경 특히 미주신경의 기능을 증진시켜 주는 식품을 많이 섭취하면 위와 같은 위험한 상황을 역전시키는 데 많은 도움 줄 수 있다. 나는 이런 식품들을 총칭하여 '항염증 식품'이라 부른다. 나의 '양생 프로그램'에서는 모든 만성질환을 치료하기 위해 항상 '항염증 식단'을 권장하고 있다.

뇌는 용적면으로 볼 때 다른 장기에 비해 지방질을 많이 함유하고 있다. 신경들도 지방질이 있어야 절연 효과를 얻고 정보전달 속도를 빠르게 할 수 있다. 그래서 만약 장기적으로 저지방 식단을 실천하는 사람은 뇌신경 계통에 여러 문제가 발생할 가능성이 높다. 그러므로 미주신경을 포함하여 뇌신경계의 기능을 증대시키기 위해서는 항상 양질의 건강한 지방을 섭취할 필요가 있다. 여러분이 양질의 건강한 지방을 섭취하게 되면 장점막에서 콜레시스토키닌(CCK)이 분비되어 장벽 속의 장내신경 시스템(ENS)과 미주신경에 제대로 된 신호를 보내줄 수 있다. 그러면 미주신경이 활성화되면서 '콜린성 항염증 경로'가 작동하기 때문에 체내 염증 반응의 레벨을 낮출 수 있게 되는 것이다.

그럼 좀 더 구체적으로 "무엇을 먹고 무엇을 피해야 하는가?"

이 질문에 대한 답은 간단하지 않지만 내 나름대로 여러분께 이 복잡한 질문에 대한 답을 간단히 요약해 설명하면 다음과 같다.

진짜 식품 또는 음식을 먹는다. 진짜 식품이란 자연에서 생산된 채소, 과일, 곡물, 양질의 축산물(육류, 달걀 등), 해산물 등을 말한다. 그리고 이런 싱싱한 식재료를 가지고 만든 음식을 말한다.

너무 많이 먹지 않는다. 음식을 천천히 즐기면서 먹는다면 과식하지 않고 자신에게 맞는 적당량을 먹을 수 있다.

식물성 식품을 더 많이 먹는다. 우리의 식탁에 오르는 식품의 약 75%가 식물성 재료들이다. 특히 채소와 과일은 제철에 맞게 다양하게 먹는 것이 중요하다. 다만 곡물과 과일은 너무 지나치게 많이 먹지 않도록 자제할 것을 권장한다. 그러므로 이런 원칙하에서 자신에게 맞는 식물성 식품들을 잘 골라서 먹는 연습을 꾸준히 실천하길 바란다.

그러나 오늘날 많은 사람들이 이와 같은 자연식을 하지 못하고 가공된 식재료를 사용하여 만든 음식들을 많이 먹고 있다. 그런 음식들은 가공이 많이 되어 있어서 분해가 잘된다. 그래서 많이 씹지 않아도 목구멍으로 쉽게 넘어가기 때문에 미주신경을 자극하는 일이 현격히 줄어든다. 또한 이런 가공된 식품으로 만든 음식들은 장내미생물의 균형을 교란시켜서 식탐을 유발하는 장내세균들을 많이 번창시키는 작용도 가지고 있다. 그래서 자꾸 가공된 식품이나 이들로 조리한 음식만을 먹고 싶게 만드는 일도 증대시킨다. 실제 임상에서 보면 이렇게 가공식품에 중독된 사람들을 쉽게 만나볼 수 있다.

이런 이유로 나는 다음과 같이 권하고 있다.

· 가공된 식품이나 그것들로 만든 음식은 피해야 한다.
· 패스트푸드, 미리 포장된 도시락, 캔에 담긴 식품 등은 피해야 한다.
· 인조 버터나 인조 크림을 함유한 음식을 피해야 한다.
· 튀김이나 식용유로 볶은 음식을 피해야 한다.
· 지나치게 단 음식을 먹지 말아야 한다.

참고)

많은 사람들이 지방에 대해 잘못 알고 있다. 양질의 육류나 달걀 속에 포함된 동물성 지방이나 생선 속의 지방은 양질의 건강한 지방으로 몸을 위해 우리가 꼭 섭취해야 할 중요 영양소들이다. 이에 반해 가공해서 만든 정제 식용유나 산화된 지방 또는 트랜스 지방은 피해야 할 지방들이다. 이에 대해 좀 더 자세히 알고 싶다면 본인의 다른 저서인 『**건강한 지방을 먹자**(2016, 이모션티피에스)』를 참고해 주길 바란다.

나도 평소 이런 원칙을 지키기 위해 많은 노력을 하고 있다. 만약 이런 원칙을 기억하기 어렵다면 '자통순신'이란 말만 기억하면 된다. 자(自)는 자연에서 생산된 식품이란 뜻이고 통은 통째로 식재료를 조리해서 먹으란 뜻이고 순(純)은 농약이나 항생제 등으로 오염되지 않은 순수한 유기농 식품을 먹으란 뜻이고 신(新)은 신선한 식품으로 요리하라는 뜻이다.

> 음식이 잘못되어 있으면 모든 약을 써도 효과가 없다.
> 반대로 음식을 제대로 골라 먹는다면 약이 필요 없어진다.
> -양생 의사 정윤섭-

05. 식품 속의 화학물질들

오늘날 식재료 속에는 농약, 제초제, 항생제 등과 같은 화학성분들이 들어있는 경우가 흔하다. 그래서 이런 것을 줄이고자 유기농 식품을 찾아 먹으라고 권하고 있지만 과연 얼마나 진짜 유기농 식품이 존재하는지 의구심이 든다. 이런 화학 성분들은 식품을 통해 우리 몸 안에 들어와 각종 세포들의 기능에 나쁜 영향을 끼치는 위험 요소들로 작용하게 된다.

가장 대표적인 것이 제초제 성분인 글리포세이트(glyphosate)다. 오늘날 농사를 지을 때 너무도 많이 사용하고 있어서 이것에 오염된 작물들이 우리 주변에 매우 많다. 콩, 옥수수, 카놀라, 면화, 알팔파, 사탕수수 등 대량 재배로 생산되는 작물들은 모두가 이 제초제를 사용하고 있다. 글리포세이트를 사용하면 해당 작물 속에 망간이란 미량 원소가 부족해진다. 그래서 나중에 인체에서 망간 부족으로 인해 대사 효율성이 떨어져 미토콘드리아 기능저하, 불안증, 통풍, 담즙 생산을 저해시키는 간 손상, 셀리악병, 관절염, 골다공증, 골연화증, 파킨슨병, 자가면역질환,

면역력 조절장애, 불임 등과 같은 각종 질환들이 발생할 수 있다. 특히 글리포세이트에 의한 망간 부족으로 뇌신경조직에 염증 레벨이 증가한다는 주장이 계속 나오고 있는 실정이다. 망간은 뇌의 특정 대사 과정에 꼭 필요한 물질로 이것이 부족하여 건강상의 문제를 야기하고 있음을 보여주고 있는 연구들이 속속 발표되고 있는 것이다. 또한 망간 부족은 면역력의 조절 과정에도 영향을 미쳐서 친염증성 사이토카인들이 많이 분비되게 만드는 효과를 일으키기도 한다. 특히 이 과정은 미주신경에 의해 매개되는 바로 그 과정이라서 더욱 중요한 의미를 지닌다. 뇌기능이 저하되면 당연히 미주신경의 기능도 함께 저하된다. 그래서 미주신경을 통한 신호전달 과정도 많이 약화되고 감소할 수밖에 없다. 안타깝게도 일단 뇌 조직에서 염증이 발생하면 이를 감소시킬 확실한 방법이 많지 않고 또한 늦게 발견되기 때문에 치료 기회를 놓치는 경우를 흔히 목격하게 된다. 그러므로 나는 글리포세이트로 인한 부작용을 줄이기 위해는 힘이 들더라도 가능한 유기농 식품을 찾아서 이를 구매하는 방법을 택하고 구입한 채소와 과일들을 잘 세척하여 먹는 행동을 실천하는 것이 그나마 가장 최선의 길이라 생각한다.

이 밖에도 가공식품들 속에는 여러 화학물질들이 들어있어 이들이 미주신경의 기능을 약화시키는 데 기여하고 있다.

06. 세균 과잉 증식과 미주신경 기능저하

소장 내 세균 과잉증식(SIBO; small intestinal bacterial overgrowth)은 소화장애를 일으키는 대표적인 상황이라 할 수 있다. 본래 대장에 서식해야 하는 장내세균들이 거꾸로 소장으로 침투하여 그 속에 존재함으로써 발생하는 아주 나쁜 상황인 것이다. 이런 상황이 벌어지면 자극성 장증후군(IBS), 크론씨병, 궤양성 대장염, 자가면역질환 등 각종 염증 및 면역성 질환들이 연이어 발생하게 된다. 그리고 이런 상황은 약초나 보충제를 사용하여 제대로 치료해 주지 않으면 자꾸 재발하는 경향을 보인다.

미주신경의 활동성이 정상적이라면 장 움직임을 상부에서 아래 방향으로 증가시켜 소장의 내용물들이 대장으로 내려가게 도와준다. 그런데 반대로 대장 속에 서식하는 장내세균들이 거꾸로 올라와 소장 속에 산다는 것은 장운동을 관장하는 미주신경이 제 기능을 하지 못해 많이 약해져 있다는 징표로 받아들일 수밖에 없다. 이런 일은 특히 대장에서 소장으로 내용물이 역류하는 것을 방지시키는 회맹판막(ileocecal valve)의 기능이 약화되어 있거나 또는 위장관 전체의 기능이 저하된 경우에 잘 일어난다. 그러므로 여러분이 소장 내 세균 과잉증식(SIBO) 상황을 가지고 있다면 자신의 미주신경 기능이 제 역할을 못 하고 약화된 상태에 처해 있음을 말해주는 소견으로 판단하고, 약초나 보충제를 복용하여 치료하는 것과 동시에 자신의 미주신경 톤을 하루속히 회복시키려는 노력을 열심히 병행해야 한다.

미주신경(부교감신경)의 기능이 저하되어 있으면 소화 능력이 저하된다. 그래서 다음과 같은 소화 관련 장애들이 나타난다.

- 위산 부족
- 위-식도 역류증
- 위장 운동 장애(gastroparesis) 및 위하수증
- 장누수 현상
- 장내세균 이상증
- 소장 내 세균 과다증식(SIBO)
- 자극성 장증후군(IBS)
- 궤양성 대장염
- 거식증 또는 폭식증 또는 과식

잘못된 식사 습관, 식사 환경, 음식 선택, 독성 식품첨가물(예: 농약) 등으로 미주신경 기능 저하가 발생하여 소화작용을 더욱 저하시킬 수 있다.

부교감신경(미주신경)을 강화하라

··· 제8장 ···
장내미생물총의 기능 저하

01. 미주신경은 장과 뇌 그리고 장내미생물총을 연결한다

우리 몸의 장 속, 구강 속, 피부 등에는 세균들이 살고 있는데 이들이 숙주와 관련하여 제 기능을 하지 못할 경우에는 몸에 큰 스트레스를 주는 요인으로 작용할 수 있다. 그러므로 자신의 몸속에서 함께 공생하는 세균들을 잘 관리하는 것이 정말 중요하다. 아마도 우리가 의식하지 못하는 낮은 수준의 레벨에서 우리 몸에 계속 긴장감을 주는 역할을 함으로써 우리 몸을 방어해 주는 작용을 하는 것이 이런 공생 미생물들의 긍정적 역할이 아닐까 생각한다.

대장 속에는 약 100조에 이르는 세균들이 살고 있다. 이는 우리 몸을 구성하는 인간 세포의 수(약 40~60조)보다 수적으로 많은 것이고 유전자 관점에서 보았을 때에도 세균들의 유전자 수가 인간 유전자 수보다 무려 100~150배 정도 더 많다. 하여튼 이런 사실들은 모두 많은 수의 세균들이 우리 몸속에서 공생하며 함께 살고 있다는 사실을 보여주는 증거들로, 이를 통해 우리는 이들의 구성 상태가 어떤 식으로든 숙주의 건강 상태에 영향을 미칠 것이란 사실을 충분히 짐작해 볼 수 있다. 따라서 우리는 이들을 잘 관리하여 그들의 상태를 우리 자신에게 유리한 파트너로 만들 필요가 있다.

그럼 이들의 상태를 어떻게 조절할 수 있는가? 그것은 바로 우리가 먹는 식사나 생활 습관들로 이들이 영향을 받기 때문에 먹는 것과 생활 습관을 조절하는 것이 곧 인체 미생물총의 상태를 관리하는 지름길이 된다는 점을 명심할 필요가 있다. 그래서 히포크라테스조차 '모든 병이 장에서 시작된다'는 말을 하였던 것이고 나는 이를 '모든 병은 입에서 시작한다'라는 말로 조금 바꿔 전하고 있다.

미주신경은 복강 속의 소장 및 대장 주변에 광범위하게 분포해 있기 때문에 장내미생물총의 상태를 인체의 중앙 통제 센터인 뇌에 전달하는 역할도 역시 미주신경이 담당할 수밖에 없다. 즉, 장 속에 서식하는 미생물들이 주변 위장관 상태에 정보를 전달하면 장벽에 존재하는 장내 신경 시스템(ENS)이 이를 감지하고 이것을 자신들과 연결돼 있는 미주신경을 통해 뇌까지 전달하는 방식으로 연결 관계가 형성돼 있는 것이다. 그렇지만 이것 말고도 또 다른 경로도 존재한다. 그것은 장내미생물들이 생산하는 펩타이드 물질들이나 장점막세포에서 생산하는 호르몬 같은 신호물질들 그리고 면역세포들이 방출하는 사이토카인 등에 정보가 실어서 이들이 혈액을 타고 뇌로 전달하는 경로라 할 수 있다(그림 23).

앞서 언급했듯이 미주신경은 양방향성을 지니고 있기 때문에 반대로 뇌에서 내려보내는 명령을 말초 위장관 세포들에 전달하는 역할도 맡고 있다. 그래서 위장관 벽의 평활근에 신호를 보내서 이들이 연동운동을 하도록 지시하기도 한다. 일반적으로 식사와 식사 사이에는 장벽 속의 이른바 '이동성 운동복합체(migrating motor complex)'라고 하는 것이 활성화되어 섭취한 음식물을 아래 방향으로 내려보내는 작용을 한다. 그리고 이때 뇌는 몸속 전체 상황을 파악하여 미주신경을 통해 면역세포들에게 항염증 작용을 하라는 신호도 같이 내려보낸다. 그래서 몸 안에서 염증이 진행될 경우 이것이 너무 지나치게 확산되지 않도록 견제하는 브레이크 역할도 담당하게 되는 것이다. 그러므로 이와 같은 복잡한 관계를 좀 더 거시적 관점에서 바라보았을 때 우리 몸의 장과 뇌는 확실히 연결되어 있음을 추정해 볼 수 있다. 그래서 이와 같은 관계를 '뇌-장 축 또는 연결성(Brain-Gut Axis or Connection)'이라 부르며 여기서 미주신경은 '뇌-장 축 또는 연결성'을 확실히 담보해 주는 명백한 실존적 해부학 구조물로 인식되고 있다. 아울러 미주신경은 장관 벽 속에서 장내신경 시스템(ENS)과 장 속에 서식하는 장내미생물들과 추가적으로 연결됨으로써 '장-미생물총 상호작용(Gut-Microbiota Interplay)'을 형성한다고 말할 수 있다.[26]

◇◇◇◇◇◇◇◇◇◇◇◇◇◇◇◇◇◇◇◇◇◇◇◇◇

26) 실제 **'뇌-장 축 또는 연결성'**과 **'장-미생물 상호작용'**은 자율신경 경로, 면역신호물질의 중계 경로, 호르몬과 대사물질에 의한 중계 경로 등을 모두 포함하는 개념으로 보아야 한다.

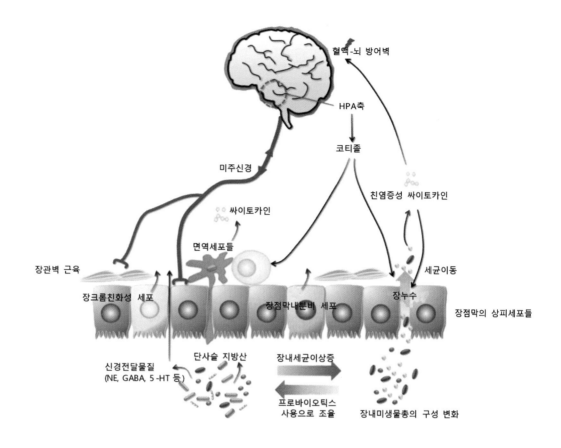

▶ 그림 24. 장내미생물총과 뇌의 연결 통로 3가지
(1) 자율신경(교감 및 부교감)을 통한 연결 통로 (2) 면역세포들에 의한 연결 통로
(3) 장내미생물들의 대사물질과 장점막세포들의 펩타이드 호르몬에 의한 연결 통로

02. 포스트바이오틱스(postbiotics)의 역할

　최근 들어 장내세균들의 수와 구성이 건강에 많은 영향을 준다는 사실이 계속 발표되고 있다. 비록 미주신경이 장내세균들과 어떻게 소통하는지, 그리고 무슨 장내세균들에 의해 어떤 미주신경의 구심성 신경섬유들이 정보를 받아서 전달하는지에 관해 아직 구체적으로 자세한 기전이 발표된 것은 없다. 그러나 여러 연구들에서 장내세균들이 뇌 기능에 영향을 미치는 경로로 미주신경의 역할을 계속 강조하고 있어 이 신경의 중요성이 다시금 관심의 중심으로 부각되고 있는 실정이다. 또한 대사적으로도 이 과정에서 장내세균들의 대사 부산물인 단사슬 지방산(SCFAs)이 매우 중요한 역할을 하는 것으로 발표되고 있어 많은 관심을 끌고 있다.

단사슬 지방산은 장내세균들에 의해 만들어져서 장점막세포들에 공급되어 그들의 영양분이 됨과 동시에 뇌 속으로 가서 미주신경을 활성화시키는 데 기여한다. 그래서 장 속에서 장내세균들에 의해 단사슬 지방산이 많이 생산될수록 장점막의 염증이 가라앉고 더 나아가 몸속 전체의 염증 수준도 떨어뜨릴 수 있다.

단사슬 지방산 중에서도 특히 뷰티레이트(butyrate)에 대한 연구가 가장 많이 진척된 상태다. 그래서 몸속 염증 레벨이 높은 사람들을 조사해 보니 체내 뷰티레이트 레벨이 매우 낮은 상태를 보인다는 사실도 발표돼 있다.[27]

03. 장내세균의 다양성 변화 및 미주신경 수용체 감소

이상의 것 이외에도 장내세균들의 구성 상태가 건강과 장수에 어떤 영향을 미치는지에 대한 연구들이 여럿 발표되었다. 그중 중요한 것을 몇 가지 들어보면 나이를 먹으면서 장내세균총의 다양성이 줄어드는 것이 곧 몸이 쇠약해지며 퇴행하는 과정과 일치한다고 주장하는 연구를 먼저 예시해 보지 않을 수 없다. 이 말은 장내세균총을 구성하는 여러 세균들의 종류가 줄어들면 그만큼 기력이 약화되고 인지기능도 저하되는 등 건강 전반에 나쁜 퇴행적 결과들이 초래된다는 의미다. 그래서 우리가 평소 장내세균들을 자신의 우군으로 잘 관리하는 것이 얼마나 중요한 일인지 확실히 알려주고 있다.[28]

만약 어린 시절에 항생제를 자주 사용하여 장내세균들의 다양성을 왜곡시킨 경우에는 장 속에서 Firmicutes 세균들의 비율이 줄어들고 Actinobacteria 균류를 완전 제거시킴으로써 나

---

27) 장내미생물총이 자율신경 사이의 균형을 맞추는 과정에 기여할 때에는 그들의 만들어 내는 대사 생산물을 통해 기여하게 된다. 즉, 미생물들이 식이섬유와 저항성 전분을 소화시켜 뷰티레이트(butyrate), 프로피오네이트(propionate), 아세테이트(acetate)와 같은 단사슬 지방산을 만들어 내는데 이들이 바로 교감과 부교감신경 사이의 균형을 유지시키고 대사 균형을 달성하는 데 매우 중요한 작용을 하게 되는 것이다. 그래서 이런 미생물들의 대사로 인해 생겨난 물질을 통틀어 일명 **포스트바이오틱스(postbiotics)**라고 따로 구분하여 부르고 있다.

28) 나는 이를 **'장내미생물총 방어벽'**이라 부른다. 이것은 인체의 선천적 내재면역을 구성하는 주요 구성 요소 중 하나로 간주된다.

중에 나이를 먹었을 때 여러 질병에 걸릴 위험성이 증가된다고 말하는 연구 결과들이 여럿 나와 있다. 그래서 우리는 이런 연구들을 통해 장내미생물총의 균형이 깨지고 그 다양성이 사라지게 되면 그들이 생산하는 뷰티레이트 같은 단사슬 지방산의 레벨이 줄어듦으로써 각종 염증성 질환들이 발생할 위험성이 증가하게 된다는 식으로 논리적 가설을 세워 볼 필요가 있다. 그리고 한발 더 나아가 장내미생물총의 다양성을 위해 우리가 무엇을 먹고 먹지 말아야 할 것인지 항상 신중히 생각하여 결정하는 것이 얼마나 중요한 일인지 새삼 깨달을 필요가 있다.

또 다른 예로 장 속에서 LPS(lipopolysaccharides) 레벨이 증가하면 미주신경 말단의 아세틸콜린(Ach) 수용체에 결정적으로 나쁜 영향을 준다는 연구 사실도 언급하지 않을 수 없다. 장 속의 장내세균이상증(dysbiosis) 또는 유해한 장내세균들이 증가하는 상황 속에서는 몸속의 LPS 레벨도 증가하는 경향을 보인다. 그러면 인간에서 니코틴성 아세틸콜린 수용체(nAchR)를 인코딩하는 유전자가 LPS에 의해 많은 피해를 입는다. 그 결과 말초에서 아세틸콜린 수용체가 충분히 발현되지 못해 미주신경의 신호전달 기능이 많이 떨어지게 된다. 그러므로 우리는 항상 장 속 및 몸속에서 세균에 의한 LPS 레벨이 증가되지 않도록 주의하고 이것의 레벨을 낮추는 데 최선을 다해야 한다.

04. 장-미생물총 상호작용(Gut-Microbiota Interplay)

장내세균총과 미주신경과의 상호작용을 설명하는 또 다른 증거로 쥐를 대상으로 한 예비 연구 결과들이 있다. 이런 동물 실험에서는 특정 세균에 의한 미주신경 자극으로 그 개체의 미주신경 톤을 활성화시킬 수 있다고 밝히고 있다. 예를 들어 Lactobacillus rhamnosus라는 장내세균이 뇌의 여러 부분에서 GABA란 신경전달물질의 레벨에 영향을 미쳐서 스트레스 레벨과 인지 기능을 향상시키는 작용을 한다는 주장을 하는 연구가 그중 하나라 할 수 있다. 그러나 여기에는 이와 같은 유익한 작용이 미주신경의 기능이 완벽한 상태일 때만 일어난다는 전제가 깔려 있다. 그래서 이런 결과를 바탕으로 장내세균들과 미주신경의 상호작용을 잘 활용하여 불안증이나 우울증을 치료하는 방법으로 사용해 볼 것을 제안하고 있다. 또 다른 연구에서는 Bifidobacterium longum이란 장내세균이 대장염을 앓고 있는 쥐들에게서 불안한 행동을 덜하게 만들어 준다고 밝히고 있다. 이런 작용과 효과 역시 미주신경이 완벽할 경우 더 빠르고 효과적으로 나타나는 것으로 판명되었다. 그러나 이와 반대로 Campylobacter jejuni 같은 유해한 세균들로 감염된 쥐들에서는 불안한 행동들이 증가되어 나타나는 것으로 알려져 있다. 그래서 불안함을 보여주는 행동들이 증가했다는 것은 곧 그 개체의 몸 안에 유해한 세균들에 의한 염증이 그만큼 증가되어 있음을 말해주는 소견으로 유추해 볼 수 있는 것이다.

이처럼 장내세균들의 구성 상태와 뇌신경학적 증상들이 서로 연계되는 과정에는 분명 미주신경과 같은 신경 통로 이외에도 장내세균들과 미주신경 사이를 연결하는 작은 회로가 존재해야 한다. 다시 말해 장내세균들이 발신하는 신호가 직접 미주신경에 전달되는 것이 아니기 때문에 그 사이를 연결하는 신호전달 기전이 있어야 하는 것이다. 그래서 나는 이를 앞서 '장-미생물총 상호작용(Gut-Microbiota Interplay)'이라 따로 구분해서 부른다고 말했던 것이다. 장내세균들과 미주신경이 소통하는 과정에서는 장내세균들이 생산한 대사물질이나 이들과 연계된 장점막의 내분비세포들과 면역세포들에서 분비하는 신호전달물질(예: 펩타이드성 호르몬, 사이토카인 등)들이 참여하게 된다.[29]

장점막을 덮고 있는 세포들 중에 약 1%를 이른바 장점막내분비세포(EEC; enteroendocrine cell)들이 차지하고 있다. 우리가 음식을 섭취하면 장내세균들이 음식과 상호작용을 하고 거기서 나온 대사물질들이 장점막내분비세포(EEC)에 정보를 전달한다. 장점막내분비세포(EEC)가 세로토닌을 생산하여 미주신경에 직접 정보를 전달하거나 또는 그렐린, 오렉신, 콜레시스토키닌(CCK), GLP-1, 펩타이드 YY 등과 같은 장내 호르몬들을 방출하여 간접적으로 미주신경에 신호를 전달할 수도 있다. 그러면 미주신경이 이 정보들을 뇌에 전달하여 장내 환경에 대한 평가 작업을 거친 뒤에 배고픔과 포만감을 포함한 각종 대사 및 호르몬 조절 과정에 대한 조율 및 세팅 작업을 하게 된다. 따라서 비만, 과식 같은 대사적 문제를 해결하고자 할 때 심리적인 요인뿐 아니라 미주신경과 장내세균총의 상태 역시 매우 중요한 고려 대상으로 삼아야 한다. 예를 들어 미주신경이 둔감할 경우에는 과식을 하게 되고 식사 후에도 만족감을 덜 보상받는 것으로 알려져 있다. 이런 사람들은 위장 속에 음식이 들어가 위장을 팽창시킬 때에도 그곳의 미주신경 수용체가 민감하지 못해 포만감을 덜 느끼게 된다. 또한 미주신경이 둔감해져 있으면 소장이나 대장에서 장내세균들에 의해 생산되는 부산물이나 장점막내분비세포(EEC)들이 생산하는 여러 펩타이드성 호르몬 같은 신호전달물질에 대해서도 약한 반응을 보이게 된다.

---

29) 그림 23에는 이에 대한 설명이 좀더 자세히 기술되어 있다.

세로토닌은 몸에서 부교감신경을 활성화시키는 물질이다. 장점막에서는 장점막내분비세포(EEC)들로부터 미주신경으로 신호를 전달하는 작업을 도와주고 장운동을 촉진시키는 작용을 한다. 한편, 뇌에서는 기분 조절 작용을 한다. 그래서 몸을 긴장이 풀어진 편안한 상태로 변하게 만들어 주는 작용을 한다.

인체 내 세로토닌의 약 90%는 장에서 생산된다. 장점막 속에는 장크롬친화성 세포(enterochromaffin cell)라는 것이 있는데 이것이 트립토판이란 아미노산의 존재를 확인하면 그것을 받아들여 5-HTP를 만들고 이것이 다시 세로토닌으로 바뀌어 이를 혈액 속으로 방출하게 된다. 그러면 이것이 뇌까지 올라가서 작용을 하게 되는 것이다.

그러므로 인체 내의 세로토닌 레벨을 충분히 유지하기 위해서는 장점막과 장내 환경 관리가 중요하다. 또한 장내미생물총의 상태를 건강한 형태로 유지하는 것 역시 중요하다. 그래야만 이런 신호들이 잘 전달되어 장점막 속의 장크롬친화성 세포들(EC; enterochromaffin cells)에서 세로토닌이 충분히 생산되어 혈액을 타고 뇌에 전달되어 뇌조직의 부교감신경 활성화 작업에 도움을 줄 수 있다.

05. 다른 미생물 및 기생충의 작용

장내미생물총에는 세균들이 대부분을 차지하지만 그렇다고 모두 세균들만 있는 것은 아니다. 바이러스, 진균, 기생충, 원생동물(protozoa) 등도 함께 살고 있다. 이들도 과도하게 증식하면 장 속에서 염증을 일으키고 장점막세포들과 미주신경의 활동성에 나쁜 영향을 주게 된다.

바이러스는 장점막을 통해 몸속으로 들어가 다시 미주신경 주변에 바이러스 감염증을 일으킬 수 있는 것으로 알려져 있다. 그래서 만약 미주신경이 바이러스에 의해 감염이 되면 만성 피로 증후군을 일으킨다는 주장도 제기되어 있는 상태다. 이를 뒷받침하듯 실제 임상에서 미주신경 기능저하와 만성 피로 증후군의 증상들이 서로 겹치는 것이 많아서 이 둘을 구분하기가 매우 어렵다. (예: 피곤함, 수면 패턴의 변화, 우울증, 식욕 저하, 허약함, 인지기능 저하, 등) 그리고 이런 사람들을 조사해 보면 염증 신호가 증가되어 있고 염증을 진정시키는 미주신경의 능력은 많이 저하되어 있는 것을 쉽게 목격할 수 있다.

기생충 감염도 미주신경의 기능을 저하시킬 수 있다. 실제 위생이 열악한 지역에서는 기생충에 의한 감염이 많이 퍼져 있는 상태다. 기생충은 세균 같은 미생물은 아니지만 이것이 존재할 경우 장내 환경이 열악해져 미주신경의 활동성을 저하시키고 건강을 해치는 결과를 충분히 만들어 낼 수 있다. 몇 가지 예를 들면 Cryptospordium parvum이란 기생충은 장점막의 세포들을 분해시켜서 영양분을 흡수하는 점막세포 본연의 목적을 수행하지 못하도록 방해하는 작용을 한다. 그래서 이 기생충에 감염되면 잦은 복통을 경험하게 된다. 또한 Giardia duodenalis란 기생충은 장점막세포들을 분해시켜 영양분의 흡수를 방해하는 일은 기본적으로 하면서 장의 운동성에 나쁜 영향을 준다. 그래서 미주신경의 활성에 직접적으로 부정적인 영향을 끼치는 요인으로 작용하게 된다. 게다가 이 기생충은 장점막에서 세로토닌을 생산하는 세포들에게 나쁜 영향을 주어 세로토닌 레벨을 떨어뜨리는 작용도 할 수 있다.

마지막으로 Entamoeba hystolitica라는 기생충은 전해질 운반, 분비, 영양분의 흡수 방해 등 세포 기능을 전반적으로 떨어뜨리는 작용을 한다. 그래서 위장관 벽의 모든 세포들의 기능이 변하게 되는데 그중에는 장내신경 시스템(ENS)을 구성하는 세포들도 포함되기 때문에 미주신경으로 신호가 제대로 전달되지 못하는 끔찍한 결과까지 만들 수 있다는 사실을 염두에 두고 있어야 한다.

물론 이 밖에 다른 진균들이나 원생동물(protozoa)들도 장 기능과 미주신경의 신호전달 기능에 상당히 나쁜 영향을 줄 수 있다. 그러므로 항상 장내 환경을 잘 관리함으로써 이런 미생물들이나 작은 기생충들이 몸에 나쁜 영향을 주지 않도록 미리 예방할 필요가 있다. 그러나 안타깝게도 많은 의사들이 이에 대해 잘 모르고 있다. 요즘같이 위생 시설이 잘 갖춰진 나라에서 무슨 기생충 감염이냐며 이를 무시하는 의사들도 많이 있다. 그러나 이는 매우 잘못된 태도라 지적하지 않을 수 없다. 장내 환경과 미주신경의 기능 그리고 영양 상태 등은 모두 장내세균은 물론 장내 기생충에 의해서도 심각하게 영향을 받을 수 있기 때문에 항상 이 점을 염두에 두고 있어야 올바른 컨설팅을 해줄 수 있게 된다.

아무튼 우리는 이제 장내미생물총의 구성이 장 기능뿐 아니라 장 속을 지배하는 장내신경 시스템(ENS)과 미주신경의 신호전달 기능에도 지대한 영향을 미쳐서 뇌까지 연결될 수 있다는 사실을 확실히 배웠다. 그러므로 이런 연결의 중요성을 깨닫고 장내 환경을 최적의 상태로 만들고 장내신경 시스템(ENS)과 미주신경의 기능을 되살리기 위해 장내세균들의 상태 및 구성비율도 최적화하려는 노력을 열심히 해야 한다. 그리고 이런 일은 절대 약이나 보충제로 달성되는 것이 아니라 자신의 평소 식단과 식습관, 그리고 생활 태도에 의해 만들어지게 된다는 점을 명심하고 있어야 한다.

자신의 몸속에 좋은 장내세균들과 나쁜 장내세균들이 얼마만큼 있는지 검사하는 방법이 있다. 기능의학 검사로 분변을 통해 장내세균 및 환경을 검사하는 방법이 그것이다. 또한 DNA-PCR 검사를 사용하여 장 속에 특정 세균이나 바이러스 진균, 기생충 등이 존재하고 있는지 확인하는 검사법도 있다. 이런 정보를 이용하여 우리는 이제 장내 환경이 나쁜 사람들과 장내세균 불균형 상태에 있는 사람들을 찾아내어 그들을 치료할 수 있다. 그러나 나는 가능한 이런 검사를 실시하는 것보다 증상이 있는 사람들을 모두 장내 환경이 좋지 않은 사람들로 가정하고 '몸속 대청소'를 통해 장내 환경과 장내미생물총의 균형을 회복시키는 것이 훨씬 효율적이라 생각한다. 실제 나를 찾아오는 대부분의 환자들은 이미 다른 병원에서 약만 먹고 치료하다가 장 기능이 개선되지 않아서 이런 검사를 통해 장내 환경 및 장내세균들의 불균형 상태를 확인하고 온 사람들이다. 그래서 검사를 통해 장내 환경의 상태를 다시 파악해 보려는 시도보다 곧바로 문제의 본질인 장내 환경 개선 작업에 들어가는 것이 훨씬 효율적이고 경제적이라 생각한다. 이런 점에서 나는 '몸속 대청소'를 기본으로 하는 양생 의학이 각종 기능의학적 검사 없이도 몸속 환경을 바로잡는 데 매우 효과적인 접근법이라 주장하는 바이다.[30]

장내미생물은 미주신경을 통해 뇌와 소통한다.

· 이를 '뇌-장 축 또는 연결성'이라 부른다.

· '뇌-장 축 또는 연결성'은 다시 그 안에 장-미생물총 상호작용으로 연장된다.

· 그 결과 장내미생물이 뇌와 연결될 수 있는 경로가 완성된다.

장내미생물총의 균형이 깨지면

· 장내 환경이 악화됨

· 장점막의 염증 발생

· 장내신경 시스템(ENS)의 기능저하(예: 운동성 저하)

· 미주신경의 기능저하로 각종 염증 및 감염 증대

---

30) 치료에 관해서는 **제3부 부교감신경(미주신경) 강화법**에서 좀 더 자세히 논하기로 한다.

반대로 미주신경(부교감신경)이 약화되면

· 장운동과 소화력이 저하되고

· 장내 환경이 약화됨

· 아세틸콜린 수용체의 감소로 미주신경의 신호전달 능력이 떨어짐

· 장내미생물총의 다양성이 감소됨

· 불안, 우울증 증가

··· 제9장 ···

만성 염증 발현 및 면역 조율기능의 약화

01. 미주신경의 약화는 염증 환경을 조장한다

미주신경은 아세틸콜린이란 물질을 분비하여 콜린성 항염증 경로를 활성화시키는 작용을 하고 면역세포들이 너무 지나치게 흥분하는 것을 막아주는 역할을 한다. 그러므로 몸 안에 만성 염증이 있다는 것은 미주신경이 효과적인 기능을 다하지 못하고 있음을 반증해 주는 분명한 신호라 할 수 있다. 그러나 안타깝게도 많은 사람들이 이런 사실을 모르고 염증으로 인한 증상만 치료하려 애쓰고 있다. 염증 문제를 해결하기 위해서는 염증의 근본적인 원인을 찾아 그것을 제거해야 하는데 실제 임상 현장에서 보면 원인 제거는 하지 않고 약물로 염증의 증상만을 잠시 억제하려는 경우를 너무나도 많이 목격하게 된다. 그러다 보니 염증이 완전히 해결되지 않고 만성으로 진행되거나 또는 자주 재발하는 경우가 우리 주변에 널려 있는 것이다.

만성 염증은 그 얼굴이 천 가지 이상이다. 무릎, 발목, 손목, 어깨, 등배부에 저강도 통증을 호소하는 경우에서부터 몸속의 중요 세포들을 마구 부숴버리는 심각한 자가면역질환의 형태까지 그 모습이 매우 다양하다. 만약 미주신경이 최적의 상태로 기능하여 염증을 진정시켜 주는 신호를 잘 보내주고 염증의 근본적인 원인을 찾아 그것을 제거한다면 염증은 몸에서 바로 사라질 것이다. 그러므로 염증의 근본 원인을 찾아 이를 제거해 주는 것 못지않게 기능이 떨어진 미주신경의 톤을 다시 강화하는 조치들을 함께 시도해 주는 것이 염증을 치유하고 염증으로

손상된 세포나 조직들의 기능과 구조를 회복하는 데 있어 가장 확실한 전략이라 할 수 있다.

그래서 만약 어느 사람이 몇 달 또는 몇 년 동안 만성 염증으로 고생하고 있다면 무엇보다 먼저 해당 염증의 근본 원인을 찾으려는 시도를 열심히 하길 바란다. 제발 약물에 의존하여 증상만 치료하려는 태도나 생각을 버려야 한다. 장 속에는 면역세포들이 많이 거주하고 있다. 이들이 자극받아서 지나치게 흥분하면 염증성 면역 반응이 불길처럼 번져 나가기 때문에 이들을 자극하는 여러 유발 요인들을 제거하고 든든한 몸속 방어벽을 쌓는 것이 근본적인 대처 전략이 되어야 한다. 안타깝게도 만성 염증 환자들은 오랜 기간 염증 반응으로 인해 미주신경의 기능과 톤이 매우 약해져 있는 상태다. 그래서 이런 환자들을 치료할 때에는 면역세포들을 자극하는 요인들을 제거하는 일과 더불어 저하된 미주신경의 톤을 강화하는 여러 조치를 함께 시행해 주어야 한다. 나는 이렇게 하는 것만이 근본적으로 염증을 가라앉히고 염증으로 손상된 조직을 회복시키는 지름길이라 믿는다.

02. 염증 반응과 면역 작용

염증 반응과 면역 반응은 실제 같은 것이다. 보는 사람의 관점의 차이에 따라 이를 '염증 반응'이라 부르기도 하고 달리 '면역 반응'이라 부르기도 한다. 면역 반응의 본질이 '몸속 환경'을 외부 환경으로부터 보호하기 위한 것이고, 그 목적을 달성하기 위한 수단으로 염증이란 기전을 사용하는 것이기 때문에 이 두 가지가 내용적으로 중복되는 것은 당연하다. 예를 들어 몸속에 이물질이 들어왔을 때 침입자를 제거하기 위해 몸이 염증이란 기전을 사용하여 면역 반응을 일으킨다면 이를 면역 반응이라 불러도 되고 염증 반응이라 불러도 되는 것이다.[31]

그러나 면역 반응에 있어서 염증이 일어나는 정도에는 항상 차이가 있을 수밖에 없다. 어떤 경우에는 침입자를 막는 선에서 그치지만 다른 경우에는 침입자를 막는 것을 넘어서 아군까지 피해를 주는 일도 생기게 된다. 이렇게 반응 정도에 있어 차이가 생기는 이유는 염증에 참여하는 면역세포들의 활성을 조율하는 기능에 여러 요인이 관여하기 때문이다. 이때 미주신경의 기

---

31) 본인의 다른 저서인 『**몸속 대청소(2014, 라온북)**』에 좀 더 자세한 내용이 적혀 있다.

능도 면역 조율기능 작업에 참여하여 영향을 주는 요인 중 하나에 해당된다.[32]

그러므로 우리는 항상 면역 반응이 몸을 보호하는 선에서 그치고 몸을 파괴하는 반응으로 발전하지 않도록 조절하는 데 최선을 다해야 한다. 이를 면역 조율 작업(immune modulation)이라 부르는데, 이런 의미에서 미주신경이 지닌 항염증 기능의 중요성을 새삼 강조하지 않을 수 없다. 항염증 신호는 주로 미주신경을 통해 전달되므로 이를 일명 '콜린성 항염증 경로'라 부른다. 염증이 본래 우리 몸을 보호하기 위한 기전이지만 그것이 지나치면 몸을 파괴시키는 요인으로 돌변할 수 있기 때문에 이를 언제든지 제어시켜 주는 브레이크 장치가 갖추어져 있어야 한다. 미주신경은 교감신경의 작용을 견제하는 부교감신경의 활동을 담당하기 때문에 염증 반응의 진행 과정에서 보면 브레이크 역할을 담당한다. 따라서 미주신경의 기능이 살아있으면 염증 반응이 적절한 선에서 종결되어 더 이상의 손상을 주지 않고 끝날 수 있다. 그리고 이는 면역 시스템에 의한 면역 조율 작업이 완벽하게 이루어졌음을 의미한다.

여기서 나는 자율신경의 반응이 교감과 부교감 두 가지의 유형으로 항상 명확하게 나뉘는 것이 아니라는 점을 추가로 언급하고 싶다. 우리 몸의 반응을 연구하다 보면 그 반응이 교감신경에 의한 것인지 아니면 부교감신경에 의한 것인지가 분명하지 않은 것들이 가끔 나타난다. 그래서 부교감신경의 경로가 하나가 아니라 두 개 이상이라는 주장이 나오게 되었다. 이른바 다중미주신경 이론(polyvagal theory)이 그것이다. 같은 이유로 나는 교감신경도 여러 경로가 있을 수 있다는 가설을 상정해 놓고 늘 그 가능성에 대해 생각해 오고 있다.

내가 이런 생각을 하게 된 이유는 다음과 같다.

급성 스트레스로 교감신경이 우세한 상황에서는 당장의 생존이 중요하기 때문에 면역 시스템의 기능은 일시적으로 거의 정지된다. 그러나 몸속으로 병원균이나 환경 독소들이 들어와 염증 반응을 일으킨 상황에서는 면역세포들이 활성화되고 그 여파로 교감신경도 자극을 받는다. 그래서 교감신경의 기능이 우세한 상황으로 점차 발전하게 된다. 그렇지만 이런 상태에서는 면역세포들의 활동이 억제되거나 중지되는 것이 아니라 도리어 활발하게 움직이는 쪽으로 변한다. 이는 우리가 알고 있는 기존의 이분법적 상식과는 좀 다른 내용이다. 일반적으로 극한 스트

32) 면역 조율기능에 관여하는 다른 요인들로는 유전, 영양 및 대사 상태, 스트레스의 종류 및 강도, 약물 복용 여부 등 여러 가지가 있다. 또한 더 구체적인 요인들로는 수면 상태, 햇빛, 비타민 D 같은 호르몬, 오메가3 지방산, 베타글루칸, 커큐민 같은 보충제 복용 여부 등도 면역 조율기능에 영향을 주는 것들로 알려져 있다.

레스 상황에서는 생존을 위해 면역 기능이 억제되는 것으로 알려져 있다. 그러나 교감신경의 기능이 우세한 상황이라도 면역세포들의 활성이 완전 정지되는 경우도 있을 수 있고(급성 스트레스의 경우) 오히려 활발해지는 경우도 일어날 수 있다(만성 염증의 경우) 그래서 우리는 이런 사실을 알아야 한다. 이런 차이는 면역 시스템이 먼저 활성화되어 교감신경에 영향을 미쳤는지 아니면 교감신경이나 그와 관련된 호르몬들이 먼저 작용하였는지에 따라 차이가 나는 것으로 해석해 볼 수 있다(그림 25).

만성적인 염증으로 면역세포들이 활성화된 상태에서는 비록 교감신경을 자극하는 상황임에도 면역세포들의 활동은 억제되지 않고 활발하게 증가되어 나타난다. 그래서 면역 작용을 교감신경과 부교감신경의 작용처럼 이분법적으로 이해하려고 하면 혼란이 생기게 된다. 오히려 다중미주신경 이론처럼 면역 조율기능에 영향을 주는 신경 경로가 한 개 이상일 수 있다고 생각하는 것이 합리적일 것이라 생각한다. 그래야만 그 정도나 시간적 순서에 따라 면역세포에 미치는 영향에 있어 차이가 날 수 있음을 이해하게 될 것이다.

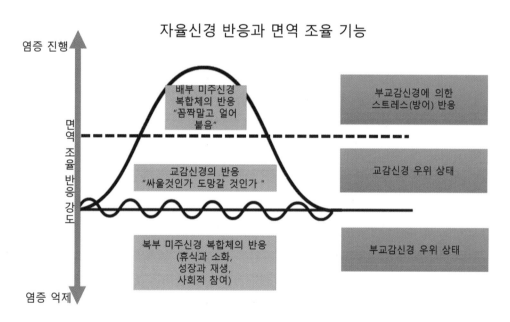

▶ 그림 25. 자율신경의 상황별 우열 상태에 따른 면역 강도의 변화 모습(다중 미주신경 이론에 의함)

교감신경의 흥분이나 코티졸, 아드레날린 같은 스트레스 호르몬들이 먼저 활성화되면 면역세포들의 활성은 억제된다. 그래서 몸 안에서 염증성 면역 반응이 일시적으로 억제된다. 그러나 몸 안으로 침투한 미생물이나 독소의 자극으로 면역세포들이 먼저 활성화된 상태에서는 부교감신경의 항염증 작용보다 교감신경의 친염증성 반응이 더 우세하여 이미 가동된 면역 반응이 주도권을 쥐게 된다. 더구나 이런 면역 반응이 적절한 선에서 중단되지 않고 지속되거나 자꾸 반복될 경우에는 염증 반응이 증가하면서 면역 시스템을 교란시킨다. 그것이 바로 자가면역 질환이 발생하는 과정이다. 이렇게 한 번 시작된 염증 반응이 그치지 않고 지속되면 그것이 다시 신체적 스트레스를 주는 요인으로 작용하기 때문에 친염증성 교감신경의 반응이 우세하고 미주신경의 항염증성 반응은 점점 위축되는 과정을 밟게 된다. 그 결과 마침내 미주신경의 힘만으로는 버티기 힘들어 약물을 사용하는 단계로 발전하게 되는 것이다. 그러므로 약물로 염증을 억제시킬 정도로 상황을 방치하지 말고 조기에 개입하여 염증을 바로잡으려면 미주신경의 항염증 기능과 톤을 일찌감치 강화하는 조치들을 취해 주는 것이 매우 유리하다. 다시 말해 미주신경을 통해 전신에 걸쳐 염증을 진정시키는 작용이 우세하도록 몸을 관리해 놓는 것이 매우 중요하다는 말이다.

미주신경은 말단에서 분비되는 아세틸콜린을 통해 면역세포들에 염증을 억제시키라는 신호를 보낸다. 이는 말초에서 수집한 여러 염증 정보들을 모아 중추에서 통합한 뒤에 이를 다시 해당 염증 부위로 내려보내 아세틸콜린을 방출하게 만듦으로써 염증과 통증을 진정시키도록 하는 작용에 해당된다. 또한 비장(면역 조절작용을 담당하는 장기)으로도 신호를 보내 그곳에 있는 면역세포들로 하여금 친염증성 사이토카인들의 방출을 억제시키는 작용을 하는 데도 관여하고 있다. 그리고 미주신경은 이런 신체적인 기능 이외에 정신적으로도 통증을 상대적으로 덜 예민하게 느끼게끔 만들어 주는 작용도 담당하고 있다.

그래서 부교감신경(미주신경)이 우세한 상황에서는 면역 시스템이 활성화되어 '몸속 환경'을 보호하는 차원에서 염증 반응이 일어나는 것을 허용하되 몸속 세포들을 파괴시킬 정도로 지나친 염증 반응이 일어나는 것을 억제시키는 조율 행위를 적절히 수행하게 된다. 그러나 이와 반대로 만성적으로 교감신경의 기능이 우세한 상황에서는 상대적으로 부교감신경(미주신경)의 기능과 톤이 회복될 기회를 얻지 못해 그것의 항염증 신호가 제대로 된 힘을 발휘하지 못하게 됨으로써 결국에는 면역세포들에 의한 과도한 염증 반응이 지속되면서 합리적 조율 작용의 범위를 벗어나는 안타까운 일이 발생하게 되는 것이다.

이렇게 되면 면역 시스템이 제대로 작동하지 않아서 각종 감염증과 염증 질환에 쉽게 걸리게 된다. 이 점이 바로 만성 스트레스가 각종 염증과 감염증을 불러오는 기본적 이유인 것이다. 그리고 이렇게 해서 몸 안에 각종 염증과 감염증이 발생하게 되면 그것이 다시 신체적 스트레스를 주는 요인으로 작용하기 때문에 악순환의 고리를 형성하게 되고 그 사이클을 여러 차례 반복하다 보면 마침내 응급 치료를 받아야 할 정도의 급성 질환으로까지 바뀌게 된다. 따라서 몸 안에 염증 질환과 감염성 질환을 앓고 있는 사람이라면 먼저 자신의 자율신경 상태를 교감신경 우위의 상태에서 부교감신경(미주신경) 우위의 상태로 전환시키는 일에 제일 먼저 집중해야 한다.

부교감신경(미주신경)이 활성화되면 면역 시스템의 작용도 긍정적인 방향으로 활발해진다. 그러므로 헬리코박터, 캔디다, 곰팡이 감염, 구강 속 치아 및 치주질환, 만성 부비동염, 기관지염, 위장관 감염증, 요도 감염증 등 만성 감염증을 앓고 있는 사람들은 약물치료에 앞서 자신의 자율신경 상태를 부교감신경(미주신경)이 우세한 상황으로 전환시키는 일을 먼저 실천하길 바란다.

03. 장 속의 만성 염증 반응

흔히들 면역 시스템을 치안을 담당하는 경찰에 비유하곤 한다. 면역세포들 중에는 경찰처럼 순찰을 하면서 침입자나 수상한 분자나 세포들을 찾아내는 작용을 하는 것들이 있다. 이를 자율적으로 반응하는 면역세포라고 한다. 그러나 염증 레벨이 높고, 그것도 장기간에 걸쳐 염증이 지속되는 경우에는 이런 세포들이 지치고 피로하게 되어 침입자나 이물질을 정확하게 구분하여 찾아내는 일을 제대로 하지 못하고 조금 비슷하기만 해도 모두 그것들을 침입자로 간주하고 공격하는 성향을 보이게 된다. 이것이 이른바 자가면역질환의 발생 기전을 설명하는 전통적인 '분자 양태(molecular mimicry)' 이론이다.

특히 장 속에 만성 염증이 있는 사람의 경우에는 자가면역질환에 걸릴 위험성이 매우 높다. 그래서 나는 자가면역질환자들이 오면 분변 검사 등을 통해 그들의 장내 환경과 장내세균들의 상태를 유심히 살펴본다. 왜냐하면 자가면역질환에서 만성 자극성 염증이 시작된 곳이 대부분 장 속 또는 구강 속이기 때문이다. 그러면 그들의 장내 환경과 구강 속 환경 및 그 속에 서식하는 미생물총의 상태가 매우 나쁘거나 불균형 상태에 처해 있는 것을 자주 발견하게 된다. 그래서 나는 이런 사람들에게 장내 환경이나 구강 속 환경을 먼저 바로잡아주지 않고 면역 시스템만을 강제로 억제 또는 안정시키려 하는 것은 '밑 빠진 독에 물 붓기' 식의 조치라고 설명해 준다. 그리고 이 원칙과 전략은 모든 자가면역질환자들에게 똑같이 적용된다고 말해준다. 비록 자가면역질환자들이 가진 증상이 다르다고 할지라도 장내 또는 구강 내 환경과 그 속에 서식하는 미생물들의 상태가 열악하다는 공통점을 가지고 있기 때문에 그들의 증상이 심할수록 나는 장내 환경과 구강 내 환경을 정상으로 회복시켜 주는 조치를 신속하게 취해주는 것이 이들을 치유하는 첫 단추라고 설명해 주고 있는 것이다.

몸속으로 세균이나 독소들이 침투하는 경로에는 여러 가지가 있다. 그중 장점막을 통해 들어오는 것이 가장 흔하고 그다음이 구강 점막을 통해 들어오는 것이다. 그곳에는 모두 미생물들이 살고 있다. 이들 장내 및 구강 미생물들의 상태는 모두 우리가 먹는 음식의 종류와 상태에 의해 큰 영향을 받는다. 그래서 내가 항상 '모든 병은 입에서 오기 때문에 음식을 통해 고쳐야 한다'고 주장하고 있다. 우리가 친염증성 가공식품들을 많이 먹으면 인체 속에 서식하는 미생물총의 상태가 나빠져서 아무리 약을 써도 문제가 해결되지 않는 상태로 발전하게 된다. 그러므로 이를 근본적으로 막기 위해서는 당연히 친염증성 식사를 멀리하고 항염증성 식사를 하는 식생활 습관을 들이는 것으로부터 치료를 시작해야 맞다.

앞서 말했듯이 미주신경의 역할은 염증을 진정시키고 염증 반응이 생기는 곳을 체크해 뇌에 알려주는 작용을 한다. 그런데 만약 말초에서 염증 신호를 장기간 반복적으로 올려보내는데도 불구하고 염증 반응이 가라앉지 않는다면 미주신경을 통해 내려가는 항염증 작용의 신호도 덩달아 약해지게 된다. 그러다가 마침내 미주신경 자체가 염증으로 기능을 서서히 상실하면 말초의 염증 신호를 뇌로 올려보내는 일도 하지 못하게 되어 버린다. 20~40대 이른 나이에 자가면역질환의 진단을 받는 사람들을 보면 대부분 이처럼 미주신경의 신호전달 능력 및 항염증 작용이 약해져 있거나 사라진 상태임을 관찰할 수 있다. 예를 들어 말초에서 염증 신호를 10년 이상 장기간 받아왔다고 가정해 보자. 과연 이런 사람의 미주신경이 제대로 된 항염증 신호를 말초의 면역세포들에게 전달할 수 있을 것인지 여러분의 생각을 물어보고 싶다. 아마도 이런 사람들은 이른 나이임에도 불구하고 미주신경의 항염증 기능이 거의 사라지고 없는 상태일 것이다. 이런 일은 특히 호르몬 변화를 매달 겪는 여성들에게서 더욱 잘 나타난다. 왜냐하면 호르몬의 급격한 변화가 신체적으로 큰 스트레스에 해당되므로 그들의 몸속 미생물들에게도 많은 영향을 미칠 수 있기 때문이다. 그래서 지방질이 부족한 여성이 월경통이 심한 경우, 임신한 여성, 산후 수유와 육아로 밤잠을 제대로 자지 못하는 여성들이 자가면역질환에 잘 걸리게 되는 것이다. 이 밖에 각종 정신적 신체적 스트레스 역시 자가면역질환을 유발하는 강력한 요인으로 알려져 있다.

이상에서 우리는 미주신경이 약화된 사람들의 관찰을 통해 구강을 포함한 장내 환경이 매우 나쁜 상태에 처해 있음을 알 수 있다.[33]

---

33) 미주신경의 약화가 먼저인지 아니면 구강 및 장내 환경의 불균형이 먼저인지는 중요하지 않다. 왜냐하면 이들의 진행은 항시 같이 동반되어 전개되기 때문이다.

04. 자가면역질환의 발현

오늘날 자가면역질환이 매우 빠르게 늘어나고 있다. 나는 이런 현상이 현대인들의 생활스타일, 식습관, 먹거리 문제점, 만성 스트레스에 얽힌 삶, 질병의 본질에 대한 잘못된 이해(증상만 고치려는 얄팍한 생각), 지나친 위생주의적 관점, 환경 파괴, 의료보험 제도에 대한 잘못된 맹신 등 여러 요인들이 복합적으로 작용하여 빚어지고 있는 인위적 사태(인재)라고 생각한다. 안타깝게도 지금까지 내가 만나본 많은 자가면역질환자들은 대부분 자신의 병이 왜 생겼는지 제대로 알고 있는 사람이 별로 없었다. 그래서 그들은 혹시 내가 더 좋은 약을 추천해 줄 수 있나 하는 기대감으로 나를 찾아오곤 한다. 나는 그런 사람들에게는 주저 없이 잘못 찾아온 것 같으니 다니던 병원에 계속 열심히 다니라고 말해준다.

류마티스 관절염, 루푸스, 하시모토 갑상선염, 그레이브씨병, 강직성 척추염, 제1형 당뇨, 건선, 크론병, 궤양성 대장염 등 대부분의 자가면역질환들이 우리나라 의료보험 기준에서 희귀난치성 질환으로 분류되어 있다. 그래서 이들에게 평생 약을 먹을 수 있도록 의료보험비도 감면해 주고 있다. 나는 이런 현실이 자가면역질환에 대한 올바른 이해 부족으로 인해 발생한 슬픈 현실의 모습이라고 생각한다. 왜냐하면 나는 이런 환경이 오히려 자가면역질환자들을 약물 치료의 노예로 만들고 있다고 생각하기 때문이다.

자가면역질환을 약으로 해결하겠다는 생각 자체가 얼마나 어리석은 것인지는 이런 환자들이 평생 약을 먹으며 관리해야 한다는 소리를 듣는 순간 알 수 있다. 이 말은 곧 죽을 때까지 약만 먹으면서 불평하지 말고 가만히 있으라는 공갈과도 같은 말처럼 들리기 때문이다. 그래서 나는 이런 사람들에게 정신 차리고 왜 자신이 자가면역질환에 걸렸는지 빨리 그 원인을 찾아보라고 일러준다. 왜냐하면 그 이유를 알아야만 근본적인 치료를 시작할 수 있기 때문이다.

그리고 나는 솔직히 이것을 깨달은 사람에게만 근본 치료를 위한 가이드 역할을 해주고 있다. 그 사람의 현재 증상이나 상태는 개의치 않는다. 나의 치료법은 모든 약물을 끊고 대신에 '몸속 환경'을 바로잡아 면역 시스템을 자극하는 요인들을 제거하고 그것을 안정화시키는 조치들을 취해 주는 것이다. 그러면 대부분의 자가면역질환들이 조용히 그리고 간단하게 해결되는 모습을 관찰할 수 있다. 그런데도 아직도 이를 약으로만 고치겠다고 하니 갈수록 사태가 꼬이고 험난해져서 의사가 환자를 피하는 진풍경까지 벌어지게 되는 것이다.

자가면역 문제를 해결하기 위해서는 우선 '몸속 환경'을 바로잡는 일을 통해 면역 시스템을 자극하는 유발 요인들을 멀리하는 생활 태도를 갖도록 환자들을 교육시켜야 한다. 그리고 이미 몸속에 들어와 있는 각종 독소들을 꾸준히 제거하는 작업을 열심히 해야 한다. 이와 동시에 면역 시스템을 안정시키는 작업도 병행해야 하는데 면역세포들의 대부분이 장관 주변에 모여 있다. 그래서 이를 장관주변 림프조직(GALT; gut-associated lymphoid tissue)이라 부르는데 이곳에서 대부분의 일차 면역 반응이 일어난다. 왜냐하면 위장관이 음식을 통해 또는 장내세균을 통해 몸 안으로 독소나 침입자들이 들어오는 제일 크고 넓은 관문이기 때문이다. 이를 통해 침입자들이나 독소들이 몸 안으로 들어와 면역세포들을 자극하는 유발요인으로 작용하면 당연히 면역 시스템은 그에 반응하여 과잉으로 활동하게 될 것이다. 비록 유전적 요인이 자가면역질환이 발생하는데 일부 기여할 수 있지만 그것은 그 사람이 지닌 소양의 일부일 뿐이지 전부라고 할 수는 없다. 그래서 대부분의 자가면역질환은 환경적 유발 요인들에 의해 발생하게 된다는 점을 명심하고 그것을 개선하는 데 더 많은 관심을 기울일 필요가 있다.

더구나 최근에 폭발적으로 자가면역질환이 증가하고 있다는 사실은 자가면역질환의 발생 원인을 유전적 요인 때문이라고 설명하기에는 매우 부적절하고 설득력도 빈약하다. 그래서 나는 항상 유전적 성향보다 후천적 환경 요인들을 더 많이 주의해야 한다고 강조한다. 그리고 그렇게 하는 이유 중 하나는 그래야만 환자들 입장에서도 자가면역질환을 근본적으로 고칠 수 있는 탈출구를 발견할 수 있기 때문이다.

이상 자가면역질환이 발생하기 위한 조건들을 나열해 보면
· 약간의 유전적 소양(약 10% 정도)
· 환경적 유발 요인들: 친염증성 자극들
· 면역세포들의 양: 장관주변 림프조직에 존재하는 면역세포들의 수
· 장내세균들의 불균형 또는 이상증(dysbiosis)
· 몸속에 쌓인 독소의 양
등 여러 조건들이 복합적으로 작용하고 있음을 알 수 있다.

이런 구비 조건 중에서 유전적 소양을 갑자기 바꿀 수는 없고 장 주변에 존재하는 면역세포들의 양도 당장은 마음대로 조절할 수 없다. 그래서 우리가 할 수 있는 일은 생활 환경 속의 친염증성 유발인자들을 피하고 멀리하는 것과 장내세균총의 불균형을 바로잡는 일, 그리고 '몸속 환경'

을 정화시켜 면역 시스템을 자극하지 않도록 하는 일을 열심히 하는 수밖에 없다고 생각한다.[34]

여기서 다시 한번 강조하여 언급하고 싶은 점은 바로 장내세균들과 바이러스, 진균, 기생충, 원생동물 등과 같은 여러 미생물들에 의한 감염 여부가 장내 환경을 결정짓는 데 매우 중요한 역할을 한다는 사실이다. 이들의 상태와 비율에 따라 염증을 조장시키는 신호들이 몸 안의 면역세포들에 전달되어 몸속에서 자가면역질환을 일으킬 수 있는 유발요인으로 작용한다는 점을 모든 자가면역질환자들은 잊지 말고 꼭 기억해 두길 바란다.[35]

따라서 모든 자가면역질환자들은 몸속의 미생물총을 관리하는 일에 최우선 순위를 두며 살아야 한다. 만약 자신의 몸속 미생물총의 상태를 악화시키는 식사나 생활 습관을 가지고 있다면 이를 빨리 버려야 한다. 그렇지 않으면 염증을 일으키는 병원성 세균들과 다른 미생물들의 감염 기회가 증가하게 된다. 그러면 면역 시스템은 더욱 자극을 받고 특히 장관주변 림프조직 (GALT)에서 많은 세포들이 동원되어 염증 반응이 그치지 않고 계속 일어나게 된다. 그러다가 마침내 이런 사태가 장기화되고 반복되면 미주신경의 항염증 신호가 제대로 작동하지 못해서 면역세포들이 지치고 피로하게 됨으로써 자신의 세포나 조직의 일부를 공격하는 자가면역질환으로 발전하게 되는 것이다.

05. 신체적 또는 정서적 상처로 인한 염증 발현

김 여사는 48세로 불안, 심계항진, 얼굴에 호르몬성 여드름, 그리고 체중 증가로 고민하며 나를 찾아왔다. 그녀의 이야기를 듣다 보면 그녀가 지금까지 살아오면서 몇 차례 아주 심한 스트레스를 겪었던 시기가 있었음을 알 수 있다. 그녀는 양 부모가 모두 3년 전과 2년 전에 암으로 사망했고 오빠가 중풍으로 와병 중인 상태에 있고 남편과는 이혼하여 헤어진 상태에 있었다. 과거에 두 번 임신을 했을 때마다 임신성 당뇨로 건강이 나빠졌고 출산 후에는 산후 우울증으로 고생한 적이 있다고도 말했다. 당연히 그녀의 호르몬 판넬 검사는 엉망으로 나왔고 그녀의 마음 상태는 매우 부정적인 생각들로 가득 차 있었다. 그녀는 대화 도중에 자신의 삶이 늘

---

34) 좀 더 자세한 내용은 본인의 다른 저서인 『**자가면역질환 다스리기(2019, 이모션북스)**』란 책에 적혀 있다.

35) 앞부분 제8장 장내미생물총의 기능저하 참고

행복하지 않았다고 여러 차례 실토하였다. 이상에서 나는 그녀가 많은 양의 정서적 그리고 신체적 스트레스를 겪고 있음을 단번에 파악할 수 있었다.

앞서 말했듯이 염증은 본래 우리 몸이 사고나 독소로 인해 추가 손상을 입지 않도록 보호하기 위한 차원에서 발달한 기전이다. 그래서 염증이 본래 좋은 의도로 갖춰진 기전이기 때문에 이를 적당한 선에서 억제시키는 미주신경의 브레이크 작용(콜린성 항염증 경로)이 매우 중요한 의미를 갖는다는 점을 잊어서는 안 된다. 가령 누군가 손가락이 날카로운 못에 찔렸다고 가정해 보자. 그러면 그곳에 면역세포들이 모여들고 손상을 치유하기 위한 신호들이 발산되어 온몸으로 전파될 것이다. 그 결과 전신에서 상처를 치유하기 위한 염증 반응이 시작되는데 대부분의 경우 미주신경에 의한 콜린성 항염증 경로가 활성화되어 염증 반응이 적당한 선에서 더 이상 진행되지 않고 멈추게 된다. 그러나 장기간 반복적으로 손가락이 다치면서 염증이 다시 발생하거나 또는 지속되는 경우에는 미주신경의 항염증 경로는 자연스레 약해지고 이를 바로잡을 능력마저도 사라지게 된다. 그리하여 몸에서는 만성 염증으로 인한 문제들이 하나둘씩 발생하게 되는 것이다.

특히 위에서 말한 것과 같은 신체적 손상이 반복적으로 일어나거나 손상 범위가 너무 커서 쉽게 회복이 되지 않을 경우에는 미주신경의 항염증 기능도 시간이 흐름에 따라 서서히 약해진다. 자동차 사고, 여러 차례의 임신, 대수술의 후유증, 인대의 반복적 염좌 등이 그와 같은 대표적인 예라 할 수 있다.

또한 정서적 충격도 마음속에 감정의 응어리나 상처를 만드는 데 기여하는데, 특히 비교적 짧은 기간 동안 연달아서 정신감정적으로 충격을 입는 경우 문제가 될 수 있다. 인생에서 사랑하는 사람이나 가족과 헤어지는 일, 직장을 잃고 경제적으로 궁핍하게 되는 일, 다른 사람에게 무시당하고 학대받는 일, 신체적 장애나 질병으로 남에게 의지해서 살아가야만 하는 경우 등은 임상에서 흔히 볼 수 있는 엄청난 정서적 스트레스의 예들이라 할 수 있다.

큰 스트레스는 몸과 마음에 상처를 남긴다. 그리고 그런 상처는 신체적인 것이든 정신적인 것이든 우리 뇌에 모두 똑같이 외상(trauma)으로 각인된다. 그래서 이와 같은 외상성 스트레스가 몸에 가해지면 사람들이 긴장하여 교감신경 모드인 "싸울 것인가 아니면 도망갈 것인가(fight or flight)"의 반응 모드를 취하게 되는 것이다. 그러면 몸속의 만성 염증 반응은 더욱 증가하는 방향으로 기울게 된다. 그래서 이런 상처를 안고 있는 사람들은 이후 사소한 외상에도 염증이 잘 낫지 않고 만성화되는 경향을 갖는다. 물론 이때 가해지는 정서적 상처는 염증을 일으키는 직접적인 유발 요인이 되지 않을 수도 있다. 그렇지만 이미 정서적 상처를 가지고 있는 사람에게는 경미한 신체적 외상이라해도 그것으로 인해 외상이나 기존의 염증이 잘 치유되지 않고 만성화되게 만드는 강력한 요인이 될 수 있다.

임상에서 관찰하다 보면 단 한 번의 신체적 외상으로 말미암아 평생 몸속에서 염증이 지속되는 불행한 사람의 케이스를 심심치 않게 발견할 수 있다. 또한 이로 말미암아 나중에 다른 질병들이 유발되는 것도 종종 목격하곤 한다. 특히 자가면역질환자들의 이야기를 듣다 보면 그들의 병이 사소한 자동차 접촉사고, 임신과 출산, 발목을 삔 뒤에 소염진통제 약을 먹고 난 후 등 별 대수롭지 않은 경험을 하고 나서 발생하였다는 이야기를 듣게 된다. 이런 경우 우리는 그 당시 염증이 미주신경에 의해 충분히 억제되지 못했다고 추정해 볼 수 있다. 그래서 염증의 강도가 미주신경의 훈련된 능력을 훨씬 넘어가서 미주신경의 힘으로 충분히 억제되지 못했기 때문에 더 큰 염증 또는 숨은 염증으로 진행된 것이라는 추측을 해볼 수 있는 것이다. 이런 경우 몸에서 염증 신호가 증폭되고 증상은 단 한 번의 사소한 외상임에도 불구하고 몇 주나 몇 달 동안 쉽게 가라앉지 않고 계속 발현되는 양상으로 치달아 온 상태임을 알 수 있다.(예: 복합 통증 증후군)

그러므로 이와 같은 외상성 사건들이 인생에서 자주 일어난다면 그것은 분명 몸에 상당한 대가를 지불하게 만들 것이란 점도 쉽게 추론해 볼 수 있게 된다. 앞선 김 여사의 예처럼 비교적 짧은 시간 동안 여러 차례의 상처를 받게 되면 몸의 염증 억제 능력은 거의 사라져 버린다. 그래서 이런 경우에는 그 사람의 생각을 정리해 주고 잊을 것은 잊고 긍정적인 것만 바라보며 나아가게 도와주고 신체적으로 스트레스 요인에 해당되는 것, 예를 들어 호르몬 불균형 상태 등을 바로잡아 주는 조치들을 취해주면 염증 레벨이 많이 개선되면서 서서히 사라지는 것을 목격할 수 있다. 김 여사도 양생 프로그램을 하고 약 3개월 정도 지나서 체중과 호르몬 상태가 거의 정상으로 돌아와 건강을 회복하는 기쁨을 누릴 수 있었다. 이때에도 장내 환경과 장내세균총의 상태를 가이드라인으로 삼아 치료하면 그 사람의 상태를 빠르게 개선하는 데 많은 도움을 얻을 수 있게 된다.

부교감신경(미주신경)의 기능이 저하되면
· 몸속의 염증 제어 기능이 약화되어 염증 레벨이 증가한다.
· 구강 및 장내 환경이 열악해진다.
· 면역 조율 기능이 저하되어 자가면역질환이 증가한다.
· 사소한 상처가 큰 질병으로 발전하는 악화의 계기를 제공할 수 있다.

··· 제10장 ···
간 기능의 저하

01. 미주신경은 간 기능을 조율한다

간은 한시도 쉬지 않고 수백 가지 일을 한다. 지속적으로 혈당을 모니터링하는 일부터 몸속에 들어온 독소들을 걸러내고 분해하는 일, 그리고 담즙산을 생산하는 일 등 그 범위가 너무나도 방대하여 그것의 기능이 건강에 미치는 영향은 실로 대단하다고 말하지 않을 수 없다. 간이 이렇게 많은 일을 하기 위해서는 그에 필요한 여러 영양소들이 적절하게 공급되어야 한다. 이는 마치 음식을 만들기 위해 필요한 재료들이 준비되어 있어야 하는 것과 같은 이치다. 그래서 간이 필요로 하는 각종 영양소들이 충분히 공급되지 못한다면 간은 자신이 가진 기능을 충분히 발휘하지 못할 수밖에 없다.

간이 하는 일 중에서 우리가 꼭 기억해야 할 일은 혈액을 여과시키면서 그 안에 들어있는 독소들을 걸러내는 일이다. 혈액 속에는 약물이나 독소, 호르몬, 신경전달물질 등 몸에 남아 있으면 해가 되는 물질들이 여럿 있다. 그러므로 이들을 거르고 분해한 뒤 몸 밖으로 내보내는 일을 해야 하는데 이를 통틀어 간의 '해독 작업'이라 부른다. 간이 분해하는 독소 중에는 외부에서 들어온 중금속이나 화학물질 같은 외독소(exotoxin), 세균에 의해 만들어진 내독소(endotoxin) 그리고 몸 안의 대사 과정에서 부산물로 만들어진 노폐물 등이 모두 포함된다. 이런 독소들은 수용성 아니면 지용성 독소 둘 중의 하나에 속하는데, 간은 '2단계의 해독 과정'을 통해 이런 독소들을 모두 혈액에서 제거하는 일을 할 수 있다.

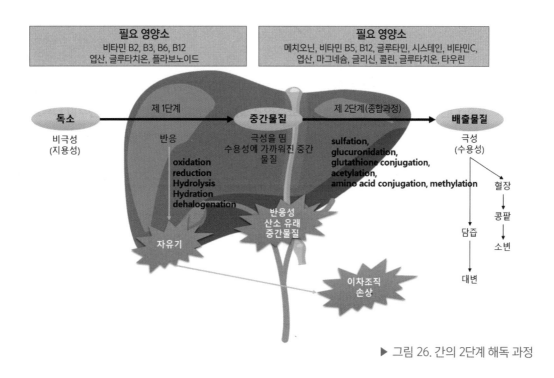

필요 영양소
비타민 B2, B3, B6, B12
엽산, 글루타치온, 플라보노이드

필요 영양소
메치오닌, 비타민 B5, B12, 글루타민, 시스테인, 비타민C,
엽산, 마그네슘, 글리신, 콜린, 글루타치온, 타우린

독소
비극성
(지용성)

제 1단계
반응
oxidation
reduction
Hydrolysis
Hydration
dehalogenation

중간물질
극성을 띔
수용성에 가까워진 중간
물질

제 2단계(종합과정)
sulfation,
glucuronidation,
glutathione conjugation,
acetylation,
amino acid conjugation, methylation

배출물질
극성
(수용성)

혈장
콩팥
소변

담즙

대변

자유기

반응성
산소 유래
중간물질

이차조직
손상

▶ 그림 26. 간의 2단계 해독 과정

간의 해독 과정 1단계에서는 5가지 종류의 반응이 일어나서 지용성 독소들이 조금 덜한 지용성 중간 물질(oxidation, reduction, hydrolysis, hydration, dehalogenation)로 바뀐다. 이 과정을 수행하기 위해 비타민 B군(특히 B2, B3, B6, B12), 엽산, 글루타치온(몸에서 가장 강력한 항산화제), 측쇄 아미노산들(branched-chain amino acids), 플라보노이드, 인지질 같은 여러 종류의 영양소들이 필요하다. 실제 임상에서 이런 중요 영양소들이 부족한 사람들을 종종 만날 수 있다. 그 이유는 대부분 가공식품을 많이 먹어서 그렇게 되는 것이 아닐까 생각된다. 그렇지만 간혹 건강한 자연식을 하는 사람들 사이에서도 영양소가 부족한 경우를 발견할 수 있는데, 그런 경우는 그 사람의 위장관에서 소화 및 흡수 작용이 충분히 일어나지 못하기 때문에 그런 것이라 추정된다.

일단 간에서 제1단계의 해독 과정을 거치게 되면 중간 물질(intermediary materials)이 생성되는데 이들은 반응성이 더 강해서 그대로 방출될 경우 실제 세포들에 더 손상을 입힐 수 있다. 그중에는 반응성 산소종(ROS; reactive oxygen species)이라는 활성 물질도 포함된다. 이들은 다른 분자들로부터 전자를 빼앗아 해당 분자들의 기능을 약화 또는 변화시키기 때문에 이를 막기 위해 비타민 A, C, E, 코엔자임 큐텐, 치올기(-SH), 셀레늄, 구리, 아연, 망간, 바이오플라보노이드, 피크노지놀, 실리마린 같은 항산화제 물질들을 가지고 이를 중화시켜 다른 세포들에 대한 이차적 산화 손상을 막아주는 작용이 갖추어져 있어야 한다. 그렇지 않으면 세포막에서부터 핵

속의 DNA에 이르기까지 분자 레벨에서 각종 산화적 손상을 당하게 된다.

이제 1단계 해독 과정을 마친 반응성이 높은 중간 물질들은 제2단계 해독과정을 거쳐 수용성 물질로 변하게 된다. 2단계에서는 6가지 생화학적 중합 반응을 통해 이들을 완전 수용성 물질로 전환시킨다. Sulfation, glucuronidation, glutathione conjugation, acetylation, amino acid conjugation, methylation이 그것들이다. 이 중에서 아미노산 중합 과정은 N-아세틸 시스테인(NAC), 글리신, 타우린, 글루타민, 시스테인, 오르니틴, 아르기닌, 메티오닌 같은 특정 아미노산을 중간 독소들과 결합시켜 수용성 물질로 만든 뒤 이를 소변, 대변, 땀 등으로 배출시키는 과정을 말한다.

간이 이와 같은 생화학 공장의 역할을 원활히 수행하기 위해서는 그 과정에 필요한 모든 영양소들을 충분히 구비하고 있어야 한다. 그리고 에너지를 생산하는 데 필요한 연료인 탄수화물과 지방질도 여유 있게 갖추고 있어야 한다. 그렇지 않으면 독소들이 분해되지 못하고 몸속을 돌아다니며 여러 세포들에 해를 끼칠 수 있다. 그러면 몸 안 곳곳에서 염증 반응이 증가하게 된다. 미주신경이 이와 같은 염증 반응이 만성화되지 않도록 억제시키는 작용을 하게 된다는 사실을 기억한다면, 그것의 기능이 간의 해독 작용과도 매우 깊은 관련이 있을 것이란 사실을 충분히 짐작해 볼 수 있을 것이다. 실제로 간은 미주신경을 통해 대사 및 해독 관련 정보들을 다른 조직들과 교환하고 있다. 그러므로 항상 간은 부교감신경(미주신경)이 우세한 환경하에서 그 기능을 가장 잘할 수 있는 장기라는 점을 기억해 두어야 한다.

02. '몸속 대청소'를 위해 미주신경을 강화해야 한다

몸에서 독소를 분해하기 위해서는 부교감신경(미주신경)이 우세한 상황이 조성되어야 한다. 그러나 많은 사람들이 이 점을 잘 모르고 있어 안타깝다. 나는 모든 병을 치료하기 위해서는 '몸속 대청소'가 반드시 필요하다고 늘 강조한다. '몸속 대청소'를 하려면 우선 그것에 대한 스트레스를 받지 말고 즐거운 마음으로 이를 받아들이고 시작해야 한다. 마치 피로를 떨쳐버리기 위해 목욕을 하는 듯한 기분으로 이를 받아들여야 하는 것이다. 그러나 개중에는 이를 매우 부담스럽게 생각하고 긴장된 상태로 '몸속 대청소'를 대하는 사람들이 있다. 솔직히 말해 이런 사람들은 부교감상태가 아니라 교감신경이 우세한 상태에 놓여 있는 사람들이다. 따라서 이런 사람들에게는 먼저 몸속 상태를 부교감신경 우위의 상태로 전환시켜 주는 작업을 해주어야 한다. 그래야만 몸속의 독소 분해 작업과 청소가 원활하게 일어날 수 있다. 그러나 안타깝게도 이런 사실을 모른 채 무조건 영양제만 먹으면 몸이 청소되는 줄로 아는 사람들이 많다. 심지어 야채 주스만 먹고 그것으로 자신의 몸이 깨끗해지고 근육이 증가할 것이라 믿는 잘못된 사람들도 있다. 그러므로 나는 항상 '몸속 대청소' 작업에 임하기 전에 마음가짐을 편히 갖도록 격려해 준다. 그래야만 몸이 이완되고 모세혈관들이 잘 열리게 된다. 그래서 해독 작업(몸속 대청소 작업)을 본격적으로 잘할 수 있게 되는 것이다. 이를 위해 나는 사전의 준비 단계로 부교감신경(미주신경)을 강화하는 훈련을 먼저 실시할 것을 강력히 권하고 있다.

미주신경은 내장의 여러 해독 장기들(폐, 간, 비장, 담낭, 소장, 신장, 위장, 대장 등)에 고루 분포되어 있다. 그중에서 '몸속 대청소'를 하기 위해서는 간 기능을 우선적으로 지원해 주어야 한다. 이런 전략의 일환으로 간의 해독 작업에 필요한 각종 영양소들을 보충하는 일도 함께 진행할 필요가 있다. 기능의학 검사 중에 소변 유기산 검사는 간에서 대사된 물질들 중에 소변을 통해 배출되는 성분을 보고 간의 해독 능력을 평가하는 부분을 포함하고 있다. '몸속 대청소'란 치료 목적을 달성하기 위해서는 무엇보다 먼저 장내 환경을 바로잡고 간의 해독 능력을 극대화시키는 조치들을 함께 시행해야 한다. 만약 장과 간의 문제를 해결하지 않고 증상만 치료하려 들면 문제가 근본적으로 해결되지 않고 만성적으로 염증이 지속되는 상황이 이어질 수 있다. 더구나 이런 상황을 오래 끌면 끌수록 주변의 미주신경 기능은 더욱 약화된다. 따라서 우리는 간 기능의 약화가 미주신경의 기능 약화와 깊이 연관되어 있다는 사실도 기억하면서 그에 대한 대비를 할 줄 알아야 한다.

내가 미주신경의 약화 소견을 가진 사람들에게 간 기능을 개선시키기 위한 '몸속 대청소' 작업을 권하면 이런 연관성을 이해하지 못하고 종종 나의 제안을 부담스럽게 받아들이는 사람들이 있다. 이렇게 '몸속 대청소' 작업을 받아들이기 힘들다면 그것 자체가 스트레스가 되고 또한 교감신경을 자극하는 요인이 된다. 그래서 나는 그런 사람들에게 더 이상 '몸속 대청소'를 무리하게 권하지 않는다. 그렇지만 그런 사람들은 항상 나중에 병이 더 진행되고 나서 후회하는 모습을 보여준다. 나는 이런 사람들이 사전 예방의학의 위력을 모르고 살다가 비참함을 경험하고 나서야 뒤늦게 절실한 것이 무엇인지를 사람들이라서 그 때까지 기다려 줄 수밖에 없다고 자조하곤 한다. 왜냐하면 자신이 먼저 마음가짐을 바로잡고 편안한 상태에서 부교감신경(미주신경)을 활성화시켜야 원활한 '몸속 대청소' 작업이 이루어지는데, 그런 조건을 충족시킬 수 없으니 늦더라도 그때까지 기다려줄 수밖에 별다른 도리가 없기 때문이다.

간 기능이 저하될 때 가장 많이 발생하는 것이 지방간이다. 이는 최근에 많이 증가하고 있는

데 알코올성 지방간은 당연히 술을 많이 먹어서 생기는 것이지만 비알코올성 지방간은 당분 섭취가 많아서 생기는 인슐린 저항성의 초기 증상으로 볼 수 있다. 그러므로 지나친 당분 섭취는 위장관 환경은 물론 간 기능에도 나쁜 영향을 준다는 사실을 절대 잊지 말아야 한다. 이와 같은 간 기능 저하를 그대로 방치하면 간 팽대에 이어 상처 조직으로 인해 간 표면이 거칠어지는 간 경화 현상이 나중에 발생하는 코스로 가고 그와 더불어 미주신경의 기능저하가 필연적으로 동반되는 과정을 거치게 된다.

다행스럽게도 간은 우리 몸에서 매우 빠르게 재생되는 조직 중 하나다. 그러므로 올바른 환경과 조건만 주어지면 다시 적절한 기능을 회복할 수 있고 자기 소임을 다해 건강을 유지하는 데 든든한 버팀목 역할을 해줄 수 있다. 그리고 간 기능이 정상화되면 미주신경의 기능 회복에도 많은 도움을 준다. 따라서 간 기능을 지원하는 일을 할 때에는 약화된 미주신경도 함께 강화하는 일을 병행하여 추진하는 것이 훨씬 타당하고 합리적인 조치가 된다는 점도 기억해 두길 바란다.

간 기능 저하는

· 미주신경의 기능저하를 일으킨다.

반대로 미주신경(부교감신경)의 기능 저하가 오면

· 해독 기능을 포함한 간 기능도 같이 저하된다.

해독 작업과 관련된 미주신경의 역할

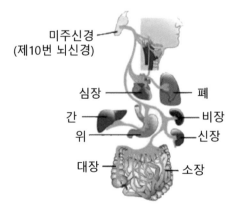

미주신경
(제10번 뇌신경)

심장 —— 폐
간 ——
위 —— 비장
—— 신장
대장 —— 소장

해독작업은
부교감신경 우위의 상태에서
원활히 일어난다.

미주신경은 독소를 분해하고
배출하는 폐, 간, 담낭,
비장, 신장, 소장, 대장과
연결되어있다.

▶ 그림 27. 해독 작업과 관련된 미주신경의 역할

··· 제11장 ···

만성 스트레스

> 미주신경(부교감신경)의 기능이 저하되면 스트레스에 매우 취약해진다.
>
> 반대로 스트레스가 심하거나 잦은 경우 미주신경(부교감신경) 기능이 쉽게 약화될 수 있다.

01. 스트레스에 취약한 반응을 보임

먼저 스트레스에 대해 살펴보자.

달리기를 한다고 가정해 보자. 가볍게 산책하는 기분으로 달리기를 할 때에는 몸이 풀리면서 기분이 좋아진다. 좀 더 빨리 달려도 숨이 차지 않을 정도까지는 몸이 가뿐해지며 기분도 상쾌해지는 것을 느낄 수 있다. 왜냐하면 그 정도는 즐거운 스트레스(eustress)에 해당되기 때문이다. 이런 정도의 상황에서는 여러분의 신경과 근육들이 활성화되고 정신적으로 깨어나는 상태라서 상쾌함을 느낄 수 있다. 이는 몸에서 기분을 좋게 해주는 엔도르핀 같은 호르몬들이 분비되어 나오기 때문에 그런 것이다. 그러나 이제 더 빨리 전력을 다해 달리기를 한다고 가정해 보자. 처음에 느끼던 상쾌한 만족감은 이제 고통으로 변하면서 다리가 아프고 숨을 헉헉거리게 된다. 그 이유는 어느 한계 이상을 넘어가면서 몸이 신체적으로 괴로운 스트레스(distress)를 받기 때문이다.

이처럼 몸에 가해지는 부담을 스트레스라고 통칭한다면 우리는 스트레스를 그 정도에 따라 다음과 같이 두 가지 종류로 구분해 볼 수 있다. 먼저 자신이 어느 정도 감당할 수 있는 정도의 스트레스는 몸에 활력과 성취감을 안겨주는 유익한 스트레스라서 좋은 스트레스 또는 "긍정적 스트레스(eustress)"라 할 수 있다. 이런 스트레스는 우리를 기쁘게 하고 잠재되어 있는 능력을 성장시켜 주는 역할을 한다. 예를 들어 적당한 양으로 운동하는 것, 각종 시험에 무난히 합격하는 것, 세상 여러 곳을 여행하는 것, 사랑에 빠지는 것, 출산하여 아기를 훌륭한 사람으로 키우는 것 등은 모두 이와 같은 보람을 안겨주는 긍정적이며 좋은 스트레스라 할 수 있다. 많은 사람들이 이런 스트레스를 좋아하는 이유는 그것을 별 부담 없이 무난히 감내해 낼 수 있기 때문이다.

그러나 우리는 살면서 자신이 감당하기에 벅찬 무게감 있는 스트레스와 마주치는 경우도 종종 경험하게 된다. 이런 스트레스는 몸과 마음에 상처를 남기기 때문에 나쁜 스트레스 또는 "부정적인 스트레스(distress)"라고 부른다. 예를 들어 재정적으로 궁핍하게 쪼들리는 것, 주변 사람들과 긴장 관계를 형성하는 것, 건강이 약화되는 것, 사랑하는 사람과 사별하는 것 등이 그런 경우에 해당된다. 이런 부정적인 스트레스에 직면하게 되면 몸에서는 신체적으로 각종 이상 반응들이 나타나게 된다. 이때 현명한 사람은 자신에게 가해지는 삶의 무게를 조금 덜어 놓아야 할 순간이 왔음을 빨리 깨닫는다. 그러나 이를 깨닫지 못하고 무리하게 스트레스와 대결하려 애쓰는 애처로운 사람들도 있다.

여기서 내가 꼭 강조하고 싶은 점은 좋은 스트레스와 나쁜 스트레스의 차이가 그것이 지니는 피상적 무게의 차이에서 오는 것이 아니라, 그것을 받아들이는 우리의 자세에 의해 결정된다는 사실이다. 다시 말해 자신이 그런 스트레스를 어떻게 인지하고 받아들이냐 하는 것에 따라 그것이 그 사람에게 좋을 수도 있고 나쁜 상처를 남길 수도 있다. 이 차이를 혹자는 철학적 가치관의 문제라고 생각하는 사람도 있겠지만 실제 건강 측면에서 살펴보면 이 점이 많은 사람들의 신체적 정신적 건강에 상당한 영향을 미치는 결정적 요인에 해당된다는 사실을 여러 연구들이 입증해 주고 있다. 그래서 스트레스 연구의 권위자인 캐나다의 한스 셀리에(Hans Selye) 박사도 "우리를 죽이는 것은 스트레스 그 자체가 아니라 그것에 대한 우리의 반응이다."라는 유명한 말을 남겼던 것이다.

이 말은 우리가 스트레스를 어떻게 생각하고 받아들이느냐가 실제 스트레스의 강도보다 더 중요하다는 점을 말해주는 단적인 소견이라 할 수 있다. 만약 여러분이 어느 스트레스가 자신에게 긍정적이라고 믿는다면 실제로 그것이 신체적으로 다소 부담을 준다고 해도 궁극적으로는 여러분의 건강에 긍정적인 영향을 줄 것이고 부정적인 스트레스라고 인식한다면 여러분의 건강에 부정적인 영향을 미치게 될 것이다. 다시 말해 자신을 성장시키는 스트레스냐 아니면 자신을 해치는 스트레스냐 여부를 결정하는 것은 어디까지나 본인 자신이라는 사실을 깨달아야 한다는 말이다.

그런 실례를 하나 들어보자. 여러분이 대형 쇼핑센터에 가서 자동차를 주차할 때 만약 쇼핑센터의 입구에서 멀리 떨어진 곳에 주차하는 것을 부정적으로 생각한다면 차에서 내려서 쇼핑센터까지 걸어가는 과정이 고통스러운 과정으로 기억될 것이다. 왜냐하면 여러분 스스로가 그것을 부정적인 스트레스로 인지하고 있기 때문이다. 그래서 걸어가는 동안에 여러분의 기분이 나빠지고 몸도 신체적으로 부담을 느끼게 된다. 그러나 반대로 멀리 주차하고 오래 걷는 것이 운동이 되고 기분 전환의 기회가 된다고 생각하면 실제로 여러분의 기분이 즐거워지고 몸도 가벼워지는 긍정의 효과를 경험하게 될 것이다. 그래서 스트레스가 주는 상처의 잔존 여부 또는 크기의 정도 역시 나는 그것을 받아들이는 사람의 태도에 따라 달라진다고 생각한다.

그럼 지금부터는 스트레스가 남기는 상처에 대해 살펴보기로 한다.

우리가 항상 삶 속에서 스트레스를 의식하며 살지는 않는다. 대부분의 사람들은 비록 자신의 삶에 무거운 부담이 있음에도 이를 자각하지 못한 채 망각의 상태로 살고 있다. 어찌 됐든 건강에 적신호가 켜지기 전까지는 비록 그 사람이 감당하기 어려운 무게를 짊어졌음에도 묵묵히 이를 견디며 살아간다. 그러다가 어느 순간 그 사람의 신체적 한계선을 넘게 되면 맥없이 쓰러지는 모습을 자주 관찰할 수 있다. 그래서 나는 그렇게 되기 전에 여러분이 스스로 이를 자각하고 삶의 무게가 자신의 역량 한계선을 초과하지 않도록 조절할 필요가 있다고 늘 많은 사람들에게 충고해 주고 있다. 이런 나의 말뜻을 좀 더 확실히 이해하기 위해서는 여러분이 스트레스가 몸에 상처를 남기는 과정과 몸이 그것을 방어하는 기전에 대해 어느 정도 알고 있어야 한다.

몸에 스트레스가 가해지면 그것이 신체적인 것이든 정신적인 것이든 관계없이 동일한 방어 반응이 일어난다. 그것은 몸이 편안히 휴식하고 소화시키는 부교감신경 모드에서 벗어나 "싸울 것인가 아니면 도망갈 것인가"를 결정해야 하는 교감신경 모드로 전환되는 것을 의미한다. 운동 후 기분 좋은 땀이 흐르는 긍정적인 스트레스 상황에서도 그렇고 재정적인 고통으로 시달리는 부정적인 스트레스 상황에서도 몸에서 일어나는 반응은 비슷하다. 이 반응은 우리 조상들이 과거 원시 사회에서 생활하다가 산에서 호랑이를 만났을 때 보였던 반응하고도 같은 것이다. 그래서 이 반응을 교감신경이 흥분해서 일어나는 스트레스 방어 기전이라 부른다. 심장 박동이 빨라지고 숨이 얕아지며 손에 땀이 나고 혈액이 위장관으로부터 사지 근육 쪽으로 몰리는 현상이 동반되는 것이다. 이런 반응은 스트레스가 사라진 다음에 부교감신경이 우세하게 되면서 혈액이 복강 속으로 몰리고 배고픔과 쉬고 싶은 느낌을 강하게 갖는 상황과는 정반대의 반응이라 할 수 있다.

그러나 이와 같은 두 가지 상반된 극단적 상황이 전기 스위치를 켜고 끄는 것처럼 한 국면만의 우세와 다른 국면의 차단으로 순식간에 결정되는 것은 아니다. 이들의 관계를 스펙트럼상에서 어느 쪽으로 더 많이 기울어져 있느냐 하는 식의 비율 문제로 바라보아야 한다. 그런 관점에서 보았을 때 최적의 상태를 유지하기 위해서는 교감신경과 부교감신경의 우위가 시소처럼 서로 번갈아 반복되는 것이 이상적이라 할 수 있다. 그러나 많은 사람들 사이에서 이런 식의 '번갈아 패턴'이 유지되지 못하고 어느 한쪽이 과도하게 우세해진 불균형 상태로 고정되어 있는 것을 자주 목격하게 된다. 특히 오늘날처럼 빠르게 움직이며 경쟁해야 하는 사회 속에서는 항상 예상치 못한 스트레스로 인해 교감신경이 우위를 점하는 상태로 고착화되는 불균형의 패턴에 빠진 사람들이 매우 많다. 이런 덫에 걸리게 되면 시상하부-뇌하수체-부신 축(일명 HPA axis)이 활성화되면서 전신에 아드레날린과 코티졸 레벨이 증가하게 된다. 그래서 이들의 작용으로 몸속의 여러 세포들에 손상이 가해지는데 특히 신경세포가 손상될 경우 그것이 재생되는데 상당한 시간이 필요하기 때문에 치유가 오래 걸리고 잘되지 못해서 상처를 남기게 되는 경우가 흔하다. 그래서 스트레스로 인한 손상 중에 가장 문제가 되는 것이 바로 신경세포들에 대한 손상 후유증인 것은 이미 잘 알려져 있는 사실이다.

사실 교감신경의 흥분도 알고 보면 몸을 방어하기 위한 차원에서 일어나는 반응임에는 수긍이 간다. 그러나 이것도 너무 지나치면 염증처럼 몸을 해치게 된다는 점에서 비슷한 속성을 지닌다. 즉 과유불급의 원칙이 적용될 수 있는 분야인 것이다. 그래서 이 기능을 견제하고 제어하는 기전으로 부교감신경이 존재하는 것인데 문제는 우리의 삶이 부교감신경이 활성화될 수 있는 기회를 충분히 제공해 주지 않는다는 데 있다. 부교감신경(미주신경)이 우세하게 작동하면 몸은 휴식 상태에서 에너지를 재충전하고 손상된 세포들을 치유하며 재생시키는 일을 많이 하게 된다. 그래야만 몸도 원래의 균형 상태로 쉽게 회복될 수 있다.

그래서 나는 건강 측면에서 우리 몸이 대부분의 시간을 부교감신경이 우세한 상태로 보내는 것이 유리하다고 생각한다. 부교감신경이 우위인 모드에서는 미주신경의 활동성이 깨어 있어 몸이 편안히 휴식하고 에너지를 비축하며 세포들을 재생시키는 상태로 시간을 보낼 수 있다. 이런 이유로 나는 자신의 인생에서 70~80%의 시간을 이런 모드 속에서 사는 사람이 가장 행복한 사람이 아닐까 생각해 본다. 아마도 이렇게 사는 사람들은 자신의 건강을 충분히 회복할 수 있는 여력을 잘 비축해 놓고 있기 때문에 웬만한 스트레스에도 큰 병에 잘 걸리지 않을 것이라 추측된다. 문학과 철학에서는 이를 '안빈낙도의 삶'으로 묘사하곤 한다.

의사의 입장에서 보았을 때에도 나는 환자들이 건강을 회복하기 위해서는 부교감신경(미주신경)이 충분히 기능적 우위를 점할 수 있는 시간적 기회를 많이 가져야 한다고 생각한다. 앞서 말한 70~80%까지는 안 되더라도 적어도 50% 이상은 부교감신경(미주신경)이 우위를 점하는 상태로 살아야만 건강한 몸을 만들 수 있다고 생각한다. 교감신경이 우세한 시간이 길면 길수록 교감신경에 의한 세포 손상이 치유되지 못하고 고착화되어 상처를 남기게 된다. 상처가 남으면 교감신경에서 부교감신경으로 자율신경의 모드가 전환되는 과정이 원활하게 일어나지 못한다. 이는 특히 신경세포에 손상이 가해졌을 때 더욱 두드러지게 나타난다. 또한 스트레스의 무게나 강도가 심한 경우에도 이런 자율신경의 전환이 잘 일어나지 못하게 된다. 이것이 바로 '스트레스가 몸에 남기는 상처 문제'의 핵심이라 할 수 있다.

스트레스로 상처가 남았을 경우 이를 해결하는 방법은 상처를 치유하고 해당 세포를 다시 재생시키는 것이다. 약으로 증상만 억제시키는 것이 목표가 아니다. 상처를 치유하기 위해서는 상처 부위를 청소해야 하고 그곳에 새로운 세포가 다시 들어설 수 있게 충분한 영양 및 재생 전류를 공급해 주어야 한다. 더구나 그 타깃이 신경세포들인 경우 새로운 연결 통로가 형성될 수 있도록 장기간에 걸쳐 행동요법을 통해 신경의 재생이 일어나게 도와주어야 한다. 이것이 바로 '신경성형(neuroplasty)'의 기본적 배경이다. 따라서 우리는 모든 세포들이 새롭게 재생되려면 몸에서 자율신경이 부교감신경(미주신경) 우위의 상태로 먼저 전환되어야 함을 본능적으로 짐작할 수 있어야 한다. 이는 그 어떤 마법의 약이나 첨단 기술과도 타협할 수 없는 기본적 본능이란 사실을 깨우쳐야 하는 것이다.

이런 사실에 근거하여 지금부터는 우리 몸에 상처를 남기는 나쁜 스트레스를 예방하는 방법에 대해 알아보고자 한다.

먼저 자신이 스트레스를 인지하는 방식을 바꾸도록 해야 한다. 그래서 그것을 스트레스로 인식하지 말고 좋은 기회로 생각하고 그것에 대해 고마워하는 방식으로 대처하는 발상의 전환이 필요하다. 일종의 긍정적 사고 전환 전략이다. 그래서 사람들이 '피할 수 없는 스트레스는 최대한 즐겨야 한다'고 농담조로 말하는 까닭도 이런 맥락에서 나온 것이란 사실을 깨우쳐야 한다.

다음으로 아무리 생각해도 자신이 감내할 수 없는 스트레스라면 그것을 피하는 전략을 구사하는 것이 좋다. 이는 자신의 능력 밖의 문제이기 때문에 구태여 그것과 씨름할 필요가 없다. 그런데도 이런 사실을 깨닫지 못하고 힘든 대결을 하다가 상처를 입게 되면 큰 낭패만 보게 될 것이다. 이런 경우에는 가능한 빨리 그것을 잊어버리는 망각의 지혜를 발휘하여 몸과 마음에 큰 상처가 남지 않도록 방어하는 전략을 택할 필요가 있다. 그리고 그것이 한 차례의 강한 바람이었다고 치부해 버리는 느긋한 태도를 견지할 필요도 있다. 그럼에도 불구하고 만약 바람이 가라앉지 않고 계속 불어댄다면 마지막으로 그것을 피하고 외면하는 방법을 택할 것을 권한다. 그러나 이와 같은 방어 기전들도 역시 부교감신경이 우세한 상황에서 잘 작동하기 때문에 이래저래 부교감신경(미주신경)을 강화하는 전략을 먼저 또는 동시에 세우는 것이야말로 스트레스로부터 자신을 보호하는 가장 확실한 방법이 될 것이라 생각한다.

그렇지만 실생활에서 이와 같은 방어 기제를 터득하기란 정말 쉽지 않다. 많은 훈련과 행동요법을 실천해야만 하고 그 과정에 시간과 노력도 많이 투자해야 한다. 그래서 대부분의 사람들은 이런 준비가 미처 되어 있지 않은 상태에서 스트레스를 받고 그것에 반사적으로 대응하기 때문에 부교감신경이 많이 위축된 상태로 전락된 채 기울어진 자율신경의 운동장 위에서 살아가게 되는 것이라 생각한다. 일상 생활에서 대부분의 사람들이 받는 스트레스가 비록 저강도라고 해도 그것에 만성적으로 노출되면 교감신경의 활동성에 대한 세팅이 누적되어 증가하고 대신에 부교감신경의 톤은 저하된 채로 약화되어 이 둘 사이의 불균형 격차가 더욱 심해지고 고착화되는 일이 발생하게 된다. 그 결과 부교감신경(미주신경)의 기능저하가 더욱 심해지기 때문에 일상의 사소한 스트레스에도 쉽게 상처를 받는 일이 자주 일어나게 되는 것이다.

이처럼 몸이 대부분의 시간을 스트레스로 부담을 받게 되면 이런 상황에서는 부교감신경(미주신경)의 활동성이 깨어날 기회는 좀처럼 주어지지 않는다. 그래서 시간이 흐르면 교감신경의 흥분 상태가 지속적으로 우위를 차지하게 됨으로써 부교감신경(미주신경)의 활동은 억제되고 몸 안에서 염증이 증가하고 면역 활동은 위축되며, 소화 기능과 해독 기능이 감퇴하는 등 건강 전반에 걸쳐 여러 문제점들이 고개를 쳐들고 등장하게 되는 것이다. 바로 이 점이 많은 사람들이 자신의 삶을 살면서 여러 측면에서 건강상의 이상 소견들을 경험하게 되는 근본적인 이유라 할 수 있다.

그래서 나는 건강에서 가장 중요한 요소가 교감신경의 우위 상태를 부교감신경의 우위 상태로 얼마나 빨리 전환시킬 능력을 그 사람이 가지고 있는가 하는 점에 있다는 생각을 갖게 되었다. 실제 임상에서 관찰해 보아도 환자들 중에 빨리 질병에서 회복하고 놀라운 치유 결과를 보여주는 사람들은 그렇지 못한 사람들에 비해 긍정적인 사고와 평소 건전한 식생활 스타일을 가지고 있어서 교감신경 우위 상태에서 부교감신경(미주신경) 우위 상태로 빠르고 효과적으로 그리고 수월하게 전환하는 능력을 가진 사람들이라는 사실을 자주 체험하곤 한다.

02. 미주신경 기능저하와 부신 피로/자율신경 기능 실조

앞서 부교감신경을 대변하는 미주신경의 기능이 잦은 스트레스로 인해 약해질 수 있고 반대로 미주신경의 기능이 저하되어 있으면 스트레스에 적응하거나 그것에 대처하는 능력이 매우 약해져서 악순환의 고리에 빠지게 된다는 점도 알아보았다. 여기서는 후자의 경우를 좀 더 자세히 살펴보자.

미주신경이 약한 상태에서는 조그만 스트레스에도 시상하부-뇌하수체-부신 축(일명 HPA axis)이 흥분하기 때문에 이 축의 말단을 이루는 부신이 나중에 지치고 피로에 빠지기 쉽다. 부신은 스트레스 때마다 교감신경의 흥분에 반응하는 조직이다. 그래서 그곳으로부터 아드레날린과 코티졸이란 스트레스 호르몬들이 방출된다. 그러나 부신에는 이를 견제하기 위해 부교감신경의 기능을 대변하는 미주신경이 직접 가지를 뻗고 있지 않은 곳이다. 그래서 부신은 오직 교감신경의 지배만 받고 있다. 그러므로 부신의 작용을 억제하려면 직접 부신을 억제시킬 수 없고 시상하부-뇌하수체-부신 축(HPA aixs)을 통해 간접적으로 억제할 수밖에 없다. 그런데 만약 미주신경(부교감신경)의 기능이 저하된 상태에서는 이 축의 기능을 부신보다 위쪽 레벨에서 제대로 견제하지 못하기 때문에 부신이 쉽게 과잉 반응을 보이게 됨으로써 마침내 나중에 부신이 지쳐서 피로 상태에 빠지는 코스를 밟는 일이 잘 일어난다. 그래서 부신은 부교감신경(미주신경)의 작용에 의해 기능저하에 빠지는 것이 아니라, 자신이 스스로 지쳐서 기능저하 상태에 빠지게 되는 것이다. 이를 우리가 '부신 피로(adrenal fatigue)' 상태라고 부르는데 혹자는 부신 피로는 없고 부신을 자극하는 그 윗선의 시상하부, 뇌하수체 또는 갑상선 샘 등의 자극이 약해져서 그렇게 되는 것이라는 주장을 하기도 한다. 그러나 이를 자율신경의 조절기능 관점에서 보면 어찌 됐든 교감신경과 부교감신경의 기능이 모두 약해져서 오는 현상임에는 분명하다.

그래서 '부신 피로'는 부교감신경이 약해져 있는 상태에서 일상에서 겪는 저강도 스트레스가 누적되어 발생하는 자율신경의 기능저하 또는 실조 현상으로 바라보는 것이 옳다고 생각한다. 예를 들어 콩나물시루 같은 지하철을 타고 출근 전쟁을 해야 하는 것, 적성에 맞지도 않은 일을 참으면서 해야 하는 것, 자신과 맞지 않는 사람들과 같이 얼굴을 맞대고 살아야 하는 것, 먹고 싶지 않은 음식을 다른 사람들과 같이 먹어야 하는 것 등이 그런 예들이라 할 수 있다. 비록 이런 일들이 개별적으로는 별로 대수롭지 않은 스트레스이지만 이런 것들을 하루에 4~5개씩 겹치기로 감당해야 한다면 그로 인해 누적되는 스트레스의 무게는 엄청 증가할 것이다. 그 결과 이들이 시상하부-뇌하수체-부신 축(HPA axis)을 계속 자극하여 마침내 그 말단에서 실제 행동대원 역할을 하는 부신을 피로하게 만들 수 있는 것이다. 그렇게 되면 몸에서 에너지를 동원하는 능력과 수시로 닥쳐오는 각종 스트레스에 대처하는 능력을 조금씩 잃을 수밖에 없다.

또한 이때 부교감신경(미주신경) 쪽의 기능이 저하된 상태가 지속되면 부신 피로 말고도 결국 자율신경 기능 전체가 약화되는 과정을 밟게 된다. 이를 흔히 자율신경 기능이 실조(dysfunction)되었다고 표현하는데 이와 같은 자율신경의 기능 실조는 전정관(vestibular canal)의 기능 약화와도 깊은 관련이 있다. 그래서 이런 상태에서는 일상의 사소한 스트레스만으로도 쉽게 자율신경의 기능이 약화된 소견을 보일 수 있다. 가장 대표적인 것이 눕거나 앉았다가 갑자기 일어설 때 현기증을 느끼는 체위성 저혈압(postural hypotension)의 증상을 경험하는 것이다. 또한 이런 사람들은 많은 사람들과 함께 있는 것도 싫어하고, 큰 목소리로 떠드는 것도 싫어하며 밀폐된 공간에 있는 것도 피하려 든다. 이런 증상들은 자율신경의 기능저하로 전정관 (vestibular canal)이 정서적 반응을 충분히 억제 조절하지 못해서 일어나는 현상이라 할 수 있다. 그래서 우리는 여기서 교감신경 뉴우런의 기능이 약해지는 경우에도 정서적 균형을 유지하기가 매우 힘들어진다는 사실을 배울 수 있다. 왜냐하면 전정관의 기능(vestibular function)이 자율신경의 기능과 감정 조절작용에 깊이 관련되어 있기 때문이다. 그래서 이런 사람들은 눈물샘에 눈물이 많고 입안의 침샘에도 침이 많아 잘 울고 침을 많이 생산하는 경향을 보인다. 그리고 가끔 몸의 균형을 잡는 과정에서 어지럼증도 경험하며 또한 심박수와 호흡 패턴도 이것의 영향을 받아 변할 수 있고 소화 과정도 매우 약하고 느려지는 경향을 보이게 된다.

여기서 중요한 점은 부신 피로나 자율신경 실조증 환자들이 그런 증상을 나타내는 것이 교감신경 쪽이 상대적으로 더 많이 약해서 그런 것이지 부교감신경이 절대적으로 강해서 그런 것은 아니라는 사실이다. 만약 진짜 부교감신경(미주신경)이 강하다고 하면 서맥으로 인한 '미주신경성 실신(vagal syncope)' 현상이 벌어질 것이다. 그러나 그런 경우는 아니기 때문에 부교감신경 (미주신경)도 매우 약해진 상태에서 교감신경의 반응마저 많이 저하된 상태일 때 발생하는 현상으로 이해하는 것이 더 합리적인 추론이 아닐까 생각한다.[36]

미주신경 기능저하 상태에서는

· 사소한 자극에도 스트레스 반응이 잘 일어난다.

· 미주신경 기능저하 → 부신 피로 → 교감신경의 약화 → 자율신경 실조/전정기능 저하

---

36) 제6장 심혈관계의 기능 저하 참고

··· 제12장 ···
수면과 생체리듬의 기능저하

부교감신경(미주신경)이 약화되면 밤에 깊은 잠을 자지 못한다. 잠을 충분히 자지 못하면 인체의 모든 생체리듬이 교란되어 각종 생리적 기능에 이상이 초래된다. 이처럼 잠은 건강을 유지하는 데 있어 매우 중요한 역할을 담당하고 있는데, 잠을 자는 밤 시간대에 몸 안의 모든 생리적 그리고 신경호르몬적 기능을 자율적으로 주관하는 주체가 부교감신경이란 사실을 제대로 알고 있는 사람이 많지 않다. 만약 밤 시간대에 부교감신경이 우세하지 못하고 그 기능이 저하되어 있으면 깊은 숙면을 취하지 못하고 각종 대사 과정이 엉망으로 변하게 된다. 그러므로 부교감신경이 자율신경계의 주관자로 등장하는 밤 시간대가 동양 철학에서 말하는 음의 시간대로, 인생에서 의미 없는 시간대가 아니라 생산적 활동을 하기 위해 몸을 재충전, 재설정시키는 매우 소중한 시간대란 사실을 분명히 알아야 한다.

이런 까닭에 건강을 유지하고 싶은 사람은 반드시 자신의 부교감신경(미주신경)을 강화하기 위해 밤 시간대를 자연의 섭리에 맞게 깊고 충분한 잠을 자며 보내도록 최대한의 노력을 다해야 한다. 그것이 곧 자신의 부교감신경(미주신경)을 강화하는 가장 확실하고도 매우 강력한 방법이라는 점을 깨닫길 바란다.

우리가 잠을 자는 동안 뇌에서는 5단계에 걸친 수면 사이클이 반복되면서 생체리듬을 만들어 낸다. 수면 1단계와 2단계는 가벼운 단계의 수면으로 잠이 들었을 때 처음 7~15분 정도가 이 단계에 속한다. 수면 3과 4단계는 회복을 위한 깊은 단계의 수면으로, 이때에는 근육과 조직의 수리와 재생이 일어나고 성장과 발달도 진행된다. 또한 면역 기능도 증가되고 다음날 활동을 위한 에너지 생산도 활발하게 일어난다. 이 모든 일은 전부가 부교감신경이 우세한 형국일 때 일어나는 일로, 다음날을 활기차게 생활할 수 있게 만들어 주기 위한 차원에서 몸을 회복시켜 주는 일을 하는 것이다. 그래서 실제 수면 3, 4단계에서 부교감신경의 활동을 심박수 변이도(HRV;heart rate variability)로 측정해 보면 상당히 증가되어 있음을 확인해 볼 수 있다.

5번째 단계는 렘(REM; rapid eye movement) 수면이다. 이 과정에서는 심박수 변이도(HRV)가 감소한다. 이 말은 렘(REM) 수면 동안에는 부교감신경의 톤이 저하되고 대신에 교감신경이 우세하게 등장하는 시기가 된다는 의미다. 그래서 이 단계에서 기억력이 형성되고 꿈도 꾸게 되는 것이다.

문제는 이런 정상적 수면 사이클이 나이를 먹어가면서 조금씩 변하게 된다는 데 있다. 성인들에서 관찰해 보면 잠의 초반부에 수면 1~4단계가 사이클을 이루는 모습으로 나타난다. 반면 렘(REM) 수면이 나타나는 것은 잠이 들고 나서 나중 후반부에 나타나는 경향을 보인다. 그래서 사람들이 꿈을 꾸다가 깨어나는 경험을 하게 되고 꿈의 내용을 생생하게 기억하게 되는 이유가 잠을 어느 정도 충분히 잔 상태인 후반부에 렘(REM) 수면이 나타나기 때문이다. 보통 정상적인 경우 하룻밤에 5~6번의 렘(REM) 수면 사이클을 경험한다. 그리고 하룻밤에 렘(REM) 수면을 경험하는 횟수가 많을수록 깊은 회복에 필요한 수면을 경험한 것으로 판단하게 된다.

앞서 언급했듯이 깊은 수면인 3단계와 4단계 때 부교감신경(미주신경)이 많이 활동하며 자신을 강화하는 일을 한다. 헬스장에서 특정 근육을 훈련시키기 위해 반복 운동을 하는 것처럼 부교감신경(미주신경)도 이 단계에서 가장 효과적으로 자신의 기능을 강화하는 일을 한다. 그러므로 부교감신경(미주신경)을 강화하기 위해서는 무엇보다 먼저 깊은 잠을 자야 한다. 이 말은 반대로 만약 밤에 깊은 수면의 단계로 들어가지 못한다면 부교감신경(미주신경)이 스스로를 강화할 기회를 얻지 못해 그 능력을 제대로 유지할 수 없게 된다는 의미를 내포하고 있다. 신경은 용불용설의 법칙을 따른다. 그래서 사용하지 않으면 그 기능은 점차 사라진다. 그러므로 신경 기능을 최적의 상태로 만들기 위해서는 해당 신경을 꾸준히 사용하고 훈련시켜야 한다. 근육을 키우기 위해 헬스장에 가는 것처럼 부교감신경(미주신경)을 강화하기 위해서는 깊은 단계의 수면 시간을 많이 갖음으로써 이런 훈련이 가능해진다. 그래서 난 항상 깊은 숙면이야말로 부교감신경(미주신경)을 훈련시키는 가장 유능한 헬스 코치라 말하고 있다.

이런 근거로 여러분이 부교감신경(미주신경)을 훈련시키기 위해서는 수면 습관을 잘 들여야 한다. 먼저 잠이 가장 잘 들 수 있는 최적의 시간대에 잠을 자야 한다. 그리고 적어도 하루 7~8시간의 잠을 자도록 노력해야 한다. 그런데 만약 밤늦게 식사를 하거나 야식을 먹는 습관을 가진 사람이 있다면 그 사람은 깊은 잠을 자는 데 매우 불리한 입장에 있다고 말할 수 있다. 최근 연구에서 미주신경 속의 구심성 감각 신경섬유들이 목에 있는 하미주신경절(inferior ganglion of vagus, nodose ganglia)에 있는 생체시계 유전자들을 발현시키는 작용을 하는 것으로 발표되었다. 이는 미주신경이 위장 속에 남아 있는 음식의 양을 근거로 해서 말초의 생체 시간을 결정하는 역할을 하고 있음을 보여주는 확실한 증거라 할 수 있다.

잘 알다시피 밤 시간대에는 낮 시간대에 비해 위장이 팽창하는 것에 대한 민감도가 낮은 편이다. 그래서 만약 너무 늦은 시간에 식사를 한 경우에는 위장이 팽창하는 것에 대한 민감도가 떨어져 있어서 식후에 잠에 빠지게 되는 시간이 더 늦어지게 되는 것이다. 게다가 제시간이 아닌 때에 소화작용을 하라는 신호를 내려보내야 하니까 미주신경이 수면 도중에 자신을 강화하는 일에 전념할 수 없게 된다. 그 결과 깊은 잠을 자지 못해 아침에 일어났을 때 졸리고 에너지가 재충전된 것 같지 않은 느낌을 받게 되는 것이다. 따라서 밤늦게 식사를 하는 습관은 시간이 갈수록 부교감신경(미주신경)의 기능을 약화시키는 매우 나쁜 행동이란 점을 명심하고 있어야 한다.

이런 점 때문에 나는 항상 올바른 음식을 골라서 먹는 것도 중요하지만 같은 음식을 언제 어떻게 먹어야 하는지도 그에 못지않게 중요하다고 늘 강조하고 있다. 나는 항상 음식은 밖에 날이 밝은 상태에서 먹어야 하고 그것이 충분히 소화될 때까지 깨어 있다가 잠이 들어야 한다고 주장한다. 밤에 음식을 먹고 바로 잠이 들면 위장의 팽창에 대한 민감도가 감소하기 때문에 연동운동과 소화작용도 잘 일어나지 않고 느려진다. 그래서 늦은 식사나 야식을 먹을수록 위장이 늘어나고 더 많이 과식하는 경향을 갖게 된다. 또한 섭취한 음식이 위장관 속에 머무는 시간도 길어져 부패할 가능성도 높아진다. 그래서 나는 가능한 저녁을 일찍 먹고(밤보다는 늦은 오후 무렵) 밤에 잠을 잘 준비를 하는 것이 건강에 유리하다고 항상 강조하고 있는 것이다.

이 밖에 부교감신경(미주신경)은 다양한 말초 조직과 뇌 속의 생체리듬 센터를 연결하여 우리 몸의 생체리듬을 조절하는 숨은 조역 역할을 맡고 있다. 만약 부교감신경(미주신경)이 그런 정보들을 전달하여 소통시키는 작용을 충분히 하지 못한다면 수면을 포함하여 대사 과정 전반에 걸쳐 각종 생체시계의 작동이 잘 일어나지 못하고 혼란이 생기게 될 것이다. 따라서 현재 수면 장애와 같은 생체리듬에 문제가 있는 사람은 부교감신경(미주신경)의 기능과 정보 전달 능력에 심각한 문제가 숨겨져 있을 가능성이 매우 높다는 점을 인정해야 한다. 그래서 이런 사람들에게는 수면과 같은 생체리듬을 바로잡기 위해 무조건 약물에 의존하지 말고 부교감신경(미주신경)의 기능을 되살리는 작업을 먼저 실천해 볼 것을 강력하게 권하지 않을 수 없다.

부교감신경(미주신경)의 기능을 되살리기 위해서는 제3부에 나오는 여러 행동요법들을 열심히 실천해야 한다.

부교감신경(미주신경)**의 기능이 저하되면**
· 수면장애 같은 생체리듬이 교란된 증상들이 나타난다.
· 생체리듬의 교란은 에너지 대사, 호르몬 대사, 뇌신경 세포의 기능 이상 등을 야기시킨다.
흐트러진 생체리듬을 회복하려면 부교감신경(미주신경)**을 강화하는 일부터 먼저 실천해야 한다.**

… 제13장 …
뇌 기능의 저하

부교감신경(미주신경)의 기능이 저하되면 정서 조절 및 인지 기능 같은 뇌 기능도 서서히 저하된다. 반면, 부교감신경(미주신경)이 활성화되면 뇌 기능 전반이 개선된다. 그 이유 중 하나는 모세혈관 레벨에서 혈액을 흡입하는 능력이 증가되기 때문이고 다른 하나는 뇌 속의 대사 노폐물과 독소들이 목 주변의 림프 시스템을 통해 배출되는 데 있어 부교감신경(미주신경)의 활성화로 인해 목 주변의 림프 흐름이 원활해지기 때문에 그렇게 된다고 판단된다. 만약 목 주변에 염증이나 종양 같은 문제가 있어 목 주변에 존재하는 림프 시스템의 기능이 저하되면 뇌 속의 노폐물이 배출되는 뇌척수액의 배출 시스템(glymphatic drainage system)에 정체가 생겨서 그 독소들이 주변 조직으로 범람하여 뇌 조직은 물론 미주신경까지 중독시킬 수 있다. 그 결과 미주신경의 기능이 저하되고 이는 다시 역으로 미주신경을 타고 독소들이 뇌간 및 중뇌 그리고 대뇌피질 전반으로 퍼질 수 있는 기회를 제공하게 된다. 그래서 기억력 저하, 사고와 집중이 잘 안되고 멍한 느낌, 이유 없이 피곤한 느낌 등과 같은 뇌 기능저하의 증상들이 나타나게 되는 것이다. 심할 경우에는 이것이 치매 발생에도 영향을 미친다고 할 수 있다. 이런 이유로 나는 목 주변 림프 배액을 원활하게 하기 위해 목의 자세 교정과 경추부의 림프 마사지를 매우 중요한 치료 수단으로 삼고 있다.

이 밖에 부교감신경(미주신경)의 기능저하는 불안감, 우울증, 기분과 정서 장애 등의 증상과도 밀접한 관련이 있는 것으로 알려져 있다. 그 이유는 부교감신경(미주신경)의 기능저하가 앞서 제8장에서 언급한 대로 장내미생물총의 불균형과 관련되어 있어 장내세균들과 장점막내분비세포(EEC)들에서 세로토닌, GABA 등과 같은 신경전달물질들이 충분히 생산되지 못해 이들이 뇌속으로 전달되는 양이 부족해지기 때문에 그렇다고 할 수 있다. 세로토닌과 GABA 같은 신경전달물질들은 대부분 장에서 생산되는데 장내 환경의 악화로 인해 이들이 장점막세포에서 잘 만들어지지 못하게 되면 장내에 분포하는 미주신경의 기능도 저하될 뿐 아니라 그들이 뇌로 전달되지 못해 감정, 기억, 인지 기능을 담당하는 뇌 기능마저 떨어지는 만드는 일이 발생하게 되는 것이다. 그래서 우울증과 불안 같은 증상들이 정신 질환 때문이 아니라 장 또는 뇌 속의 염증 때문에 생기게 되는 것이고 이들이 미주신경의 기능저하와 밀접한 관련이 있다는 사실을 잊지 말고 그것에 걸맞는 대비책을 세우길 바란다.

이처럼 장내 환경의 악화로 야기되는 뇌 기능의 저하 현상은 이른바 "뇌-장 축 또는 연결성(Brain- Gut Axis or Connection)"이란 개념의 실체를 보여주는 대표적인´예로 항상 널리 인용되고 있다. 그리고 이 때 미주신경이 바로 뇌와 장을 연결하는 구체적인 해부학적 실체로 등장하게 된다.

실제로 장내 환경의 악화는 미주신경의 기능저하를 가져오면서 동시에 다른 편으로 교감신경을 자극하는 일도 할 수 있다. 그래서 과도한 각성(hyper arousal), 불면증, 심박수 증가(빈맥) 등을 유발시킬 수 있으며 이런 현상들로 인해 불안염려증과 우울증이 더욱 심화될 수 있다. 그러므로 불안염려증과 우울증을 해결하기 위해서는 무엇보다 먼저 장내 환경을 안정화시켜 미주신경을 포함한 부교감신경의 기능이 다시 우세한 상태가 되도록 만들어 주는 일을 먼저 해야 한다. 임상에서도 부교감신경(미주신경)을 다시 활성화되면 이와 같은 불안감, 우울감 등의 증상들이 많이 개선되는 것을 쉽게 목격할 수 있다. 그 이유는 앞에서 언급했듯이 "뇌-장 축 또는 연결성(Brain- Gut Axis or Connection)"이 다시 건강한 방향으로 회복되어 교감신경들이 안정화되기 때문에 그런 것이라 생각된다.

이처럼 미주신경의 원활한 기능 회복으로 장내 환경과 해독 및 배설 작용들이 개선되면 뇌 기능도 더불어 교감신경들도 안정화되면서 불안감이나 우울감, 쓸데없는 공포감, 공황 장애, 불면증 등의 증상들이 사라지게 된다. 그래서 이런 점을 응용하여 실제 임상에서 약물에 잘 반응하지 않는 우울증을 치료하기 위해 미주신경을 전기 자극으로 치료하는 사례까지 등장하고 있다.[37]

이 밖에 자폐증, 파킨슨병, 알츠하이머병 등에서 나타나는 언어 발성의 문제, 연하 작용의 어려움, 장누수를 호소하는 등의 증상들이 실제로 미주신경병증(vagal neuropathy)의 증상들과 겹치고 있음에 주목할 필요가 있다. 이는 분명 이런 질환들의 진행 과정 중에 미주신경의 약화 또는 침범이 동반되고 있음을 보여주는 소견이라 생각된다. 그러므로 이런 환자들에게 부교감신경(미주신경)을 활성화시켜 주는 조치들을 취해 주면 관련 증상들은 물론 소화기 관련 증상들, 염증과 관련된 면역 증상들도 함께 호전되는 것을 자주 목격하게 된다.[38]

---

37) 미주신경을 자극하면 우울증 및 감정 조절과 관련된 뇌의 주요 부분을 다시 활동하게 만들 수 있다. 그래서 교감신경을 억제시키고 뇌 속의 염증 레벨을 줄여주는 효과를 얻을 수 있게 된다.

38) 스티븐 포쥐 박사 같은 행동심리학자는 자폐증 스펙트럼에 속하는 환아들이 자주 보여주는 몸을 흔들거나 떠는 행동이 자발적으로 미주신경을 자극하고 그 기능을 조절하려는 노력의 일환이라 설명하고 있다. 다시 말해 기능을 제대로 수행하지 못하고 있는 미주신경을 스스로 바로잡으려는 차원에서 그런 행동을 하는 것이기 때문에, 이를 구태여 금지시키지 말고 적극 표현하도록 도와주는 것이 그들에게 유익한 조치가 된다고 말하고 있다.

부교감신경(미주신경)**의 기능저하는**

· 불안과 우울증을 일으킨다.

· 뇌 속의 염증 레벨을 증가시킨다. 그래서 사고력, 집중력, 기억력 같은 인지기능, 감정 표현과

  관련된 정서 반응, 주변 자극에 대한 반응 속도 등이 모두 저하된다.

· 파킨슨병, 알츠하이머병 등과도 관련 있다.

· 통증에 예민하고 피곤함을 자주 느낀다.

· 근력도 약화된다. 그 이유는 근육은 신경의 통제를 받기 때문이다.

· 시력도 저하된다.

뇌기능에 미치는 부교감신경의 영향

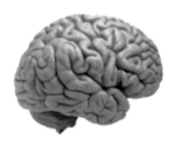

부교감신경은 불안과 우울증을 조절 (진정/약화)하는 작용을 한다.

뇌속의 독소들은 목의 림프관을 통해 배출된다. 그래서 만약 목의 미주신경이 감염되어 있거나 염증으로 기능이 저하되어 있으면 뇌 속의 독소 배출도 지장을 받게 된다.

▶ 그림 28. 뇌기능과 부교감신경의 관계

··· 제14장 ···
호르몬 변화

부교감신경(미주신경)은 시상하부-뇌하수체-부신 축(HPA axis)를 제외한 모든 분비샘들을 자극한다. 따라서 부교감신경(미주신경)의 기능이 저하되면 몸에서 분비되는 여러 물질들의 양이 감소한다. 그중에는 위산, 소화효소, 침, 눈물 같은 것도 있지만 여기서는 호르몬의 감소에 대해 살펴보기로 한다.

스트레스에 대한 자극으로 교감신경이 흥분하면 시상하부-뇌하수체-부신 축(HPA axis)을 통해 부신에서 스트레스 호르몬을 분비하는데, 초기에는 부신 수질에서 분비되는 아드레날린이 더 큰 책임을 담당하고 어느 정도 시간이 흐르면 부신 피질에서 분비되는 코티졸이 이 스트레스 반응을 떠맡게 된다. 그래서 만성적으로 스트레스 상황이 지속되면 부신샘이 피로해져서 이런 호르몬들을 충분히 분비할 수 없게 되는데 상황이 이 정도까지 진행되면 몸속의 자율신경 시스템은 그 톤과 균형을 잃게 된다. 그래서 '자율신경 기능저하증' 또는 '자율신경 실조증'이 발생하게 된다고 앞서 설명한 바 있다.

따라서 상황이 이 정도까지 진행됐다는 것은 그동안 미주신경을 포함한 부교감신경의 기능과 톤이 매우 억제된 상태로 상당 기간을 지내왔음을 의미한다. 다시 말해 교감신경의 우위 상태가 계속 지속됨으로써 당장 생존과 관련이 적은 소화, 해독, 대사, 면역 기능들이 오랫동안 억제된 상태로 지내왔음을 뜻하는 것이다. 그 결과 스트레스로 손상받은 세포들을 수리하고 재생하는 작업 역시 충분하게 이루어지지 않은 상태로 있었기 때문에 교감 및 부교감신경을 포함하여 몸의 각종 기능들이 동반 약화되고 감염에 매우 취약한 상태로 변해 버린 상태임을 알 수 있다.

부교감신경(미주신경)이 약화되면 각종 대사 및 성기능, 생체리듬 관련 호르몬들의 생산도 감소하게 된다. 교감신경이 혈당을 올리고 인슐린 분비를 억제시키지만 부교감신경(미주신경)은 혈당을 낮추기 위해 인슐린 분비를 자극한다. 이 밖에 다른 소화 관련 호르몬들과 갑상선 호르몬, 세로토닌, 멜라토닌 등의 호르몬 생산과 분비도 부교감신경(미주신경) 우위의 상태에서 원활하게 진행된다. 또한 성호르몬의 작용도 역시 부교감신경(미주신경)이 우세한 상황에서 잘 일어난다. 부교감신경(미주신경)이 우세한 상황에서는 성기관으로 가는 혈류량이 증가하고 성적 자극도 깨어나기 때문에 성욕이 증대된다. 그리고 통증과 염증 작용을 억제하기 때문에 여성의 경우 에스트라디올(E2; estradiol)이 일으키는 생리통을 줄여주는 역할도 한다. 이와 같은 이유로 각종 호르몬들의 원활한 분비를 통해 몸의 기능을 정상적인 궤도로 올려놓기 위해서는 언제나 일정 부분 부교감신경(미주신경)이 우세한 상황을 유지할 수 있도록 몸을 잘 관리해야 한다. 특히 갱년기 이후 호르몬 부족이 뚜렷하게 나타나는 시기에 들어서는 더욱더 부교감신경(미주신경)을 강화하는 일에 집중해야 한다.

이처럼 부교감신경(미주신경)이 호르몬의 작용에 미치는 영향이 지대하기 때문에 부교감신경(미주신경)이 약화되면 정상적인 생리 기능들이 교란되면서 결국에는 스트레스에 대응하는 교감신경의 축도 덩달아 서서히 약화되는 '동반 약화'의 상황으로 발전하게 된다. 이것이 제11장에서 언급한 일명 '부신 피로(adrenal fatigue)' 또는 '만성 피로 증후군'의 기저에 깔린 배경이 된다는 점을 상기해 볼 필요가 있다. 이는 곧 악(惡)이 없으면 선(善)도 없어지는 것과 같은 개념이라 할 수 있다.

> **미주신경 기능저하가 되면**
> · 각종 호르몬 분비가 줄어든다.
> · 혈당 및 대사 조절 능력이 감소한다.
> · 수면 및 생체리듬이 교란된다.
> · '부신 피로(adrenal fatigue)' 또는 '만성 피로 증후군' 발생

··· 제15장 ···
사회적 고립 자초

인간은 사회적 동물이라서 혼자 고립되어 살 수는 없다. 항상 다른 사람들과 같이 어울려 살아야 한다. 만약 여러분이 며칠 동안 집안에서 혼자 지낸다고 생각해 보라. 틀림없이 기분이 저하되고 우울하거나 외롭다는 생각을 하게 될 것이다. 이런 감정은 인간과 같이 대뇌가 발달한 동물들일수록 필연적으로 겪게 되는 반응이다. 이를 뒷받침하듯 연구 결과에 있어서도 사회적으로 다른 사람들과 얼굴을 맞대고 교류할 때 부교감신경(미주신경)이 활성화되는 것으로 조사되었다. 반대로 사회적으로 고립되고 우울한 사람들에서는 부교감신경(미주신경)의 톤을 결정하

는 심박수 변이도(HRV)가 감소되어 있다는 점은 너무나도 잘 알려져 있는 사실이다. 이는 앞서 제13장에서 설명했듯이 우울증 증세가 부교감신경(미주신경)의 톤 저하와 밀접한 관련이 있다는 사실과도 일맥상통한다. 그래서 우울증 환자들을 사회적으로 서로 교감하는 환경 속으로 재배치시켜 사회적 유대감과 긍정적인 느낌을 더 많이 받게 해주면 그들의 기분, 심박수 변이도, 심장에 대한 자율신경의 조절 능력 등이 많이 개선되는 것을 목격할 수 있다. 이는 곧 그들의 부교감신경(미주신경) 활동성이 다시 되살아나기 때문에 그런 것이라 생각된다.

그래서 사회적으로 나쁜 짓을 한 사람을 벌을 줄 때에도 감옥에 가둬 사회와 격리시키는 형벌을 내리는데 그것도 독방에 가두는 것을 가장 큰 벌로 간주한다. 만약 어느 사람이 좁은 방에 갇혀 며칠 또는 몇 달을 혼자 지낸다고 생각해 보라. 그 사람의 부교감신경(미주신경) 기능은 매우 약화되어 제 기능을 잃게 될 것이다. 그래서 독방에 갇히는 것보다 차라리 살인자 같은 중범죄자들과 한 방에서 부대끼며 지내는 것이 낫다고 말하게 되는 이유를 이제 여러분도 쉽게 이해할 수 있을 것이라 믿는다.

이상에서 우리는 부교감신경(미주신경)의 활동성이 사회적 연대감을 통해 행복감 또는 안정감을 느끼는 데 크게 기여하고 있음을 알 수 있다. 부교감신경(미주신경)의 톤이 강한 사람은 긍정적인 생각을 갖고 다른 사람들과 교류를 많이 하면서 살게 된다. 반대로 부교감신경(미주신경)의 활동성이 저하된 경우에는 기분이 처지고 우울, 불안, 두려움, 강박증, 정신적 피로, 편두통, 긴장성 두통 등을 많이 느끼고 스스로 고립된 환경 속에 갇혀 다른 사람들과 교류하지 않고 홀로 사는 삶의 패턴을 선택하게 된다. 그러다 보니 이런 사람들이 자연스레 통증에 취약하여 근육, 관절, 두피, 내장 등이 아프고 몸 안에 염증 수준이 증가하는 양상을 보여준다. 이런 이유로 나는 만성질환을 치료할 때 만병통치 수단으로 '부교감신경(미주신경) 강화법 또는 활성화 전략'을 자꾸 강조할 수밖에 없는 것이다.

여기서 우리는 부교감신경(미주신경)의 기능을 잘 유지하고 그것을 강화하는 것이 개인 건강은 물론 사회적 책임과 역할을 완수하는 데 있어서도 매우 중요한 위치를 차지한다는 점을 깨달을 수 있다. 다시 말해 통증과 염증 문제를 해결하기 위한 개인적 건강 차원 입장에서 부교감신경(미주신경)을 강화하는 것 못지않게 건강한 사회 구성원으로서의 역할을 다하기 위한 차원에서도 부교감신경(미주신경)을 강화하는 전략이 필요하다는 말이다. 세계보건기구(WHO)는 '질병이 없을 뿐 아니라 신체적, 정신적, 사회적 및 영적으로도 역동적이며 완전한 상태'를 건강으로 규정하고 있다. 이런 관점에서 보면 부교감신경(미주신경)의 역할이야말로 건강을 유지하는 데 없어서는 안 될 매우 중요한 핵심 요소에 해당한다고 생각한다.

부교감신경(미주신경)의 기능과 톤이 활발한 사람은 긍정적인 사고와 행동을 통해 자신의 건강은 물론 다른 사람들과 함께 어울리는 사회 활동에도 적극적으로 참여하고 기여하는 역할을 수행한다. 그러나 이와 반대로 부교감신경(미주신경)의 기능이 약화된 사람은 다른 사람들과 연대성을 형성하지 못한 채 몸에 질병을 키우고 스스로를 고립시키는 쇠락의 길로 천천히 들어선다. 그래서 부교감신경(미주신경)의 역할이 건강 및 사회적 측면에서 얼마나 중요한 역할을 차지하는지 새삼 놀라워하지 않을 수 없는 것이다.

부교감신경(미주신경)**이 약화되면**

· 우울하고 불안감이 증대되고 사회적 안정성도 상실한다.

· 신체적으로 각종 통증과 염증에 취약해진다.

· 그 결과 다른 사람들과 연대감, 유대감 등을 잘 느끼지 못해 사회적 활동을 꺼리고 고립된다.

미주신경은 몸을 순찰하고 감시하는 역할을 수행한다. 그래서 맥박수, 혈압, 체온, 영양 상태 등은 물론이고 그 사람이 스트레스를 받고 있는지 등도 파악하여 이를 뇌에 알려주는 역할을 한다. 만약 미주신경의 이런 기능이 제대로 일어나지 못한다면 몸은 자연스레 퇴행의 과정을 밟게 될 것이다. 그래서 나는 감히 다음과 같이 말하기를 주저하지 않는다. "미주신경의 기능이 약화되면 우리는 죽을 수밖에 없다. 그리고 모든 질환의 끝 무렵에는 항상 미주신경 기능저하증이 함께 동반되어 나타난다."

-양생 의사 정윤섭-

제3부

부교감신경(미주신경) 강화법

··· 제16장 ···
부교감신경(미주신경) 기능 측정 방법

기능의학을 하는 사람들은 항상 말한다. 짐작해서 말하지 말고 검사를 통해 입증하려 노력해야 한다고 말이다. 이는 부교감신경(미주신경)의 기능을 논할 때에도 마찬가지다. 의사들이 환자의 증상에 근거하여 자신의 의견을 말하기도 하지만 보다 객관적으로 정확성을 담보하기 위해서는 검사를 통해 그런 근거를 확보해 두는 것이 훨씬 신뢰를 줄 수 있다는 점은 나도 부인하지 않는다.

그래서 나는 이 장에서 부교감신경(미주신경)의 기능을 평가하기 위해 6가지 객관적 검사 방법들과 1가지 주관적 설문 조사 방법을 소개하고자 한다. 여러분은 이를 근거로 자신의 부교감신경(미주신경)이 과연 현재 이상적인 상태로 기능하고 있는지 아니면 좀 더 강화 훈련을 해야 할 것인지 여부를 결정하는 데 도움을 얻을 수 있을 것이다.

6가지 객관적 검사 방법은 ①심박수 변이도, ②심박수, ③심박수-호흡수 비교, ④호흡 패턴, ⑤위장관 통과 시간, ⑥동공 수축 검사다. 그러나 이 6가지 검사법이 있다는 사실 자체보다 여러분이 잊지 말고 명심해야 할 한 가지 중요한 사항이 있다. 그것은 바로 측정될 수 있는 것은 어느 것이나 변할 수 있다는 사실이다. 그래서 여러분이 부교감신경(미주신경)의 기능을 측정하였을 때 그것이 비록 현재 최적의 상태에 있지 않다고 해도 실망하지 않길 바란다. 여러분이 지금부터 열심히 노력하면 얼마든지 부교감신경(미주신경)의 기능을 바람직한 상태로 변화시킬 수 있기 때문에 검사 결과가 고정적이지 않다는 점에 희망의 방점을 찍길 바란다.

나머지 일곱 번째 방법은 주관적인 설문 방법으로 정확도는 떨어지지만 임상에서 검사 없이 사용할 수 있다는 장점 때문에 실용적인 면에서 나는 이를 더 많이 활용하고 있다. 그리고 실제 의사들이 환자를 진찰할 때에는 구역질 반사(gag reflex)를 유발시켜 미주신경이 마비된 상태인지 아닌지를 간단하게 판단하기도 한다.[39]

---

39) 구역질 반사는 제 186페이지에 기술되어 있다.

01. 심박수 변이도(HRV; heart rate variability)

심박수 변이도(HRV)는 부교감신경(미주신경)의 기능을 측정하는 가장 표준적인 검사법이다. 이보다 더 강하고 정교하게 부교감신경(미주신경)의 기능과 톤을 측정하는 방법은 아직까지 없는 상태다. 이 검사를 검사실에서 매우 비싼 장비를 사용하여 측정하면 더 정확하기는 하겠지만 각 가정에서 간편하게 측정하는 장비를 사용해도 상당히 신뢰할 수 있는 범위 내에서 결과를 얻을 수 있다. 게다가 최근에 가정용 또는 개인용 장비들의 가격이 비교적 합리적인 수준으로 낮아져서 각 개인이 구입하여 사용하기에도 무리가 따르지 않는다고 생각한다.

본래 부교감신경(미주신경)은 심박수를 편안한 상태에 있을 때의 수준으로 낮춰주는 기능을 한다. 심장에는 4개의 방이 있다. 그중에서 우심방과 좌심방은 혈액이 심장으로 들어오는 입구에 해당되고 우심실과 좌심실은 혈액을 심장에서 바깥의 혈관으로 내보내는 역할을 담당한다. 그래서 심장 박동이 쿵쾅거리며 소리를 내는 것 속에는 실제로 두 개의 국면이 들어있는 셈이다. 첫 번째 국면은 우심방과 좌심방의 근육들이 수축하여 혈액을 각각 우심실과 좌심실로 보내는 작용을 하는 국면이고 두 번째는 이보다 더 강하게 우심실과 좌심실이 수축하여 혈액을 폐동맥과 대동맥을 통해 내보내는 국면이다. 그러므로 심장 특히 심실의 입장에서 보면 혈액을 받아들이고 내보내는 2가지 국면을 한 번의 심장 박동 사이클 속에 모두 포함하게 된다. 이를 심전도 검사를 통해 전기신호로 확인해 보면 작은 스파이크와 큰 스파이크가 한 번의 심장 박동 주기를 형성하고 있음을 알 수 있다. 작은 스파이크는 심방의 박동으로 생기는 것이고 큰 스파이크는 심실의 박동으로 생기는 것이다. 그리고 여기서 발견할 수 있는 또 한 가지 중요한 사실은 심장 박동과 박동 사이에는 전기신호가 발생하지 않는 아주 짧은 시간대가 존재한다는 사실이다. 그래서 이를 박동간 간격(interbeat interval)이라 부른다(그림 29).

심장 박동과 박동 사이의 간격(interbeat interval)의 변화 모습

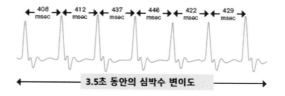

▶ 그림 29. 심전도상에서 심장 박동과 박동 사이의 간격(interbeat interval)이 수시로 변하고 있음을 보여준다.

심박수 변이도(HRV) 검사는 심장 박동의 연속선상에서 심장 박동과 그다음 이어지는 박동 사이의 시간 간격을 1000분의 1초(millisecond) 단위로 측정하는 것이다. 왜냐하면 심장 박동과 박동 사이의 시간 간격은 항상 일정하지 않고 수시로 변하기 때문이다. 이를 동성 부정맥(sinus arrhythmia)라고 하는데 이것은 심장이 전신의 혈액순환을 자율적으로 조절하는 과정에서 페이스메이커 역할을 하기 때문에 생기는 지극히 정상적인 시간차라 할 수 있다. 그래서 심장 박동과 박동 사이의 시간 간격(interbeat interval)은 매번 조금씩 차이가 나게 된다. 심박동 변이도(HRV) 검사는 이것을 측정하여 그 변이도를 통해 부교감신경(미주신경)을 포함한 자율신경의 기능 상태를 파악해 보고자 하는 검사법이다. 부교감신경(미주신경)의 기능성이 좋을 때에는 심박수가 최적의 범위 안에서 전체적으로 내려가면서도 심장 박동과 박동 사의의 시간 간격들이 변하는 정도가 더 커지는 소견을 보여준다. 이는 우리의 오감을 통해 확인할 수 없는 미세한 수준의 범위에 있기 때문에 컴퓨터로 1000분의 1초(millisecond) 단위로 체크해야 그 차이를 발견할 수 있다. 그래서 독립적으로 이를 측정하는 심박수 변이도 검사 기계가 따로 필요한 것이다.

만약 심장에 교감신경과 부교감신경이 분포하지 않고 있다면 심장은 1분에 약 100회정도의 범위에서 뛰게 된다. 그런데 이런 상태에서 교감신경만 심장에 분포되어 있으면 심장 박동이 1분에 120회 이상으로 증가하여 뛰게 된다. 1분에 120회 이상 심장 박동을 한다는 것은 심장이 1초에 두 번 이상 박동하는 것이기 때문에 매우 빠르게 뛰는 경우라 할 수 있다. 이때 심장 박동과 박동 사이의 시간 간격(interbeat interval)은 상대적으로 짧아진다. 대략 400~450 milliseconds 정도가 된다. 그래서 이를 심박수 변이도(HRV)로 바꿔서 말하게 되면 심박수 변이도가 매우 적은(낮은) 편이라 표현하게 되는 것이다. 즉, 심장 박동과 박동 사이의 시간 간격(interbeat interval)이 매 박동 시마다 크게 차이가 나지 않고 아무리 큰 차이가 난다고 해도 38 milliseconds를 넘지 않는다고 할 수 있다.

그러나 만약 부교감신경(미주신경)의 작용이 심장에 영향을 미치게 되면 심박수가 느려지고 심장 박동과 박동 사이의 시간 간격의 변화가 커지게 된다. 즉, 심박수 변이도(HRV)가 증가하게 되는 것이다. 심박수가 일단 안정 시의 심박수까지 내려가게 되면 그 상태에서 심박수 변이도(HRV)를 측정해서 그 사람이 건강한 사람인지 그리고 그 사람의 미주신경이 신호를 잘 발산하고 있는지를 알아볼 수 있다. 안정 상태에서 최적의 심장 박동수는 분당 약 50~70회 정도다. 이때 심박수 변이도(HRV)를 측정해 보면 그 차이가 훨씬 더 커지는 것을 발견할 수 있다. 박동과 박동 사이의 시간 간격(interbeat interval)의 차이가 이런 상황에서는 최대 130 milliseconds까지 벌어질 수 있다. 그래서 심박수 변이도(HRV)가 커질수록, 다시 말해 박동과 박동 사이의 시간 간격(interbeat interval)의 차이가 커지면 커질수록 신체 적응력, 심혈관 상태 그리고 부교감신경(미주신경)의 톤이 더 강하고 바람직한 상태라고 말하게 되는 것이고 이는 또한 장수(longevity)와 관련된 확실한 보증 지표 중 하나로 인식되고 있다.

최근 기술 발달로 인해 심박수 변이도(HRV)를 측정하는 장비가 소형화되고 가격도 내려가면서 각 가정과 개인들이 이를 구입하여 수시로 이를 직접 측정함으로써 자신의 건강 상태 및 장수 조건 여부를 스스로 판정해 보는 기회의 문이 활짝 열려 있는 상태다. 그래서 나도 병원에 이를 측정하는 장비를 따로 갖추고 있음에도 불구하고 개인적으로 휴대하면서 수시로 이를 측정할 수 있는 휴대용 장비까지 구입하여 사용하고 있다.

이런 장비들을 사용하여 자신의 상태나 변화 성취도를 평가하고자 할 때 고려해야 할 가장 중요한 점은 여러분이 전자기파(EMF) 또는 기타 몸에 나쁜 영향을 주는 에너지장에 노출되어 있는지 여부와 노출되어 있다면 어느 정도 노출되어 있는지를 미리 확인해 놓는 것이다. 왜냐하면 각종 연구에서 우리가 여러 종류의 방사 에너지에 노출되면 될수록 건강과 기능에 좋지 않다는 점을 많이 강조하고 있기 때문이다.

심박수 변이도(HRV)에 관해 좀 더 자세한 내용은 본인의 다른 저서인 『심장발작, 왜 생기는가?(2020, 이모션북스)』에 적혀 있으므로 이를 참조해 주길 바란다.

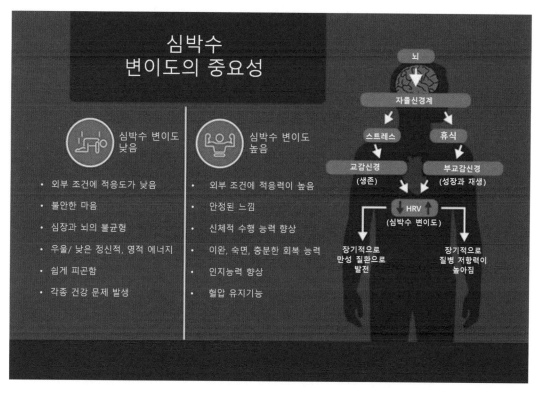

▶ 그림 30. 심박수 변이도(HRV)가 갖는 의미

02. 안정시 심박수와 운동 후 심박수 회복 속도

안정시 심박수는 말 그대로 안정 상태에서 심박수를 측정하는 것이다. 이 수치는 여러분의 몸이 현재 얼마나 잘 기능하고 있는지를 말해준다. 우리가 보통 안정시 심박수의 평균 범위를 분당 60~100회 정도라고 한다면, 그리고 자율신경의 영향이 전혀 없는 상태에서는 평균 분당 100회 정도로 박동하는 것이 안전하다고 가정한다면 이 범위 안에서 심박수가 낮으면 낮을수록 심장에 영향을 미치는 부교감신경(미주신경)의 기능과 톤이 강한 상태라고 말할 수 있다.

앞서 말했듯이 건강한 사람에게 이상적인 심박수의 범위는 분당 50~70회 정도다. 운동선수들은 이 범위 안에서도 낮은 쪽인 분당 50~60회 정도를 보여주는 것이 일반적이다. 그러나 건강하지만 운동선수보다 활동을 덜 하는 사람들은 분당 60~70회 정도를 보이게 된다. 한 연구에서는 안정시 심박수가 분당 76회 이상이면 심장발작의 위험이 증가한다고 밝히고 있다. 실제 어느 사람이 각종 원인으로 사망할 위험성은 안정시 심박수의 증가와 관련 있다는 연구 결과도 나와 있다. 그리고 이는 남녀 모두에게 적용되는 원칙이다. 그래서 일반적으로 안정시 심박수가 증가하면 그 사람이 어느 원인이 됐든 사망할 가능성이 높아진다고 말할 수 있다. 특히 심혈관계 질환으로 사망할 가능성이 높아진다고 말할 수 있는 것이다.

그다음으로 심박수 측면에서 중요한 항목은 운동 후에 얼마나 빨리 안정된 심박수 상태로 회복되는가 하는 점이다. 고강도 운동이나 훈련은 장기간 할수록 그 사람의 안정된 상태에서의 심박수를 낮춰주는 효과를 가진다. 그리고 훈련을 꾸준히 지속하면 운동 후에 회복 시간이 단축되는 것으로 알려져 있다. 그래서 만약 운동을 하고 나서 회복하는 데 많은 시간이 걸린다면 그것은 심혈관계 기능이 나쁘고 특히 부교감신경(미주신경)의 톤이 나쁜 상태에 처해 있음을 말해주는 소견이 될 수 있다.

부교감신경(미주신경)이 평소 심박수를 느리게 하는 작용을 하고 안정된 상태에서의 심박수를 유지하게 만드는 기능을 한다는 점을 상기해 보면 그 이유를 충분히 짐작할 수 있을 것이다. 일반적으로 운동 후 가장 바람직한 회복 양상은 분당 심박수가 12회 정도씩 떨어지는 모습을 보여주는 것이다. 그러나 만약 건강이 좋지 못한 사람이라면 이 속도가 느려져서 분당 12회 이내로 심박수가 떨어지는 경향을 보여준다.

심박수가 회복되는 것을 측정하려면 휴식을 취하는 상태에서 자신의 심박수를 자주 체크해 보면 된다. 이때 스마트 폰이나 웨어러블 장비를 착용하고 심박수를 측정하면 정확하게 알 수 있다. 그 방법은 매우 간단하다. 운동을 하기 전에 심박수를 측정해 놓고 이를 기록해 둔다. 그리고는 자신이 평소 하는 운동을 정상적으로 수행한다. 그러고 나서 운동 한 세션이 끝나면 바로 다시 심박수를 측정한다. 그리고 2분, 4분, 6분 뒤에 심박수를 측정하여 기록한다. 이상적으로는 2분 뒤의 심박수가 운동 직후보다 24회 이상 감소되어야 하고 4분 뒤에는 48회 이상 그리고 6분 뒤에는 거의 원래 안정된 상태의 심박수로 되돌아와야 한다. 물론 여러분이 얼마나 격렬한 운동을 했느냐 여부와 그 운동이 유산소 운동(예: 달리기)인지 아니면 무산소 운동(예: 웨이트 트레이닝)인지에 따라 결과가 약간씩 달라질 수 있다.

이런 식으로 여러분이 심박수와 심박수 변이도(HRV)를 규칙적으로 추적하여 기록하다 보면 운동 후에 여러분의 심박수 변이도(HRV)가 증가하는 모습을 쉽게 확인할 수 있다. 부교감신경(미주신경)은 그 작용이 조직의 손상을 회복시키는 데 기여하는 것이라서 운동 후 회복 기간에는 매우 활성화되는 경향을 갖는다. 운동은 그것이 유산소 운동이건 또는 무산소 운동이건 간에 근육, 심장, 척수신경들을 활성화시키는 작용을 한다. 반면에 운동 후 회복 기간에는 부교감신경(미주신경)이 훈련을 받는 시간이라고 생각하면 된다. 당연히 운동을 많이 할수록 회복하는 데도 더 많은 시간이 걸릴 것이다. 이때 부교감신경(미주신경)이 효과적으로 훈련되어 있다면 근육의 회복을 도와주어 다음번 훈련을 더 효과적으로 할 수 있게 만들어 준다. 그래서 규칙적으로 운동을 하면 회복 속도가 빠르게 단축될 수 있다. 이처럼 부교감신경(미주신경)이 자신의 고유 기능을 잘 수행하기 위해서는 평소 이를 강화시켜 놓는 훈련을 잘해 놓는 것이 중요하다.

03. 심박수-호흡수 비교

심박수는 보통 분당 60~100회 정도, 호흡수는 분당 12~20회가 정상 범위다. 이들은 그 사람의 활동 상태에 따라 변할 수 있다. 안정된 상태로 있거나 운동을 하여 몸이 잘 단련된 사람들은 심박수와 호흡수가 낮은 쪽을 유지하는 경향을 보인다. 그래서 보통 심박수와 호흡수의 비율이 5:1 정도를 유지한다. 그러나 만약 평소에 이보다 높은 심박수를 가지고 있거나 또는 심박수와 호흡수의 비율이 불규칙하게 변하거나 비정상적일 때에는 부교감신경(미주신경)의 톤이 약화되어 있음을 말해주는 신호로 받아들여 해석해 볼 수 있다.

04. 호흡 패턴 검사

호흡을 시작할 때 횡격막을 사용하는가?

호흡 패턴이 불규칙하고 그로 인해 미주신경이 이상적으로 작동하지 않고 있는가?

이상의 두 질문은 매우 간단한 검사 문항으로 여러분이 호흡을 할 때 횡격막을 사용하고 있는지 아닌지 여부를 알아보는 설문이다.

그리고 이 질문에 대한 답을 실제 확인해 보려면 다음과 같은 테스트를 해보면 된다.

의자에 앉거나 또는 방바닥에 등을 대고 누운 자세에서 오른손은 가슴 중앙부에, 왼손은 복부 중앙부에 댄다. 그리고 깊은숨을 들이쉰다. 이때 만약 오른손이 왼손보다 더 많이 움직이면 호흡을 잘못하고 있다는 증거다. 숨을 들이쉴 때 복부가 흉부(가슴)보다 더 많이 올라오고 숨을 내쉴 때 더 많이 꺼져야 올바르게 호흡을 한다고 할 수 있다. 그래서 만약 여러분이 올바른 패턴으로 숨을 쉬고 있다면 여러분의 왼손이 오른손보다 더 많이 오르내리게 될 것이다.

그러나 우리 주변을 보면 이와 반대되는 양상으로 숨을 쉬는 사람들이 많이 있다. 즉, 가슴이 복부보다 더 많이 움직이는 패턴으로 숨을 쉬는 사람들을 너무나도 많이 목격할 수 있는 것이다. 나는 이를 '역설적 호흡 패턴'이라고 부르는데 이런 호흡 패턴이 나오는 것은 그 사람이 숨을 쉴 때 횡격막을 사용하지 않기 때문에 그렇다고 할 수 있다(일명 흉식 호흡을 하고 있는 셈이다).

그러나 여러분이 이 검사에서 역설적 호흡 패턴(흉식 호흡)을 보인다고 해도 너무 걱정하지 마라. 지금부터 훈련을 통해 얼마든지 정상적인 호흡 패턴을 되찾을 수 있다. 물론 그때까지 여러분은 약간의 노력을 해야 한다. 노력만 아니라 시간도 내야 한다. 그래서 여러분이 어린아이였을 때처럼 숨을 쉬는 방법을 되찾으면 정상적인 올바른 호흡 패턴으로 되돌아올 수 있다.[40]

05. 참깨 씨앗 장내 통과 시간

위장관이 섭취한 음식물을 얼마나 잘 이동시키는가?

이른바 여러분의 장이 최적의 상태로 잘 작동하고 있는가?

---

40) 이런 호흡 훈련법에 대해서는 176p의 '2. 호흡 훈련하기'를 참조.

제7장에서 살펴본 것처럼 섭취한 음식물은 우리 몸에서 정해진 순서대로 소화되고 처리되는 과정을 거쳐 아래 방향으로 내려간다. 이때 참깨 씨앗을 사용하여 섭취한 음식물이 위장관을 통과하는 데 얼마나 오랜 시간이 걸리는지 측정해 봄으로써 위장관이 건강하게 잘 기능하고 있는지에 대한 정보를 간접적으로 얻을 수 있다. 이 검사를 하기 위해서는 여러분이 한 숟갈 분량의 참깨 씨앗을 물 1컵과 먹고 그 시간을 기록해 놓으면 된다. 참깨 씨앗을 사용하는 이유는 간단하다. 우리 몸에는 이를 분해하여 소화시킬 수 있는 효소가 부족하기 때문이다.[41]

미주신경은 위장관의 연동운동, 즉 섭취한 음식물을 아래 방향으로 내려보내는 작용을 주관하는 신경이다. 건강한 상태에서는 미주신경의 작용이 원활하여 음식물을 내려보내는 속도가 이상적인 시간 범위 안에 들게 된다. 그러나 만약 소화기관에 문제가 있거나 또는 미주신경의 조절기능에 이상이 있는 경우에는 이 속도가 변하게 된다.

다시 한번 이 검사를 실시하는 법을 설명하면 다음과 같다. 한 숟갈 분량의 참깨 씨앗을 물 1컵에 넣고 잘 젓는다. 그리고 이 물을 마신다. 이때 참깨 씨앗을 씹지 말아야 한다. 그리고 그때의 시간을 기록해 놓는다. 그다음 자연스럽게 화장실에 가서 대변을 볼 때까지 기다린다. 화장실에 갈 때마다 대변 속에 참깨 씨앗이 나오는지 여부를 체크한다. 처음으로 참깨가 나오는 시간을 적고 마지막까지 참깨가 나오는 시간을 기록한다. 그래서 참깨가 더 이상 나오지 않는 시간까지 기록해야 한다. 보통 섭취 후 약 12시간 경과 후에 첫 참깨가 발견되고 가장 늦게까지 나오는 경우는 약 20시간 경과할 즈음이다. 따라서 이 중간 위치인 16시간 경과 무렵에 참깨 씨앗이 나오는 것이 가장 이상적인 상태라고 할 수 있다. 이 정도의 장내 통과 시간을 가지고 있으면 일련의 소화 과정이 미주신경에 의해 잘 작동되고 있다고 해석해 볼 수 있다.

그러나 만약 참깨 씨앗이 이보다 일찍 나온다면 소화작용이 충분히 일어나지 않고 있으며 미주신경도 최적의 상태로 기능하지 않고 있다고 판단할 수 있다. 반대로 참깨 씨앗이 이보다 더 늦게 나온다면 미주신경 기능이 확실히 저하되어 있는 상태임을 말해준다. 그래서 나는 어느 경우가 됐든 이런 사람들의 장내미생물총의 상태가 좋지 않을 것이라는 판단하에 관련 검사를 추가로 실시하거나 또는 장내 환경을 바로잡는 치료를 받도록 권하고 있다. 왜냐하면 장내 통과 시간이 비정상적일 경우에는 미주신경의 기능에 변화가 있는 것이고 그것은 대부분 장내 미생물 환경에 문제가 있어서 그렇게 된 것이라 생각하기 때문이다.

---

41) 참깨 대신에 옥수수 알갱이를 씹지 않고 먹는 방법을 사용해 볼 수도 있다.

06. 동공 수축 검사

이 검사는 눈의 동공에 빛을 조사하였을 때 동공이 어떤 수축 반응을 보이는지를 보고 자율신경의 기능 여부를 파악하는 검사다. 그 이유는 동공의 수축과 이완 작용이 시상하부-뇌하수체-부신 축(HPA axis)의 지배를 받기 때문이다.[42]

만약 교감신경의 톤이 우세하거나 또는 미주신경의 뒷부분 파트(dorsal part)의 활동성이 지배적일 때에는 빛을 비추었을 때 동공 수축이 정상적인 시간 동안 유지되지 못하고 풀어진다.

검사 방법은 다음과 같다.

먼저 검사하는 방안의 상태를 약간 어둡게 조성하고 거울 앞에 선다.

얼굴 측면 약 45도 각도에서 손전등을 켜서 눈 속을 비춘다. 그러면 동공은 자연적으로 수축하는 반사 작용을 보여 그 직경이 줄어들게 된다. 그리고 나서 다음과 같은 반응중 하나를 보이게 되는데 이를 보고 그 사람의 자율신경 상태가 어떠한 지 여부를 판정할 수 있다.

동공 반응	가능한 결과 판정 또는 해석
수축된 상태로 20초 이상 머무른다.	건강한 미주신경/HPA 축 상태
10~20초 동안 수축했다가 풀린다.	미주신경/HPA 축 상태가 다소 저하된 경우
5~10초 동안 수축했다가 풀린다.	미주신경/HPA 축 상태가 많이 피로한 경우
즉시 떨리면서 확대된다.	미주신경/HPA 축 상태가 매우 녹초가 되어 기능저하인 경우

---

42) 동공 크기의 조절은 홍채의 조리개근(sphincter muscle)과 확대근(dilator muscle)을 수축 또는 이완시킴으로써 이루어진다. 조리개근은 홍채에 동심원을 이루는 고리 모양의 근육으로, 수축하면 동공의 크기가 작아지고 이완하면 동공의 크기가 커진다. 한편, 확대근은 동공 주변에 방사상으로 존재하여 수축하면 동공의 크기가 커지고 이완하면 동공의 크기가 작아진다. 조리개근은 부교감신경의 지배를 받고 확대근은 교감신경의 지배를 받으므로, 부교감신경의 흥분이 강할 때에는 동공의 크기가 작아지고 교감신경의 흥분이 강할 때에는 동공의 크기가 커진다.

07. 설문 검사법

부교감신경(미주신경)을 활성화시킬 필요가 있는가? (아래 사항 중 자신에 해당되는 항목에 체크해 주세요)	
□ 입안이나 안구 건조증	□ 쉽게 잘 놀란다.
□ 턱을 꽉 다물고 이빨을 간다.(수면중 포함)	□ 만성 염증
□ 목 안에 혹이 달린 것 같고 연하 곤란(음식을 삼키기 힘듦) 증상이 있다.	□ 소변을 자주 보거나 흘린다.
□ 장운동이 느리고 변비 기운을 가지고 있다.	□ 몸의 이완작용이 일어나기 힘듦.
□ 위산이 부족하거나 위-식도 역류증이 있다.	□ 밝은 빛이나 번쩍거리는 빛에 매우 민감함.
□ 불안감을 잘 느낀다.	□ 밤에 잠들기 힘들거나 악몽을 잘 꾼다.
□ 기름진 식사 후에 헛배부름 또는 트림을 한다.	□ 대변이 가벼워서 물에 뜬다.
□ 맥박이 빠르게 뛰는 일을 경험한다.	□ 편두통, 어지럼증, 현운
□ 만성 감염증 또는 면역력 저하	□ 혈압이 높거나 낮은 편
□ 긴장된 근육, 특히 목과 어깨 주변에서	□ 만성적으로 긴장된 상태
□ 소화 장애(장운동 저하)	□ 우울증 소견
□ 위장관 질환(자극성 장증후군, 소장내 세균 과다증식증, 크론씨병 등)	□ 장누수 증상과 식품 알레르기 증상 등과 같은 소견
□ 성욕 저하 또는 발기 부전증	□ 배고픔과 배부름 증상을 구분하지 못함.
□ 주의력 집중 장애 / 과잉행동장애	□ 수면 장애
이상에서 2개 이상의 항목에 체크하는 사람은 부교감신경(미주신경)을 강화할 필요가 있는 사람이다.	

지금까지 우리는 부교감신경(미주신경)의 활동 상태를 검사하는 간단한 방법들을 알아보았다. 이를 통해 우리는 그 사람의 부교감신경(미주신경) 시스템이 얼마나 잘 기능하고 있는지 추정해 볼 수 있다. 그래서 만약 그 기능에 문제가 있다고 판단되면 부교감신경(미주신경)의 기능을 개선하기 위한 훈련이나 임무를 줌으로써 그것을 다시 정상 수준으로 회복시키는 조치들을 가능한 신속하게 취해주어야 한다. 그래야만 부교감신경(미주신경)이 지원하는 심혈관계, 호흡, 면역, 소화 그리고 해독 기능들이 빠른 시간 안에 최적의 상태로 돌아올 수 있다.

제17장

스스로 부교감신경(미주신경)을 강화시키는 법

부교감신경(미주신경)의 기능을 강화하는 방법에는 크게 두 가지가 있다. 하나는 자신이 스스로 몸을 훈련시키는 적극적인 방법이고 다른 하나는 장비나 다른 사람의 손을 통해 부교감신경(미주신경)을 자극하는 법이다. 우선 이 장에서는 각자 자신이 스스로 실천하는 훈련법을 소개하고자 한다. 각종 장비를 사용하거나 다른 사람의 손을 빌려서 하는 방법은 다음 제18장에서 다루기로 한다.

여러 연구 결과 본인이 부지런히 자신의 부교감신경(미주신경) 기능 강화를 위해 식생활 습관을 개선하고 규칙적인 훈련에 적극 참여하는 것이 비싼 장비를 사용하는 것보다 더 효과적이라는 사실을 입증해 주고 있다. 그래서 나도 사람들이 자기 스스로 식생활 습관을 개선하여 부교감신경(미주신경)을 강화하는 행동요법을 더 많이 실천하는 것을 강조하고 있다. 건강을 지키기 위해서는 모두가 각자 부지런히 이와 같은 행동요법을 실천해야 한다.

절대 약이나 수술 또는 남의 손을 빌려서 자신의 몸 상태를 개선하겠다는 생각을 가져서는 안 된다. 그런 사고방식은 아주 게으른 사람만이 갖는 잘못된 사고방식이며 이를 부추기는 사람 역시 나쁜 의도를 가지고 여러분을 망치게 만드는 사람이란 점을 분명히 깨닫기를 바란다.[43]

부교감신경의 강화는 미주신경을 통해 달성된다. 그래서 일명 '미주신경 강화법'이라고도 하는데 이 장에서 언급되는 훈련법들은 모두 미주신경의 톤을 강화하는 데 효과적이라고 알려져 있는 것들만 모아 소개하기로 한다.

다만 이를 자세히 설명하기 전에 여러분께 미주신경이 부교감신경의 신호만을 전달하는 것이 아니라, 그 속에는 다른 감각 및 운동신경 정보들도 들어있기 때문에 그런 작용도 한다는 사실을 상기시켜 주고 싶다. 제2장에서 언급했듯이 미주신경은 크게 4부분으로 구성되어 있으며

---

43) **부록 1**에는 여러분이 매일 실천해야 하는 부교감신경(미주신경) 강화법에 대한 프로토콜과 목표가 요약되어 있다.

각 부분이 자극받았을 때 나머지 3부분도 더불어 자극받아 신호를 전달하는 과정에 참여하게 된다는 사실을 잘 활용하여 부교감신경(미주신경)의 활성화 전략에 적용해 볼 수 있다.

미주신경의 주요 4부분
· 귀의 중앙부로부터 피부 감각을 받아들이는 기능
· 인두부와 후두부의 근육 운동을 자극하는 기능
· 심장, 폐, 기타 내장 기관의 부교감신경 신호를 담당하는 기능
· 각 내부 장기로부터 구심성 신호를 뇌로 전달하는 기능

지금부터 이 4가지 미주신경의 개별적인 기능들을 이용하여 미주신경 전체를 강화하는 실천 및 훈련법을 배워보기로 한다.

01. 깊은 수면 청하기

1 충분한 수면 시간

깊은 단계(제3, 4단계)의 수면에 빠질 때 부교감신경은 가장 활성화된다. 그러므로 부교감신경(미주신경)을 강화하기 위해서는 무엇보다 먼저 밤에 깊은 잠을 자야 한다. 낮에 불필요하게 커피나 자극성 향료 등으로 몸의 신경을 흥분시키는 일을 삼가도록 한다. 그리고 꼭 필요한 활동 이외의 신경을 흥분시키는 행동들을 멀리하고 자제할 필요가 있다. 불가피하게 스트레스를 많이 받은 날에는 일찍부터 그것을 진정시키기 위한 다른 조치들을 취하면서 잠을 청하는 준비를 할 필요가 있다.

잠을 충분히 자지 못하는 사람은 스트레스를 더 많이 받는다. 2018년 나온 연구에서는 하루 5시간 이내로 잠을 자는 사람들이 그렇지 않은 사람들에 비해 더 예민하고 스트레스에 쉽게 무너진다고 밝히고 있다. 그러므로 충분한 수면을 취하는 것이 스트레스를 극복하고 몸을 이완시키는 데 매우 큰 도움을 준다.

나는 부교감신경을 위해 하루 7~9시간 정도의 잠을 무조건 자라고 권하고 있다. 이를 위해 TV, 영화, 핸드폰, 컴퓨터 게임, 커피 등을 과감히 포기하라고 강조한다. 그 이유는 그만큼 잠이 중요하기 때문에 잠을 충분히 자는 것을 가장 최우선 순위로 생각하고 이를 적극 실천하라는 뜻에서 그런 것이다.

② 잠을 잘 자기 위한 적극적인 실천 요령

(1) 해가 지면 가능한 일찍 잠자리에 들려고 해야 한다.

(2) 해가 진 뒤에는 블루라이트를 차단한다.

하루 동안 햇빛 때문에 빛의 파장이 변하게 되어 있고 우리 몸은 그 신호에 맞춰 생체리듬을 유지한다. 아침에 해가 뜨면 밝은 빛이 눈을 통해 들어온다. 아침 햇살 속에는 붉고 노랑 파장의 빛이 많이 들어있어 따뜻함을 제공한다. 정오쯤 되면 푸른색 빛 파장(블루라이트)이 증가하고 그래서 명료함이 증가한다. 나중에 해가 질 무렵에는 햇빛이 다시 붉고 노란 색조로 바뀌게 된다. 이처럼 우리 몸은 햇빛 파장의 변화에 적응되어 있기 때문에 빛 파장만 보고도 현재 시간이 언제쯤인지 알 수 있고 몸속의 다른 호르몬들과 각종 생체 신호들도 이런 흐름에 맞춰 작동하고 있다.

문제는 현대인들이 사용하고 있는 각종 전자 장비들이 푸른색의 빛 파장을 방출하는 데 있다. TV, 컴퓨터 모니터, 핸드폰 패널 등에서 나오는 빛은 모두가 블루라이트 계열의 빛들이다. 그래서 저녁에 잠자기 전에 이런 전자 장비들의 모니터를 바라보게 되면 몸은 현재 시간이 낮(정오)쯤 되는 줄 착각하게 된다. 그러면 뇌에서 잠을 자는 데 도움을 주고 몸을 이완시켜주는 멜라토닌이란 호르몬이 분비되어 작동하는 기전을 방해한다. 그러므로 잠을 푹 자기 위해서는 저녁에 특히 자기 전에 블루라이트에 노출되는 것을 피해야 한다. 물론 최근에 나오는 전자 제품들 중에는 이런 블루라이트를 차단하는 여과 필터를 갖춘 것도 있지만, 그리 흔하지 않기 때문에 여러분들이 각자 조심하여 전자기기들의 사용을 자제하는 수밖에 없다.

다음은 전자기기에서 나오는 블루라이트를 줄이기 위한 몇 가지 요령들이다.
· TV를 시청할 때 블루라이트를 차단하는 선글라스를 끼고 본다.
· 핸드폰 화면에 블루라이트를 줄이는 앱을 설치한다.
· 컴퓨터 모니터에도 블루라이트를 줄이는 소프트웨어를 설치한다.

그래서 가능한 저녁 시간에는 부교감신경(미주신경)을 강화하기 위해 전자기기들의 전원을 끄고 TV 시청을 하는 것보다 책을 읽거나 또는 사랑하는 사람들과 진솔한 대화를 나누는 것이 좋다. 핸드폰이나 컴퓨터도 침실이 아닌 다른 방에 두도록 한다. 부득이한 경우에는 비행 모드로 전환하여 놓는다. 전자 알람시계도 숙면을 방해하므로 치우는 것이 좋다.

(3) 잠자는 공간을 쾌적하게 만든다.(침실 위생)

쾌적한 잠을 자기 위해서는 잠을 자는 공간이 깨끗하고 잘 정돈되어 있어야 한다. 만약 침실이 어지럽혀져 있을 경우에는 그것을 어떻게 정리할지 생각하느라 잠을 제대로 자지 못하게 된다. 그리고 어지러운 환경이 무의식적으로 부정적인 생각으로 변하면서 평온한 숙면을 방해할 수 있다. 따라서 자고 나서 방을 정리하겠다고 생각하지 말고 반드시 잠을 자기 전에 방을 먼저 정리하고 잠자리에 드는 습관을 들이는 것이 좋다. 정리 정돈이 잘된 방에 있으면 마음이 진정되고 부교감신경(미주신경)도 활발하게 작동한다.

침실 온도를 서늘하게 한다. 너무 덥거나 추우면 잠을 자기 어렵다.

침실을 동굴로 만들어라. 모든 불빛이 들어오지 않게 창문을 철저히 가린다.

친환경 제품으로 된 침구류를 사용한다. 합성 재질로 된 침구류를 사용하면 그것에서 석유화학물질, 방연제, 기타 POPs(persistent organic pollutants) 같은 화학물질들이 방출되어 몸속으로 흡수될 수 있다. 게다가 이런 침구류들은 알레르기와 염증을 일으키는 집먼지진드기들의 온상이 되기 쉽다.

침구류를 세탁할 때 천연 성분의 세제를 사용하고 섬유유연제나 건조 시트 같은 합성 물질이 첨가된 것을 사용하지 않도록 한다. 그 이유는 우리 몸이 깨끗한 공기를 들이마시도록 설계되어 있지 화학물질을 들이마시도록 설계되어 있지 않기 때문이다. 만약 이런 화학물질들로 인해 비염, 축농증, 기관지 충혈 등과 같은 알레르기 증상들이 발생하게 되면 깊은 수면을 방해하게 된다. 그러므로 TV 광고 등에 나오는 제품이라고 다 좋은 것은 아니라 거기에는 건강과는 상관없는 돈의 논리가 관여돼 있다는 점을 알고 잘 판단하여 선택하길 바란다.

(4) 침실에 모든 전자파를 차단한다. 휴대폰, 와이파이(Wi-Fi), 무선 전화 등등.

가능하면 침실 벽에서 전자파가 나오는지 확인하여 그것도 차단시키는 것이 좋다. 방안으로 전자파 또는 지구자기선(지전류선)이 지나는 곳이 있는지 확인하고 이를 차단하는 조치들을 취해 주어야 한다.[44]

(5) 너무 늦게 먹거나 마시지 않는다.

너무 늦게 먹거나 마시는 경우 소화작용이 충분히 되지 않은 상태에서 잠을 자게 되므로 화

---

44) 이 점은 매우 전문적인 내용으로 침실의 풍수 및 에너지 배치에 관심이 있는 사람들은 본인 저자에게 따로 연락하여 전문적인 컨설팅을 받을 것을 권장한다.

장실을 가기 위해 깰 가능성이 증가한다. 그리고 밤새 대사가 충분히 일어나지 못해서 체중이 증가할 가능성도 높아진다. 그러므로 식사는 적어도 잠자기 2시간 이전에 그리고 음료는 적어도 잠자기 1시간 전에 중단해야 한다. 그래서 잠을 자다가 화장실에 가려고 깨어나는 일이 없도록 사전 조치를 취해 주는 것이 필요하다.

자기 전에 설탕을 먹지 않는다. 설탕은 자극제이기 때문에 잠을 방해한다. 그러므로 설탕이 든 간식이나 음료를 절대 먹지 말아야 한다.

'양생 다이어트'를 하여 체중을 줄인다. 체중이 불면 수면 무호흡 상태가 발생하여 깊은 잠을 잘 수가 없다.

(6) 카페인 섭취를 중단한다.

특히 늦은 오후부터는 카페인이 든 음료를 절대 마시지 않는다. 카페인은 몸속에 최대 48시간 머무는 것으로 알려져 있다. 그러므로 밤에 잠이 오는 것을 방해한다. 밤에 카페인 음료를 마시지 않으려면 저녁 식사를 너무 달거나 또는 맵고 자극적인 음식을 먹지 않도록 해야 한다. 이런 음식을 먹으면 흥분된 신경을 진정시키기 위해 카페인 음료를 찾는 경향을 보일 수 있다.

(7) 또한 수면제 복용을 중단한다.

수면제 복용은 심장발작, 뇌졸중, 치매, 암 발생 등을 증가시킨다.

(8) 술을 멀리한다.

사람들은 술이 잠을 청하는 요인으로 알고 있으나 실제로는 깊은 숙면을 방해하는 요인이다.

(9) 자기 전에 더운물로 목욕이나 샤워를 한다.

이는 피부 혈관을 확장시켜 혈액순환을 도와줌으로써 몸과 마음의 긴장을 함께 풀어주는 이완 효과를 발휘한다. 또한 하루 종일 피부에 묻은 각종 화학물질들을 깨끗이 씻어주는 효과도 지니고 있다.

(10) 낮시간에 햇볕을 쬐며 운동을 한다.

이것은 내부 생체시계를 설정하는 데 도움을 준다. 잠자기 직전에는 너무 심한 운동을 하지 않는 것이 좋다.

③ 숙면을 도와주는 허브, 보충제들

잠자는 수면 습관 개선과 환경 조성만으로 부족할 경우에는 수면을 유도하고 이를 지속시키는 데 도움을 주는 허브나 에센스 오일, 보충제 등을 사용하는 것이 도움이 될 수 있다.

· 잠을 자는 데 도움을 주는 허브: 카모마일, 레몬밤, 라벤다, 패션플라워, 발레리안 뿌리, 홉스, 카바, 밀키 귀리, 아쉬와간다, 황금풀, 야생 레투스, 목련꽃 등
· 잠을 자는 데 도움을 주는 영양보충제: 마그네슘, 비타민 B6, 트립토판(5-HTP), 멜라토닌, GABA 등

④ 잠을 자는 자세(반듯이 자는 것보다 옆으로 자는 것이 좋다)

2008년에 나온 한 연구에서 잠자는 자세에 따른 심박수 변이도(HRV) 효과를 비교하였다. 연구 목적은 관상동맥질환을 가진 사람들과 그렇지 않은 건강한 그룹을 대상으로 잠자는 자세가 심박수 변이도(HRV)에 어떤 영향을 주는지 알아보기 위한 것이었다. 결과는 관상동맥질환을 가지고 있는 그룹과 정상의 대조군 그룹 모두에서 반듯이 누워서 자는 것이 가장 나쁜 것으로 나타났고 옆으로 누워 자는 것이 더 좋은 결과를 보여주었다. 더욱 흥미로운 점은 우측으로 누워서 자는 것이 좌측으로 누워 자는 것보다 미주신경의 조율 작용에 있어 더 효과적이라는 사실이 발표된 것이다. 특히 건강한 정상 대조군 그룹에서 이런 현상이 가장 뚜렷하게 나타났다.

이 연구를 통해 우리가 알 수 있는 점은 오랜 시간 동안 똑바로 등을 대고 누워서 자는 것이 미주신경의 기능에 부정적인 영향을 주고, 옆으로 누워서(특히 우측으로 누워서) 자는 것이 미주신경의 톤을 증가시켜 준다는 사실이다. 그 이유는 아마도 똑바로 누워서 자면 혀가 중력의 작용에 의해 뒤로 떨어져서 기도를 막는 작용을 하기 때문에 그런 것이 아닐까 추정된다. 반면 옆으로 누워서 자면 이런 일이 잘 일어나지 않는다.

우리가 호흡을 잘하기 위해서는(호흡 속도나 호흡의 깊이 측면에서 모두) 먼저 기도가 충분히 열려 있어야 한다. 이런 사실을 상기한다면 기도가 막히지 않도록 잠자는 자세를 취하는 것이 얼마나 중요한 것인지 이 연구를 통해 확실히 알 수 있다.[45]

잠을 자는 동안 옆으로 누워서 자는 자세를 유지하려면 무릎 사이에 베개를 끼고 자면 된다. 그러면 옆으로 자는 자세가 쉽게 형성되고 다시 똑바른 자세로 돌아가는 일이 잘 일어나지 않는다.

---

45) 반대로 산부인과 의사들은 임신한 여성들에게 오른쪽으로 누워서 자지 말라고 권하고 있다. 그 이유는 우측으로 누워 자면 미주신경에 대한 압박이 가중되기 때문이라 주장한다.

참고)

물론 잠자는 자세에 대해 다른 의견을 제시하는 사람도 있다. 혹자는 똑바로 자는 것이 더 건강에 유익하다는 주장을 하기도 한다. 그러나 어느 방법이 됐듯 잠자는 동안 숨길이 충분히 열려 있게 만드는 것이 핵심 포인트라는 점만 기억하고 있으면 된다. 이를 위해 수시로 몸을 엎치락뒤치락하며 자는 것도 매우 중요한 포인트라 생각한다.

02. 호흡 훈련하기

부교감신경(미주신경)에 긍정적인 영향을 미치는 가장 중요하면서도 효과적인 두 번째 방법은 올바르게 깊고 느린 호흡을 하는 것이다.

호흡 행위는 자율신경 시스템과 연결되어 있으면서 다른 한편으로는 의식적으로 횡격막의 움직임을 통해 그 패턴을 조절할 수 있다. 그래서 자율신경과 의지에 따른 수의신경이 서로 접선되는 통로를 제공한다. 이런 까닭에 우리는 의식적인 호흡 패턴의 조절을 통해 자율신경 영역에 지대한 영향을 미칠 수 있다.

만약 여러분이 지금 얕고 빠른 흉식 호흡을 하고 있다고 한다면 그것은 여러분이 현재 스트레스를 받고 있다는 신호로 볼 수 있다. 왜냐하면 이런 식의 흉식 호흡은 교감신경을 자극하기 때문이다. 이에 반해 횡격막을 사용하여 깊고 천천히 하는 복식 호흡을 하면 부교감신경(미주신경)이 활성화되기 때문에 몸이 편안하고 안정된 휴식 상태로 바뀌게 된다. 이처럼 우리가 의식적으로 어떤 호흡 패턴을 유지하느냐에 따라 우리는 자신의 자율신경계의 작용에 강력한 영향을 미칠 수 있다.

잘 알다시피 스트레스를 받는 상황에서는 횡격막을 사용하는 복식 호흡법을 유지하기 힘들고 빠르고 얕은 흉식 호흡으로 숨을 쉬게 된다. 안타깝게도 오늘날 대부분의 현대인들이 이런 식으로 숨을 쉬고 있다. 한 연구에서는 현대인들이 하루에 평균 약 23,000번 정도의 숨을 쉬는데 이는 과거 우리 조상들의 호흡수에 비해 매우 많은 편이라 밝히고 있다. 호흡이 자율적으로 진행되는 속성을 지니고 있다 보니 스트레스가 많은 현대인들은 무의식적으로 깊고 느린 호흡법을 실천하지 못하고 얕고 빠른 호흡을 하며 살도록 강요당하고 있는 것이다. 그러므로 몸속의 자율신경 운동장은 점점 더 교감신경 우세 쪽으로 기울게 되는 것이다. 이런 불균형을 바로잡기 위해서는 호흡 횟수를 현재의 절반 정도까지 낮추려는 노력을 해야 한다. 그렇게 하기 위해서는 의식적으로 횡격막을 사용하는 복식 호흡법을 열심히 실천해야만 한다.

여러분이 이와 같은 이상적이고 효과적인 호흡법을 실천하고 싶다면 우리 주변에서 그런 호흡법을 실천하고 있는 사람들이 누구인지 살펴보는 일부터 시작하는 것이 도움이 된다. 그중에서 내가 가장 먼저 추천하고 싶은 것이 어린 아기들의 호흡 패턴을 관찰하는 일이다. 어린 아기들은 머릿속에 생각이 복잡하지 않고 스트레스를 받고 있지 않기 때문에 횡격막을 사용하는 복식 호흡을 한다. 특히 아기들이 잠을 자고 있을 때 호흡 패턴을 관찰하면 이런 양상을 확실하게 목격할 수 있다.

그다음으로 좋은 호흡을 하는 사람들은 유명한 성악가 또는 가수와 관악기 연주자들이다. 이들은 노래를 부르거나 악기 연주를 위해 횡격막을 사용하는 호흡 훈련을 받은 사람들이다. 그래서 이들은 성대의 떨림을 유지하기 위해 자신의 의지로 움직이는 운동 신경들을 잘 조절하여 멋진 노래나 소리를 낼 수 있는 것이다(예: 후두 근육과 횡격막 근육 사용).

또 다른 예는 실력이 탁월한 운동선수들의 호흡 패턴을 관찰하는 것이다. 이들은 매우 높은 스트레스 상황에서도 자신의 안정된 호흡 패턴을 유지하는 마인드컨트롤 훈련을 받은 사람들이다. 그래서 스트레스가 매우 높은 상황임에도 불구하고 흔들리지 않고 강심장처럼 안정되고 침착한 태도를 유지할 수 있는 것이다. 그러므로 우리도 이런 사람들처럼 의식적으로 깊고 느린 숨을 쉬는 훈련을 해야 한다. 그래야만 자신의 약해진 부교감신경(미주신경)을 강화하여 자율신경의 균형을 바로잡을 수 있게 된다.

이처럼 호흡 패턴이 부교감신경(미주신경)을 강화하는 효과를 지니고 있음을 객관적으로 보여주는 검사법이 심박수 변이도(HRV) 검사다. 여러 연구에서 천천히 깊은 호흡을 하면 심박수 변이도(HRV)가 많이 개선된다는 사실이 밝혀졌다. 그중 한 연구를 예로 들면 호흡을 분당 6회 정도로 천천히 5분간 실시하는 훈련을 하면 심박수 변이도(HRV)가 즉각 개선된다고 밝히고 있다. 물론 여기에는 개인별 차이가 있을 것이다. 그래서 더 많이 개선되는 사람들도 있고 그렇지 못한 사람도 있을 수 있다고 생각된다.

복식 호흡법에도 여러 가지 변형이 있을 수 있다. 그러나 내가 일반적으로 권하는 호흡법은 다음과 같다.

① 의자에 똑바로 앉는다. 등배부를 어느 것에도 기대지 마라.
② 폐 속에 있는 공기를 모두 배출시키기 위해 끝까지 숨을 뱉는다.
③ 오른손은 가슴 중앙부에, 왼손은 배꼽 위에 올려놓는다.
④ 입을 다물고 코로 5~7초 동안 숨을 들이마신다. 그러면서 복부에 댄 왼손이 올라오는 것을 느낀다.

⑤ 숨을 들이쉰 다음 2~3초간 숨을 참는다.

⑥ 입으로 6~8초간 숨을 천천히 내뱉는다. 그러면서 복부에 댄 왼손이 꺼지는 것을 느낀다.

⑦ 숨을 다 내뱉고 2~3초간 숨을 참는다.

⑧ 다시 4번으로 돌아가서 7번까지 반복한다. 편안함을 느낄 때까지 가능한 오래 실천한다.

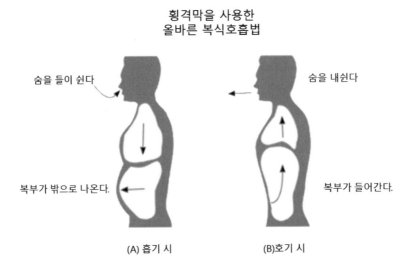

▶ 그림 31. 올바른 복식 호흡 방법 (A) 숨을 들이쉴 때 복부가 올라온다.

(B) 숨을 내쉴 때 복부가 들어간다.

이상과 같은 복식 호흡법을 하루 5분 이상 매일 실천하면 여러분의 몸이 매우 고마워할 것이다. 더 좋은 결과를 얻고 싶다면, 이를 기회 있을 때마다 수시로 자주 실천하는 것이 좋다. 특히 스트레스를 받는 동안 실천하면 더욱 그 효과를 볼 수 있다. 스트레스 상황에 처했을 때 단 1분만이라도 이 호흡 훈련을 하면 심신 안정과 기분/정서적 측면에 있어 상당히 긍정적인 효과를 얻을 수 있게 된다. 복식 호흡법을 실천할 때에는 오로지 호흡하는 것에만 정신을 집중하고 다른 잡생각들이 떠오르지 않게 그들을 물리쳐야 한다. 그리고 숨을 들이쉴 때 반드시 코로 들이쉬도록 하며 입으로 절대 들이쉬지 않도록 신경 써야 한다. 입은 오로지 숨을 내쉴 때에만 사용하도록 한다.

이상은 가장 기본적인 호흡 훈련 방법으로 만약 여러분이 이 호흡법을 다 섭렵하였다면 더욱 복잡한 고급 호흡 훈련법을 배우는 방향으로 진도를 한층 더 나아갈 수 있다. 그러나 고급 호흡 훈련법에 대해 추가로 언급하는 것은 이 책의 주제를 벗어난다고 생각하여 일단 기본 호흡법에 대해서만 소개하기로 한다.

횡격막 신경-미주신경 반사 경로(PVR; Phrenic-Vagal Reflex)

횡격막 신경은 경추 3, 4, 5번에서 시작하여 목을 지나 흉부 후방을 거쳐 횡격막까지 이어지는 척수 체신경(somatic nerve)이다. 그러므로 이 신경은 **의지에 따라 움직이며** 이 신경이 의지에 의해 활성화되면 횡격막이 수축하여 숨을 크게 들이쉴 수 있게 만들어 준다. 횡격막이 수축하여 깊은숨을 들이쉬면 산소가 혈액 속으로 들어가고 이산화탄소가 폐포 속으로 빠져나오는 일이 훨씬 원활해진다. 그래서 폐포 속 이산화탄소의 농도가 어느 정도 증가하면 연수의 호흡 중추가 작동하여 반사적으로 숨을 내쉬게 한다. 그러면 횡격막 신경의 긴장은 풀어지면서 반사적으로 연수 주변의 미주신경 핵들도 함께 자극받는다. 그 결과 미주신경 속에 함유된 부교감신경들까지 활성화되는 계기를 얻을 수 있다. 이처럼 횡격막 신경의 수축 신호가 끊기면서 자동적으로 숨을 내쉬게 되는 횡격막의 탄성 회복 경로를 "횡격막 신경-미주신경 반사 경로(PVR; Phrenic-Vagal Reflex)"라 부른다. 그 이유는 횡격막의 탄성 회복(이완작용)으로 미주신경 속의 부교감신경들이 활성화되기 때문이다.

우리가 횡격막을 사용하는 깊은 호흡을 통해 부교감신경(미주신경)을 활성화시킬 수 있는 것은 바로 이와 같은 반사 경로가 존재하기 때문이다.

그래서 호흡이 자율신경계에 미치는 영향을 국면별로 분석해 보면 숨을 들이쉴 때에는 교감신경이 활성화되고 숨을 내쉴 때에는 부교감신경이 활성화되는 양상을 지니고 있음을 알 수 있다.

이처럼 자신의 의지로 움직이는 신경인 횡격막 신경을 통해 자신의 의지와 상관없이 진행되는 자율신경의 영역인 호흡을 조절하는 경로가 있다는 것은 생리적으로 매우 중요한 의미를 갖는다. 물론 다른 경로를 통해서도 자신의 의지로 자율신경의 기능에 영향을 미칠 수 있다. 그러나 그런 통로는 효과가 나타나려면 상당한 시간이 걸린다.

그러나 횡격막 신경을 사용한 깊은 복식 호흡은 다른 것보다 가장 빠르게 자율신경 영역에 영향을 미칠 수 있는 경로이기 때문에 이 경로가 의학적으로 그리고 양생적으로 매우 중요한 의미를 갖게 되는 것이다. 그러므로 여러분도 "횡격막 신경-미주신경 반사 경로(PVR)"라는 신경 회로가 우리 몸에 존재함을 확실히 인식하고 이를 적극 활용함으로써 '양생법[46]'을 실천하는 데 많은 도움을 얻길 바란다.

---

46) 의식적인 훈련을 통해 몸속 환경 및 자율신경의 균형을 회복하는 방법들을 옛날부터 '양생법'이라 부르고 있다.

1 수면 시 호흡 패턴

지금까지 깨어 있을 때의 호흡법에 대해 알아봤다. 그럼 잠을 자고 있는 동안에는 어떻게 숨을 쉬는 것이 좋은가? 우리는 보통 하루에 7~8시간 잠을 잔다. 그동안에 대략 7,200번의 숨을 쉰다. 이는 전체 숨의 약 1/3로 이 기간 동안 우리는 부교감신경(미주신경) 활성화에 중요한 두 가지 방법을 함께 혼합함으로써 더욱 큰 효과를 얻을 수 있을 것으로 생각된다. 그래서 나는 깨어 있을 때 의식적으로 복식 호흡을 하는 것이 큰 도움이 되듯, 잠을 자는 동안에도 그런 패턴으로 숨을 쉴 수 있다면 시너지 효과를 얻을 수 있지 않을까 생각하게 되었다.

그러나 안타깝게도 실제 연구 결과를 보면 잠을 자는 동안에 오히려 숨을 쉬는 패턴이 더욱 나빠지는 경우가 잘 발생하고 있다는 사실을 알 수 있다. 그 이유는 수면으로 의식이 사라지니까 공기가 드나드는 숨길이 좁아지거나 막히는 일이 수면 도중에 잘 발생하기 때문이다. 가장 대표적인 것이 바로 '수면 무호흡 증후군'이다. 이것은 수면 중 기도의 일부가 부분 또는 완전히 폐쇄되는 상황이 발생하는 것으로 그로 인해 건강 전반에 매우 나쁜 영향을 끼칠 수 있는 매우 위험한 요인으로 잘 알려져 있다. 그렇지만 정작 본인들은 자신이 잠을 자는 동안에 수면 무호흡 상태인지 여부를 인지하지 못하기 때문에 문제의 심각성을 깊게 깨닫지 못하는 경우가 대부분이다. 이보다는 약하지만 수면 시 코를 고는 것도 역시 기도가 좁아져서 오는 호흡 장애 증상으로 나이가 들면서 많은 사람들이 이런 증상을 갖게 된다. 그리고 이것을 방치하면 나중에 '수면 무호흡 증후군'으로 발전할 가능성이 매우 높다.

이처럼 수면 중에 기도가 부분 또는 일시적으로 폐쇄되면 그 위험 신호가 뇌로 전달되기 때문에 수면 중에 우리도 모르게 스트레스 상황을 맞이하게 된다. 그러면 앞서 말했듯이 교감신경이 항진되고 부교감신경(미주신경)이 억제되는 사태가 몸에서 전개된다. 그러므로 자신의 수면 시 호흡 패턴이 어떤 모습인지 여부를 주변 사람들에게 물어봄으로써 일찌감치 진단을 빨리 내리고 그에 대한 대책을 세우는 것이 가장 현명한 처사라 생각한다. 만약 남에게 물어볼 수 없는 경우에는 잠을 충분히 자고 난 뒤임에도 불구하고 몸이 개운하지 않고 계속 피곤한 경우 스스로 자신이 수면 시 호흡장애를 가지고 있지 않은가 의심해 볼 필요가 있다.

수면 시 호흡 장애가 있을 때 이를 바로잡는 방법으로 가장 간단한 것이 먼저 잠을 잘 때 입에 테이프를 붙이고 자는 것이다. 원래 숨은 입으로 쉬면 안 되고 코로 쉬어야 한다. 만약 입을 벌리고 숨을 쉬게 되면 구강이 건조해지는 것은 물론이고 비강 속과 귓속의 환경이 망가지게 된다. 그래서 비강 속 미생물총과 비강 점막의 상태가 변하고 이들이 두꺼워지면서 좁아지고 분비물이 코 뒤쪽으로 넘어가는 후비루(post nasal drip) 현상 등이 발생하게 된다. 그래서 더욱 숨길이 좁아져 코를 골게 되고 대신에 입을 벌리고 숨을 쉬는 방향으로 호흡 패턴이 바뀌게 된다. 또한 비강 점막세포들 속에는 히스타민 분비를 하는 마스트 세포(mast cell)들이 증가하여 알레르기 질환에도 잘 걸리게 된다.

또한 코로 숨을 쉬는 것의 중요성은 여기서 그치지 않는다. 입으로 숨을 쉬면 횡격막을 사용하는 호흡 패턴이 잘 일어날 수 없다. 반면 코로 숨을 쉬면 저절로 횡격막이 움직이게 된다. 그러므로 숨은 반드시 코로 쉬어야 한다는 점을 잊어서는 안 된다. 앞에서 언급한 심박동 변이도(HRV) 검사를 통해 숨을 입으로 쉴 때와 코로 쉴 때를 비교한 실험에서도 코로 쉬는 경우에만 부교감신경(미주신경)의 기능이 개선되는 것으로 판명되었다.

이런 현상을 막기 위해 여러분이 할 수 있는 가장 손쉬운 방법은 잠자기 전에 입술 전체를 덮는 테이프를 붙이고 자는 것이다. 이를 '입 테이핑(mouth taping) 방법'이라 부른다. 이는 잠을 자는 동안에 입 대신 코를 통해 숨을 쉬도록 유도하기 위한 목적에서 그렇게 하는 것이다. 가장 간단하면서도 효과가 매우 뛰어나기 때문에 수면 시 호흡 장애가 있는 사람 또는 평소 비염이나 알레르기 증세가 있는 사람, 코 뒤로 분비물이 넘어가는 후비루 증세가 있는 사람들은 꼭 실천해야만 하는 의무 사항이다.

이상을 요약해 보면 낮에 깨어 있을 때에는 복식 호흡을 하려고 노력해야 하고 밤에 잠을 잘 때에는 입 테이핑을 하여 입이 아닌 코로 숨을 쉬려고 노력하는 것이 여러분의 건강을 위한 가장 먼저 실천해야 할 '양생 호흡법'이란 점을 다시 한번 분명히 명심해 주길 바란다.

03. 찬 것에 접촉하기

여러분이 갑자기 물 온도가 낮은 차가운 수영장이나 강물에 들어가면 그 물의 찬 온도가 피부를 통해 순식간에 몸속 전체로 전달되는 것을 느낄 수 있다. 그러면 위아래 턱과 이빨이 덜덜 부딪히고 몸의 온갖 근육들이 걷잡을 수 없이 떨게 된다. 이때 호흡도 완전히 조절되지 않는 상태로 변하게 된다. 매우 얕은 호흡을 하면서 횡격막을 사용하여 아무리 깊고 느린 호흡을 하려고 해도 숨이 진정되지 않는다. 이런 상황은 여러분도 잘 알다시피 교감신경 시스템이 활성화되어 "싸울 것인가 아니면 도망갈 것인가"의 반응을 일으키기 때문에 그런 것이다. 그래서 몸은 가능한 빨리 생존하기 위해 몸부림치게 된다. 우리 몸은 이처럼 위급 상황에 처했을 때 즉각적으로 반응하여 얕은 호흡을 하고 심박수가 빨라지는 스트레스 반응을 표출한다. 그리고 이런 상황에서는 소화작용 같은 것은 일단 멈추게 된다. 그래서 이런 스트레스 상황에서는 어떻게 해서든 생존하기 위한 각종 노력들이 반사적으로 총동원된다. 그리고 그 기간도 가능한 짧게 하려고 노력하게 된다. 이런 현상들이 나타나는 이유는 바로 몸에서 부교감신경(미주신경)을 활성화시켜 자극받은 교감신경을 반사적으로 진정시키려는 반응을 일으키기 때문에 그런 것이다.

여기서 우리는 갑작스레 교감신경을 자극하는 일이 역설적이게도 몸에서 부교감신경 시스템의 반동을 유도해 낼 수 있다는 사실을 배울 수 있다. 아마도 많은 사람들은 내가 이런 이야기를 하면 놀랍고 의아하다는 생각을 할 것이다. 그렇지만 지금 내가 하는 말은 진짜 맞는 내용이다. 갑자기 추위에 노출되면 처음에는 교감신경이 흥분하지만 조금 지나 보면 이런 상황 속에서 생존하고자 자신의 호흡 패턴을 조절하여 부교감신경(미주신경)의 반동적 활성화 작용을 강하게 일으키는 현상을 목격하게 된다. 다시 말해 급작스러운 교감신경의 흥분을 억제하려는 반작용이 몸에서 일어나는 것이다. 이와 같은 부교감신경(미주신경)의 반사적 활성화 작용을 통해 전신에 걸쳐 부교감신경(미주신경)의 항염증 효과를 증대시키고자 하는 치료법이 바로 냉동요법 (cryotherapy)인 것이다.

그러므로 평소 저하되어 있는 부교감신경(미주신경)의 기능을 되살리기 위해 주기적으로 찬 것에 노출되는 방법을 택하는 것은 실생활에서 호흡 다음으로 가장 실천하기 쉬운 부교감신경 (미주신경) 활성화 전략이 될 수 있다. 이를 일상생활에서 가장 쉽게 실천하는 방법은 매일 찬물로 샤워하는 습관을 들이는 것이다. 만약 처음부터 이를 실천하기 힘든 경우에는 샤워를 할 때 먼저 미지근하거나 더운물로 샤워를 하다가 마지막 1분 동안 가장 찬물로 바꿔 머리끝부터 목과 등 뒤로 찬물 샤워를 하면서 마무리하는 방법을 사용하면 된다. 이럴 때 처음에는 몸이 놀라서 긴장하겠지만 곧 여러분의 호흡이 안정되면서 부교감신경(미주신경)이 제 기능을 찾는 훈련을 제대로 시킬 수 있다.

여기서 찬물 샤워의 목적은 여러분의 호흡을 가능한 깊고 느리게 복식 호흡으로 유도하면서 그 속도를 조절하기 위한 것이다. 그리고 이때 말하는 찬물이라 함은 온도가 10℃ 이하의 물을 말하는 것이다.

찬 것에 노출된 상태에서도 호흡을 천천히 느리게 복식으로 할 수 있다면 여러분의 부교감신경(미주신경)은 매우 강한 상태이고 몸도 최적의 상태로 작동하고 있음을 보여준다. 물론 이 훈련을 할 때 처음부터 길게 할 생각을 하지 말고 일단 샤워 마지막 1분 동안 이런 훈련을 하고 일주일 단위로 조금씩 그 시간을 늘리면서 점진적으로 실천하는 방법을 택할 것을 권장한다. 그러다가 어느 순간 매우 익숙해지면 모든 샤워를 처음부터 찬물로 하게 되고 그러면 여러분이 느끼는 기쁨도 그만큼 크게 증가할 것이다.

주의: 심혈관계 질환이 있거나 자율신경 기능저하증이 심한 사람, 갑상선 기능이 약한 사람의 경우에는 이와 같은 찬물 샤워를 권하지 않는다. 그 이유는 이 방법이 일단 교감신경을 자극함으로써 반사적으로 부교감신경의 항진을 유도해 내는 방법이기 때문이다. 또한 아무리 심혈관계나 자율신경 시스템, 갑상선 기능이 찬물 샤워를 견딜 수 있을 만큼 건강하다고 하더라도 이를 너무 오래 실천하는 일은 피하도록 주의할 것을 당부한다. 보통 3~5분 정도가 적당하다.

최근에 염증을 가라앉혀주고 부교감신경(미주신경)을 강화하기 위한 목적으로 냉동요법(cryotherapy)이 널리 시행되고 있다. 특히 많은 운동선수들이 경기가 끝나고 나서 근골격계의 염증을 가라앉히고 흥분된 몸 상태를 진정시키고자 냉동요법을 많이 사용하고 있다. 네덜란드의 윔 호프(Wim Hof)라는 사람은 '얼음맨'이라는 별명을 가지고 있을 정도로 추위 속에서 자신만의 호흡법을 사용하여 건강을 증진시키는 법을 교육하고 있다.[47] 찬물 샤워만으로 만족하지 못하는 사람은 이 사람의 웹사이트를 방문하여 좀 더 심한 냉동요법 치료를 배우길 바란다.

몇 년 전에는 루게릭병(근위축성측삭경화증) 환자들의 고통을 함께 나누며 그들을 돕자는 취지에서 차가운 얼음물을 몸에 뒤집어쓰는 '아이스버킷 챌린지'라는 기부 행사가 전 세계적으로 진행된 적이 있다. 이것 역시 의학적으로는 부교감신경(미주신경)을 활성화시키는 방법의 하나로 해석해 볼 수 있다.

이 밖에 아침에 창문을 열고 맨살로 풍욕을 즐기는 것도 역시 부교감신경(미주신경)을 강화하는 방법으로 추천해 주고 싶다.

04. 흥얼거리기 또는 읊조리기(허밍)

부교감신경(미주신경)을 활성화시키는 또 다른 방법은 미주신경이 신호를 보내는 '수의근육'을 본인의 의지로 자극하는 것이다. 이런 근육들을 사용하면 미주신경을 통해 뇌간(brainstem)

---

47) 반바지에 신발만 신고 맨몸으로 눈 덮인 높은 산에 오르기 등

속의 운동 중추 핵들을 자극할 수 있을 뿐만 아니라 주변의 다른 중추 핵들도 함께 자극하기 때문에 부교감신경(미주신경) 시스템 전체가 활성화될 수 있다. 그래서 그 속에 있는 부교감신경성 섬유들도 강화되는 효과를 얻게 된다.

흥얼거리고 읊조리는 행위는 후두와 인두 근육들을 수축시켜 떨게 만드는 행동이다. 이 근육들은 미주신경의 상후두신경(superior laryngeal branch)과 되돌이 후두신경(recurrent laryngeal branch)에 의해 직접 지배를 받는다. 그래서 근육의 긴장도에 따라 성대가 팽팽하거나 느슨하게 됨으로써 높낮이가 달라지게 된다. 만약 여러분이 목 안쪽 깊은 곳에서 흥얼거리면 이 근육들이 움직여 진동하기 때문에 이들에게 신호를 전달하는 미주신경 역시 이런 동작으로 자극을 받고 그 자극은 미주신경 섬유를 타고 아래로 심장과 흉벽, 횡격막까지 도달하고 위로는 두개골을 통해 머리 속 뇌간까지 전달된다.

힌두교의 호흡법 중에 숨을 내쉴 때 '옴(om)' 발성을 하는 수련 방법이 있다. 옴(om) 발성은 신과 공명된 상태에서 나오는 영적인 진동이라서 힌두교에서는 매우 중요시하는 소리다. 목 안쪽 깊은 곳에서 이 소리가 나게 발성하면 미주신경이 강하게 활성화된다. 다른 문화권에서는 옴(om) 대신 아멘(Amen, Amin, Ameen)이라는 소리로 발성하기도 한다.

미주신경의 입장에서는 이런 단어를 읊조리며 낮은 주파수로 후두 근육들과 성대를 떨게 하는 것이 그 속의 운동성 신경섬유들을 자극하는 셈이 된다. 그래서 이런 일을 충분히 오랫동안, 그리고 강하게 하는 습관을 실천하면 그 여파로 미주신경의 다른 성분(부교감신경 성분)들도 함께 자극할 수 있다. 그 결과 숨을 조절할 수 있고 생각을 느리게 할 수 있고 몸을 아주 깊은 이완 상태로 만들 수 있으며 소화작용이 잘 되고 염증 반응도 개선되는 효과를 얻을 수 있다. 특히 식사 전에 옴(om) 발성으로 후두 근육들을 진동시키면 마음이 진정되어 자연과 하나가 되고 위장관 조직들과 내장 기관들을 자극시켜 그 기능을 한층 북돋을 수 있다. 또한 옴(om) 발성법을 다른 시간대에 하면, 예를 들어 스트레스를 강하게 받는 동안에 실천하면 스트레스로 인해 흥분된 교감신경 강도를 잠시나마 일시적으로 줄여줄 수 있다.

물론 후두 근육들을 진동시키고 미주신경을 자극할 수 있는 단어들로는 '옴' 외에 다른 단어들도 많이 있다(예: 모음 중에 숨을 내쉴 때 나오는 소리인 '아~', '오~', '우~' 같은 소리). 그렇지만 내가 생각하기에 '옴(om)'이란 단어가 후두와 성대의 근육들을 자극하기에 가장 효과적인 음절이라고 생각한다.

숨을 내쉬면서 성대를 떨게 할 때는 가능한 그 진동이 턱뼈를 통해 두개골까지 전달되게 하는 것이 바람직하다.

05. 구역질 반사(gag reflex) 자극하기

홍얼거리기와 읊조리기와 같은 맥락으로 구역질 반사(gag reflex)를 자극하고 가글링 하는 것이 미주신경의 지배를 받는 근육들을 자극하는 또 다른 방법이 될 수 있다.

본래 구역질 반사는 음식물이 기도 쪽으로 넘어가지 않도록 보호해 주는 작용을 하는 반사로, 다른 말로는 인두 반사(pharyngeal reflex)라고도 한다. 어떤 물체가 구강 천장 속의 연구개(soft palate) 부분을 자극하면 이 자극이 9번 뇌신경을 타고 빠르게 뇌간 속으로 전달된다. 그러면 뇌간 속 중추에서는 3개의 운동성 뇌신경을 통해 인두부 근육에 명령을 내려보낸다. 하나는 미주신경의 인두부 가지(pharyngeal branch)이고 나머지는 제5뇌신경과 제12뇌신경의 가지들이다. 미주신경의 인두부 가지는 재빨리 목 뒤쪽에 있는 3개의 인두 근육들을 수축시켜 해당 물체가 더 이상 입안으로 깊숙이 들어가 기도를 막는 일을 하지 못하도록 예방하는 작용을 한다. 이때 제5뇌신경은 턱이 더 열리게 만들어 주고 제12뇌신경은 혀가 앞으로 빠지면서 해당 물체를 밖으로 밀어내는 작용을 도와준다.

그래서 이와 같은 구역질 반사작용을 의도적으로 일으키면 미주신경을 포함하여 다른 뇌신경들을 즉각적으로 자극하는 훈련이 될 수 있는 것이다. 그리고 실생활에서 이를 실천하기 가장 좋은 시기와 방법은 아침, 저녁으로 양치질을 할 때 칫솔로 입안의 연구개(soft palate) 부분을 자극하는 것이다. 하루 2번 정도 하면 충분하다. 이 방법은 아주 간단하면서도 미주신경을 자극하는 매우 강력한 방법이다. 우리 몸에는 좌우 양측으로 뇌신경들이 분포되어 있기 때문에 양치질을 할 때 좌우 양측 연구개를 번갈아 자극함으로써 이 반사작용의 효과를 최대로 얻을 수 있다.

06. 가글링(gargling)

아침저녁으로 소금물로 양치하면서 가글링을 하는 사람들을 가끔 목격할 수 있다. 이는 미주신경을 자극하는 매우 건강한 습관이다. 그렇지만 어찌 된 일인지 남 앞에서 가글링을 하면 예의가 없는 행동으로 비춰져서 많은 사람들이 이런 행동을 공개적으로 하는 것을 꺼리며 자제하고 있다.

가글링은 목 안쪽으로 소량의 물을 머금고 주변 근육들을 긴장시킨 채 그곳에서 휘돌리는 행동을 하는 것이다. 이런 행동을 하기 위해서는 목 뒤쪽의 3개의 인두 근육들을 사용해야 한다. 그러므로 이 동작은 미주신경 가지를 자극하는 또 다른 방법이 되는 것이다.

최대 효과를 얻기 위해서는 가글링을 할 때 최대로 강하게 하는 것이 좋다. 즉, 눈에서 눈물이 나올 정도로 강하게 하는 것이 바람직하다. 미주신경이 자극을 받으면 뇌간 속의 미주신경을 구성하는 핵도 자극을 받게 되는데, 이때 자극이 강하면 강할수록 주변의 다른 핵들도 같이 자극을 받게 된다. 그래서 만약 뇌간 속의 미주신경의 핵이 자극을 받을 때 근처에 있는 상타액핵(superior salivary nucleus)도 같이 자극을 받으면 눈 주변의 분비샘에서 눈물이 생성되어 나오게 된다. 그러므로 우리는 눈물이 나올 정도로 강하게 가글링을 하는 것이 미주신경을 활성화시키는 방법이란 점을 여기서 확실히 알 수 있다.

가글링할 때 사용하는 물에 소금(예: 히말라야 핑크 소금)을 약간 섞으면 더 좋은 효과를 얻을 수 있다. 그것이 항균 작용을 하기 때문에 입 안과 상기도에 존재하는 해로운 세균들을 몰아내는 효과를 추가로 안겨다 준다. 같은 이유로 가글링하는 물에 오레가노 에센스 오일 등을 첨가하여 사용하는 것도 좋은 대안이 될 수 있다.

07. 음악 듣기 및 소리 치료

멋진 음악이나 노래를 들으면 기분이 매우 좋아지는 것을 느낄 수 있다. 이는 몸이 그 음악을 듣고 이완되면서 부교감신경(미주신경) 우세의 치유 모드로 들어가기 때문이다. 따라서 힘들고 짜증 나는 상황일수록 자신의 기분을 즐겁게 바꿔주는 음악이나 노래를 들으면서 그 구절을 따라 부르는 것이 부교감신경(미주신경)을 활성화시키는 데 많은 도움을 준다.

2010년 한 연구에서 암 환자들을 2시간짜리 음악치료 교실에 참가시켰더니 심박수 변이도(HRV)가 많이 개선되는 결과를 얻었다고 한다. 이는 음악치료 교실에 참여한 환자들이 같이 노래도 부르고 새 곡도 배우고 남이 연주하는 것도 듣고 하다 보니 그들의 부교감신경(미주신경) 기능이 많이 되살아나서 그런 것이다. 2014년 다른 연구에서는 심박수 변이도(HRV)를 사용하여 검증해본 결과 모차르트 음악이 부교감신경(미주신경)의 기능을 강화하는 효과를 가지고 있음을 알게 되었다고 밝히고 있다. 이 연구에 참여한 대상자들은 주로 간질 발작을 하는 어린아이들이었는데, 모차르트의 '두 대의 피아노를 위한 소나타'를 들려주었더니 이들에게서 간질성 경련의 발생률이 줄어들고 뇌파도 많이 안정화되는 결과를 얻을 수 있었다고 밝히고 있다.

여러분도 출퇴근길에 교통체증에 걸렸을 때 또는 밤늦게 추가 근무로 스트레스를 받고 있을 때 이런 식으로 자신이 좋아하는 음악을 듣거나 노래를 따라 부르면 기분이 한결 좋아지면서 몸이 이완되고 짜증이 줄어드는 것을 경험해 본 적이 있을 것이다. 이는 집에서 편안히 쉴 때에도 마찬가지로 적용된다. 음악을 들으면서 몸을 이완시키면 몸이 더 빨리 이완되고 기분도 한층 좋아지는 것을 느낄 수 있다. 그러므로 음악과 노래가 부교감신경(미주신경)의 기능과 톤을 빠르게 활성화시키는 데 많은 도움을 준다는 사실을 인정할 수밖에 없다.

음악과 소리는 뇌세포를 포함하여 여러 세포 속의 구조물(예: DNA)들을 진동시켜 그들에게 파동 에너지를 전달해 주기 때문에 치유의 힘을 가지고 있다고 말할 수 있다. 현재까지 9개 (174, 285, 396, 417, 528, 639, 741, 852, 963Hz)의 주파수가 정신적으로 뛰어난 치유 능력을 가진 주파수로 알려져 있다. 이런 주파수로 몸에 파동을 주면 뇌세포와 그 속의 구조물들이 해당 주파수에 공명하여 자신의 기능을 최대로 발휘하고 그 여파로 부교감신경(미주신경)의 기능도 강화되는 효과가 연달아 일어나게 만들 수 있는 것이다. 그러므로 우리는 음악 치료 또는 소리 치료가 모두 이와 같은 공명 주파수에 근거한 에너지 치료법의 일종으로 부교감신경(미주신경)의 활성화 작용에 도움을 준다는 사실을 깨달을 수 있다. 또한 눈을 감고 차분한 명상을 할 때도 이런 계열의 주파수를 사용하는 명상 음악을 들으면 더 빨리 깊은 내면세계로 몰입하는 안내를 받을 수 있다.

한편, 소리 치료를 할 때 치료자가 가장 많이 사용하는 기구가 튜닝 포크인데 튜닝 포크로 그 사람의 미세한 에너지(subtle energy) 흐름에 장애가 있는 곳을 찾아 그곳에 치유 주파수를 공급해 주면 막힌 에너지 흐름이 개선되면서 주변 세포들이 다시 기능을 되찾게 되는 효과를 얻을 수 있다. 이와 같은 이유로 티벳 명상종(Tibetan singing bowls) 같은 소리 치료 기구들도 실제 임상에서 종종 이용되고 있다. 소리는 그 파형을 통해 몸속 깊은 곳의 세포들에게 에너지의 유형을 실어 보낼 수 있는 매우 소중한 운반 수단이다. 그래서 정보를 받아들이는 신경세포의 입장에서는 소리 주파수가 중요한 에너지 공급 수단인 셈이다. 만약 소리 에너지를 사용하여 귀를 통해 미주신경과 뇌간 속의 부교감신경(미주신경) 중추 핵들을 공명할 수 있다면 그것이야말로 매우 손쉬운 비침습적 부교감신경(미주신경) 활성화 전략이라 하지 않을 수 없는 것이다. 반대로 날카롭고 갑작스레 울리는 고주파 영역의 소리는 우리 몸에 경각심과 주의(알람) 작용을 일깨우기 때문에 교감신경을 자극하는 소리 에너지라 할 수 있다.

부교감신경(미주신경)을 자극하는 소리는 대부분 저주파 영역에 속하는 것이라서 그것들을 노래로 들려주건 악기로 들려주건 또는 본인이 직접 흥얼거리며 목소리로 내건 간에 모두 부교감신경(미주신경)에 긍정적인 영향을 미쳐서 심박수 변이도(HRV)를 증가시키는 것으로 조사되었다. 흥미롭게도 소리를 통해 부교감신경(미주신경)을 자극하면 뇌에서 감정을 조절하는 변연계(limbic system)의 활동성이 많이 줄어드는 것으로 밝혀져 있다.

08. 마음 챙김(mindfulness) 실천

어떤 일을 하기 전에 잠시 눈을 감고 앉아서 자신의 주의력을 한 곳에 집중하는 연습을 해본 적이 있는가?

지금 해야 하는 일에 자신의 능력을 100% 발휘할 수 있다고 확신하는가?

편안히 쉬고 있을 때 이렇게 주어진 환경에 고마운 생각을 가져본 적이 있는가?

마음 챙김(mindfulness)은 바로 시간을 갖고 자신이 하려는 일이 무엇인지 확실히 깨닫고 자신의 주변 환경에서 무슨 일이 일어나고 있는지 정확하게 파악하기 위한 노력을 경주하는 행동을 말한다. 주로 불교에서 수행자들이 사용하는 실천법으로 현재의 순간을 있는 그대로 수용하면서 자각하는 법이라 요약할 수 있다. 왜냐하면 우리가 어느 일을 수행할 때 주의력과 주변 파악력이 다른 곳에 가 있다면 그것은 분명 시간과 노력을 낭비하는 꼴에 해당되기 때문이다.

나도 이 점에 있어서 솔직히 일말의 죄책감을 느낄 때가 종종 있다. 예를 들어 내가 환자들을 볼 때마다 나는 그 사람에 완전히 집중해서 몰입해야 하는데 실제로 다른 일들을 생각하며 이런저런 딴생각들을 머릿속에 떠올리며 진료하는 경우를 종종 경험하곤 하기 때문이다. 그러면 나에게 자신의 생명을 맡기고 찾아와 상담하는 사람에게 나는 최선의 노력을 다하지 못하고 있는 상태에 해당된다. 그렇지만 다행인 점은 내가 현대 주류의학 대신에 '양생 의학'을 추구하기에, 약만 주고 검사만 하는 의사가 아니라 환자를 전인적으로 파악하고자 노력하는 진료를 하기 때문에 그나마 빠르게 나의 본연의 자세와 임무로 되돌아올 수 있어서 큰 실수는 저지르지 않게 된다며 자위하고 있다.

이처럼 '마음 챙김' 실천법은 무슨 일을 하든 그 일에 100% 전념하는 태도로 최선을 다하는 것을 의미한다. 고성능 컴퓨터처럼 여러 가지 일을 동시에 하는 것이 아니라 한 가지 일에 충실하되 자신이 현재 처한 환경을 그대로 인지하여 받아들이고 현재의 상태를 만들어 준 모든 것에 감사하는 마음으로 해당 과제를 완수하거나 극복하는 것을 의미한다. 그래서 보통 스트레스에 짓눌려 있거나 통증이나 염증으로 괴로워하는 상황 속에서는 이와 같은 '마음 챙김'을 실천하기 어렵다. 우리 몸의 교감신경 시스템은 자꾸 우리의 주의를 빼앗아 분산시키기 때문에 자신이 하고 있는 일에 집중하여 몰입할 수 없게 만드는 특성을 가지고 있다. 그러므로 우리는 평소 '마음 챙김' 훈련을 통해 스트레스가 바람처럼 스쳐 지나가게 만들고 자신이 해야 할 일들이 성공적으로 완수되게 하는 생활 태도를 가져야 한다. 물론 이때 여러분은 자신의 호흡 패턴부터 안정되게 유지하면서 자신이 하는 일에 집중해야 한다. 여러분이 이런 식으로 훈련을 하면 할수록 몸의 균형이 스트레스에도 불구하고 교감신경 쪽으로 지나치게 편향되는 일이 일어나지 않게 만들 수 있다. 그래서 나중에 부교감신경(미주신경)의 기능이 활성화되어 자율신경의 균형을 회복하고자 할 때 그 회복 과정이 훨씬 쉬워지게 된다.

다시 한번 말하지만 '마음 챙김' 방식으로 생활한다는 것은 한 번에 한 가지 일에 집중하는 것으로, 그 일을 다 마치고 나서 다른 과제에 도전하는 것을 의미한다. 동시에 여러 가지 일을 하는 것은 이런 '마음 챙김' 방식과는 거리가 먼 행동 및 사고방식이라 할 수 있다. 예를 들어 여러분이 식사를 할 때 이와 같은 '마음 챙김' 방식으로 하게 되면 과식을 하지 않고도 포만감을 쉽게 느끼게 된다. 이는 자신이 먹는 행동에 집중함으로써 그것으로 인해 몸속에서 소화가 일어나고 영양이 전달되는 과정을 생생히 느낄 수 있기 때문이다. 그래서 적절한 양의 식사로도 충분히 만족을 하게 되는 것이다. 또한 '마음 챙김' 방식으로 몸을 이완시키면 생각보다 훨씬 빠르게 몸이 휴식 모드로 전환되면서 재생이 일어나는 것을 느낄 수 있다.

이처럼 자신이 하는 일, 먹는 일, 느끼는 일 등에서 집중할 수 있다면 그 사람은 건강뿐 아니라 인생 전반에 걸쳐 긍정적인 방향으로 놀라운 변화와 향상을 경험할 수 있다. 실제 나는 임상 현장에서 환자들 중에 이런 긍정적인 변화를 통해 암울한 환경에서 건강을 되찾고 사회적으로도 성공하는 멋진 사람들의 모습을 종종 보아 왔다. 그들은 모두 '마음 챙김' 훈련에 몰입하여 성공한 사람들이다. 그리고 그들은 이 훈련을 통해 자신의 부교감신경(미주신경)을 활성화시켜 건강을 되찾은 사람들이기도 하다. 이런 경우 나의 역할은 이와 같이 강력한 방법도 있다는 것을 환자들에게 소개해 주는 것에 지나지 않았고, 모든 결과는 그 사람이 얼마나 자신의 '마음 챙김' 과정에 몰입하였는가에 의해 결정되었다. 그러므로 여러분도 건강하고 인생에서 성공하고 싶다면 여러분 스스로가 자신의 실생활 모든 분야에서 '마음 챙김' 훈련 방법을 열심히 실천해 보길 바란다.[48]

---

48) 나는 의사로서 환자들이 병에 걸리고 사망하는 이유가 자신의 **'마음 챙김'**을 다하지 못하고 정신줄을 놓았기 때문이라 생각한다.

09. 명상 및 뇌신경 피드백

명상은 '마음 챙김'과 비슷한 것 같지만 차이가 있다. 마음 챙김이 자신이 해야 할 일에 집중하는 것과 달리 명상은 호흡에 집중하면서 자신의 머릿속에 자꾸 떠오르는 잡다한 생각들을 없애려고 노력하는 것이다. 우리의 뇌 속에는 여러 신경 뉴런들이 수없이 연결되어 있다. 그래서 이들 사이에 새로운 순간적 연결들이 역동적으로 이루어지면서 각종 생각들이 수시로 형성되거나 기억이 되살아나는 경향을 가지고 있다. 그러므로 이런 불필요한 피상적 사고나 기억의 유동성에 끌려다니며 그와 관련된 감정에 얽매이지 말고 깊은 내면의 무의식과 무감정의 세계로 들어가 안정과 고요함을 찾자는 것이 명상의 목적이다.

명상의 구체적인 실천 방법에는 여러 가지가 있다. 호흡 명상법, 사랑-친절 명상법, 통찰 명상법, '마음 챙김' 명상법 등. 이 중에서 가장 기본적인 것이 자신의 호흡에만 집중하면서 명상하는 호흡 명상법이다. 그래서 처음에는 자신의 심장 박동과 호흡에 집중하면서 다른 생각들을 배제시키는 방식으로 깊은 내면 세계로 들어가는 훈련을 하는 것이 좋다.

명상의 이점을 얻기 위해서는 이를 너무 완벽하게 하려고 애쓰지 말고 편안한 마음과 자세로, 다소 완벽하지 않더라도 열심히 따라 하려는 태도로 노력하는 접근법이 권장된다. 그래야만 명상 훈련을 통해 더 많은 혜택을 조기에 얻을 수 있다. 완벽주의자들은 명상도 올바르게 하려고 너무 격식에 집착하다 보니 실제 몸이 충분히 이완되지 못함으로 인해 그 혜택을 많이 얻지 못하는 실수를 자주 저지른다. 그래서 나는 명상법을 실천하는 사람들에게 가능한 원칙을 지켜 실천하되 실수를 하더라도 다시 시작하는 마음으로 꾸준히 하는 것이 중요하다는 점을 말해주고 있다.

명상을 하면 마음이 안정되고 부교감신경(미주신경)의 기능이 강화된다. 이는 심박수 변이도 (HRV) 검사를 통해서도 확인해 볼 수 있다. 초보자는 명상 테이프를 들으면서 하면 훨씬 수월하다. 이 밖에 뇌파를 사용하여 바이오피드백을 통해 명상을 진행하는 새로운 장비들도 여럿 나와 있으므로 이를 활용해 보는 것도 도움이 될 수 있다고 생각한다.

> ## 안전 신호들(SAFETY CUES)을 시각화하여 상상하기
>
> 시각화 훈련(positive visualization)은 명상과 뇌신경 피드백의 한 형태라 할 수 있다. 두 눈을 감고 심호흡을 하면서 자신이 있고 싶은 환경이나 달성하고 싶은 순간들을 상상한다. 이때 단순히 상상만 하는 것이 아니라 그때의 신체적 정신적 느낌까지도 그대로 느끼도록 상상해야 한다. 그래서 눈으로 보는

것만 아니라 소리도 듣고 냄새도 맡을 수 있어야 상상의 효과를 최대로 얻을 수 있다.

명상이 스트레스에 대한 저항력을 증진시켜 주듯 시각화 훈련이 불안을 없애는 데 많은 도움을 준다. 2018년 한 연구에서는 자연의 평화로운 광경을 상상하는 것이 통증이나 두통, 혈압을 개선하는 데도 도움을 준다고 밝히고 있다. 그래서 나는 환자들에게 단계적으로 안내받으면서 시각화 훈련을 하는 것(guided visualization)을 적극 권장하고 있다. 시중에 이런 훈련을 시켜주는 앱들이 여럿 나와 있다. 그러므로 이를 스마트폰으로 내려받아서 그대로 따라 해 볼 것을 권한다.

부교감신경(미주신경)을 활성화시키는 핵심 열쇠는 몸이 안전하다고 느끼도록 만들어 주는 것이다. 우리 몸의 신경 시스템은 실제 신체적 스트레스와 관련된 생각에 따른 정신적 추상적 스트레스에도 똑같이 반응하도록 설계되어 있다. 그래서 만약 자신이 안전한 환경에 놓여 있다고 상상하면 몸에서 여러 신경들의 반응이 그에 맞게 변화되어 일어나게 되는 것이다. 그러므로 만약 부교감신경(미주신경)을 활성화시키려면 자신이 안전한 장소나 환경에 있다는 생각을 계속하는 습관을 들여야 한다. 그곳이 자연 속일 수도 있고 휴가지일 수도 있고 안전한 집일 수도 있다. 자신이 그런 장소에 있다고 시각적으로 상상함으로써 안정감을 갖고 그런 느낌을 계속 유지하는 훈련을 하면 된다. 또한 자신만의 상상 속 안전 가옥을 짓고 그곳에 안주하는 모습을 상상하는 훈련을 해도 좋다. 그리고 그런 안전 가옥이나 장소에서 느끼는 느낌이나 감각(후각, 시각, 청각, 촉각, 미각 등)들을 기억하고 이를 잊지 않으려는 노력도 함께 해야 한다. 특히 스트레스를 받아서 신체적으로나 정신적으로 압박감을 받고 있을 때 이런 긍정적인 상상을 하면 공포나 불안을 없앨 수 있고 부교감신경(미주신경)의 기능도 빨리 회복시킬 수 있다. 그리고 이런 시각화 훈련을 많이 하면 할수록 몸이 이완되며 긴장이 풀어지는 것을 쉽게 경험해 볼 수 있다.

10. 감사하기

'감사하기'를 실천하는 것도 역시 부교감신경(미주신경)을 활성화시키는 데 도움이 된다. 그리고 이 방법은 실제로 실천하기 매우 쉬운 방법에 속한다. 그 이유는 감사함을 느끼고 긍정적인 생각에 사로잡힐 때 마음이 두려움과 걱정에서 벗어나기 때문이다. 두려움과 걱정을 하는 상태에서는 향후 미래에 일어날 일에 대한 가상 시나리오 때문에 스트레스를 받게 되고 그로 인해 몸이 긴장되며 교감신경 우위의 상태가 고착화되려는 경향을 보인다. 그러므로 이런 상태에서 벗어나기 위해 '감사하기'를 적극 실천하는 것이 아주 쉽고 효과적인 대비책이 될 수 있다고 생각한다.

실제 2016년 발표된 한 연구에서는 '감사하기'를 실천하면 스트레스, 불안, 우울증이 줄어든다고 밝히고 있다. 이 연구에서는 대학생들을 3그룹으로 나눠서 한 그룹은 3주 동안 감사 편지를 쓰게 했고, 둘째 그룹은 자신에게 있었던 부정적인 경험들에 대해 적게 했고, 나머지 세 번째 그룹은 아무 과제도 주지 않은 대조군으로 삼았다. 그리고 나중에 정신 상담을 받게 하였는데 감사 편지를 쓴 그룹이 정신적으로 가장 건강한 결과를 보여주었다.

'감사하기'를 실천하려면 우선 자신이 감사해야 할 것을 1~3가지 정도 선정하여 이를 매일 종이에 적고 그것에 대해 깊이 또는 진지하게 생각할 시간을 가져야 한다. 만약 감사할 것이 없다고 한다면 지금 현재 자신이 살아서 숨을 쉬고 있는 것을 감사해도 된다. 자신이 감사해야 할 것을 적고 그것을 생각하며 안도하거나 고마워하거나 행복해하는 시간을 많이 갖을수록 건강에 도움이 된다. 연구 결과 이런 행동과 습관을 실천하는 사람은 신체적 증상이 거의 없고 전반적으로 자신의 인생을 행복하다고 느끼면서 살고 있으며 앞으로도 즐거운 나날들이 계속 이어질 것으로 예상하며 살기 때문에 더욱 건강하고 장수하는 것으로 조사되었다. 더구나 매일 감사 일기를 적는 습관을 가진 사람들은 열정, 에너지, 결정력, 주의력 등이 매우 양호한 상태를 유지하는 것으로 발표되었다. 그러므로 여러분도 자기 전에 또는 아침에 일어나서 하루 일과를 시작하기 전에 꼭 자신이 감사해야 할 것들을 적고 그것에 대해 고마워하는 시간을 갖는 습관을 들이도록 노력하길 바란다.

또한 하루 일과 중에 감사할 일이 생기면 그것이 아무리 작은 일이라도 잠시 하던 일을 멈추고 그것에 대해 감사하는 의식을 갖는 습관을 들이는 것이 좋다. 때론 이런 감사 시간을 규칙적으로 정해 놓고 실천하는 것도 좋은 방법이라 생각한다. 마치 이슬람 교인들이 하루 6번 기도를 하는 것처럼 말이다. 그리고 '감사하기' 효과를 보기 위해서는 가급적 장기적으로 그런 습관을 실천하는 것이 바람직하다는 점도 잊지 말 것을 당부하고 싶다.

이렇게 감사 일기를 적거나 감사하는 마을을 먹는 행동을 하면 뇌가 새롭게 훈련되어 여러분 주변에 항상 선의와 고마움이 넘치게 된다. 그러면 여러분은 그 기운으로 더욱 건강하고 강화된 부교감신경(미주신경)을 간직할 수 있게 될 것이다.

11. 자기 사랑하기/자기 긍정하기(SELF-COMPASSION)

타인이나 주변 환경에 감사하는 것처럼 자기 자신을 사랑하고 자신에 대한 긍정의 감정을 갖는 것 역시 부교감신경(미주신경)을 강화하는 데 많은 도움을 준다.

우리 뇌는 실질적인 신체적 위험과 생각이나 상상을 통해 발생하는 예견된 공포나 두려움에 의한 스트레스를 구분하지 못한다. 그래서 여러분이 두려움과 걱정에 몰입하게 되면 교감신경이 활성화되어 "싸울 것인가 아니면 도망갈 것인가" 하는 반응을 일으키게 된다. 그러나 반대로 여러분이 생각을 바꿔서 자신이나 타인에 대한 사랑, 연민, 동정, 선의 등과 같은 긍정적인 내용들을 더 많이 생각하고 느낀다면 여러분 몸에서 일어나는 스트레스 반응을 진정시키고 부교감신경 시스템을 활성화시킬 수 있다.

각종 연구 결과에서도 이런 사실은 뒷받침되고 있다. 자신을 사랑하는 명상을 통해 스스로에 대해 긍정적인 감정을 갖도록 연습한 그룹과 그렇지 않은 대조군을 비교한 무작위 실험에서 자기 긍정의 효과가 분명하게 나타났다. 연구자들이 심박수 변이도(HRV)를 통해 부교감신경(미주신경)의 톤을 조사한 결과 자신에 대해 긍정적인 감정을 많이 가질수록 부교감신경(미주신경)의 톤이 증가되는 결과를 보여주었다. 이는 자기 긍정과 자기 사랑과 같은 감정이 몸에서 자율신경의 상태를 부교감신경이 우세한 상황으로 바꿔줄 수 있음을 보여주는 확실한 증거라 할 수 있다. 또한 이 작용은 양방향으로 일어날 수 있기 때문에 부교감신경(미주신경)의 톤이 강한 사람일수록 자기 자신에 대해 긍정적인 감정이나 생각들을 더 많이 갖게 되는 것으로도 조사되었다. 따라서 우리는 여기서 자기 스스로에 대해 사랑하고 연민을 갖고 긍정적인 감정을 갖도록 연습을 많이 하면 할수록 그것으로 인해 자신의 부교감신경(미주신경)도 덩달아 강화될 수 있음을 분명하게 배울 수 있다.

EMOTIONAL FREEDOM TECHNIQUE(EFT)

Emotional Freedom Technique는 일명 태핑(tapping)이라 알려진 방법으로 긴장된 신경 시스템을 진정시키고 부교감신경을 활성화시키는 데 손쉽게 사용할 수 있는 방법이다.

방법은 간단하여 얼굴과 몸의 에너지 경혈점을 손가락으로 톡톡 두드리면서 자기 긍정의 문구를 말하거나 주문을 외는 것이다. 이런 동작을 하면 자신의 몸속에 정체되어 있던 에너지 흐름이 뚫리면서 나쁜 에너지가 방출되고 긍정의 에너지가 생산되어 몸을 새롭게 충전시키게 된다. 간단한 의식을 통해 긍정적인 사고와 감정이 온몸에 퍼지도록 일종의 바이오피드백 효과를 유도하는 것이다. 그러므로 이 행위는 특히 무의식적으로 작동하는 자율신경의 영역을 자극하는 데 효과적이다. 말과 태핑 동작으로 자신의 무의식을 긍정적인 암시로 깨우는 과정이라 당연히 교감신경보다 부교감신경을 활성화시키는 역할을 더 많이 하게 된다.

각종 연구에서도 이 방법이 스트레스 호르몬인 코티졸 레벨을 낮춰주고 부교감신경(미주신경)의 기능과 톤을 활성화시키는 데 효과를 지니고 있다고 밝히고 있다.

이 밖에 뇌의 자연적인 균형 회복을 도와주는 바이오피드백 시스템 훈련 장비들이 시중에 판매되고 있다. 이런 것들은 binaural beats, guided visualizations, a ten-cycle holographic music, isochronic tones 같은 전문적인 신경 훈련 기법들을 사용하는 장비들로 이들을 활용하여 몸을 이완시키면서 스트레스를 줄이고 뇌파의 균형을 회복시키는 재충전의 기회를 가져보는 것도 자율신경, 특히 부교감신경(미주신경)의 기능을 강화하는 데 도움이 된다.

12. 소리내어 웃기(웃음 치료)

웃음이 건강에 도움을 준다는 사실은 다 알고 있을 것이다. 여러분이 스스로 자신이 언제 한바탕 실컷 웃어본 적이 있는지 기억해 보길 바란다. 크게 한바탕 웃고 나면 정말로 기분이 좋아진다. 그리고 밤에 잠도 잘 오고 다음날 아침에 일어났을 때도 몸이 한결 가벼워지는 것을 느낄 수 있다.

여러 연구에서도 '웃기와 웃음 치료'가 기분과 정서 그리고 심박수 변이도(HRV)를 개선시켜주는 효과를 가지고 있음을 인정하고 있다. 또한 2009년 논문에서는 웃음과 유머가 스트레스와 통증 레벨을 줄여주고 치유 과정을 돕는다고 밝히고 있다.

소리 내어 크게 웃을 때 사람들은 얼굴, 가슴은 물론 횡격막과 복부 근육까지 사용한다. 그래서 한바탕 웃고 나면 잘못된 호흡 패턴이 다시 정상적인 올바른 방향으로 되돌아오는 계기를 얻게 만들 수 있다. 크게 웃는 동작으로 인해 심박수와 호흡수 그리고 호흡의 깊이가 증가되고 산소 소비량도 많아지면 다시 원래의 상태로 되돌아가기 위해 주변 근육들이 움직이고 동시에 부교감신경(미주신경)도 활성화되어 심박수, 호흡수, 혈압 등이 정상화되는 것이다. 또한 엔도르핀과 같은 행복 호르몬들이 몸에서 방출되어 통증과 스트레스도 줄어든다. 이런 이유로 나는 웃음 치료가 부교감신경(미주신경)을 강화하는 훌륭한 훈련 방법이 될 수 있다고 생각한다. 게다가 부교감신경(미주신경)을 활성화시키는 데 있어 웃음과 같은 동작은 아무런 부작용도 야기시키지 않는다는 장점을 가지고 있다. 그러므로 웃을 수 있을 때 가능한 크게 웃는 것이 좋다. 그리고 그런 기회를 얻기 위해 일부러 웃음을 주는 개그 프로나 코미디 프로들을 즐겨 볼 것을 적극 추천한다. 이왕이면 혼자 웃는 것보다 여러 사람들이 모여서 함께 웃으면 더 잘 그리고 더 쉽게 웃을 수 있다. 이는 웃음이 사회 속에서 사람들 간의 연결 또는 유대 관계를 돈독히 하는 수단으로서 자신만의 고유 역할을 분명히 갖고 있음을 보여주는 실증적인 예라 할 수 있다.

또한 웃음과 부교감신경(미주신경)의 실증적 관계는 간질 발작을 하는 어린아이들에게 전기로 미주신경 자극을 할 경우 부작용 중 하나로 얼굴에 웃음이 나타난다는 사실에서도 그 상호 관련성을 유추해 볼 수 있다. 그래서 우리는 열심히 웃는 동작을 하면 마찬가지로 부교감신경(미주신경)도 그만큼 더 활성화된다는 사실을 여기서 확실히 배울 수 있다.

13. 사회적 연결성 증대시키기(친교 모임, 봉사 활동 등 참여) / 다른 사람에게 먼저 마음의 문을 열기

인간은 사회적 동물이기 때문에 사회적 연결성은 건강에 있어 빠뜨릴 수 없는 중요한 요소 중 하나라 할 수 있다. 아마도 정신건강 및 심리 분야에서는 먹는 음식 못지않게 중요한 요소로 간주하고 있는 듯하다.

사람은 다른 사람들과 함께 있는 것을 좋아한다. 오히려 혼자 있는 것을 매우 불안하게 생각한다. 그래서 만약 혼자 있는 시간이 길어지면 길어질수록 기분이 우울해지고 건강도 조금씩 나쁜 방향으로 변하게 된다. 반면에 다른 사람들과 같이 어울리며 얼굴을 맞대고 즐겁게 대화하거나 협력하는 일상을 갖는 사람들은 건강을 유지하는 데 있어 훨씬 유리한 위치를 점하게 된다. 이런 이유로 나는 가족이나 친지 또는 친구들과 만나서 즐겁게 대화하고 노래 교실이나 웃음 치료 교실에도 나가고 즐거운 코미디 프로나 대화 프로도 여러 사람들과 같이 보면서 살라고 항상 내 환자들에게 권하고 있다. 왜냐하면 이들이 모두 자신을 지원하는 든든한 후원자 그룹이 되기 때문이다. 물론 이때 잊어서는 안 될 한 가지 사항이 있다. 그것은 자신과 성향이 맞는 사람들과 어울려야 한다는 점이다. 만약 자신과 맞지 않는 사람들과 어울리게 되면 그것은 도리어 정신건강 측면에서 해가 되고 그런 관계 속에서는 웃음도 나오지 않고 상호 긴장감만 높아지게 된다. 그러므로 내가 다른 사람들과 사회적 연결성을 가지라고 하는 말은 자신과 성향이 맞는 사람들과 어울리라는 뜻이지, 아무나 어울리라는 뜻이 결코 아니란 점을 확실하게 이해하고 받아들이길 바란다.

일반적으로 사람이 나이를 먹을수록 짜증은 증가하고 웃는 일은 거의 하지 않게 된다. 그렇지만 그중 몇몇 사람들은 나이가 들어도 항상 웃는 얼굴을 하고 있어 주변 사람들로부터 환영을 받는 모습을 종종 발견할 수 있다. 이런 사람들은 자신이 속한 사회와 그 속의 구성원들과 강한 연대감을 유지하기 위해 먼저 솔선하여 자신이 다른 사람들에게 마음의 문을 열기 때문에 그런 것이라 할 수 있다. 그래서 이런 사람들은 그렇지 않은 사람들에 비해 매우 건강하다. 나는 세계적인 장수촌을 들여다보면서 그 지역이 다른 지역에 비해 상대적으로 구성원들 사이에 사회적 연대와 지원이 강한 지역임을 느낄 수 있었다.

여러분이 이렇게 다른 사람들과 연대감을 높이기 위해서는 무엇보다 먼저 여러분의 사고방식과 인생관이 매우 긍정적으로 변해야 한다. 이런 긍정성은 그 사람의 상태가 건강한 부교감신경 우위의 상태를 유지할 때 나오는 것이다. 그리고 역으로 여러분의 부교감신경(미주신경) 상태를 강화하기 위해서는 여러분이 지닌 문제나 상황을 혼자서 해결하려고 하는 것보다 다른 사람들과 연대하여 그것에 함께 대처하려는 길을 선택할 때 훨씬 수월해진다. 그래서 나는 많은 사람들에게 문제가 있을 때 혼자 고민하지 말고 다른 사람들의 조언을 듣거나 전문가에게 컨설팅 받는 것을 주저하지 말라고 강조해서 말해주고 있다.

이런 맥락에서 건강은 의사나 약이 보장해 준다고 생각하는 것이 큰 오산이라는 점을 다시 한번 여러분께 강조해 두고 싶다. 건강은 오히려 본인이 얼마나 긍정적이고 진취적인 생각과 행동으로 난관을 극복하면서 살려고 노력하느냐에 따라 결과가 달라지는 특성을 지닌 항목이란 점을 여러분이 꼭 기억해 두길 바란다. 그러므로 긍정적이고 적극적인 친교나 사교 활동은 정신건강은 물론 부교감신경(미주신경)을 강화하는 작업에도 많은 도움을 준다.

부교감신경(미주신경)이 입과 눈까지 연결되어 있기 때문에 다른 사람이 빙그레 웃는 동작을 하거나 그 사람의 눈을 쳐다보았을 때 그 사람이 나를 공격하지 않을 것이란 신호를 확인해야만 자신의 부교감신경(미주신경)이 활성화되고 우세한 상태로 바뀌게 된다. 다중미주신경 이론의 창시자인 스테펀 포쥐 박사는 "인간은 역사적으로 위협을 받을 때마다 사회적 연결(연대)을 통해 해당 위협에 대한 반응을 완화시켜 왔다"고 말한다. 가령 위험한 상황에 처했을 때 믿을 수 있는 사람끼리 껴안고 손을 잡는 동작을 하면서 해당 위험을 함께 극복하려는 모습을 보여주는 경우가 그런 대표적인 예라 할 수 있다. 따라서 그의 이론에 따르면 부교감신경(미주신경)은 뇌신경 시스템의 안전 표시기로 정서 조절과 사회적 연대, 두려움 반응을 일으키는 주된 동력장치 사이에서 연결고리 역할을 한다는 것이다. 그래서 직접 대면한 상태이든 또는 전화나 문자를 통한 비대면 상태이든 다른 사람들과 사회적 연대감을 갖고 이를 유지하는 것이 자신의 부교감신경(미주신경)을 강화하는 데 있어서도 도움을 준다고 말하고 있다.

실제 연구에서도 이와 같은 사회적 연대감이 강한 환경 속에서 사는 사람들이 건강하고 장수하는 것으로 나타났다. 2007년 연구에서는 사회적 연대나 지원을 받는 것이 스트레스를 극복하는 데 많은 도움을 준다고 밝히고 있다. 2013년 연구에서는 스트레스를 받는 사람들 중에서 다른 사람을 위해 봉사하는 일을 하는 사람들이 그렇지 않은 사람들에 비해 스트레스를 덜 받고 그것을 잘 이겨낸다고 말하고 있다.

여러분도 자신의 가족과 친구들 사이에서 긍정적 사람으로 인식되고 항상 그들에게 도움을 주는 희망적인 사람으로 각인되길 바란다. 그러면 자신의 정신적 건강은 물론 부교감신경(미주신경) 강화에도 도움이 되는 혜택을 누릴 수 있다. 또한 낯선 사람에게 먼저 웃음을 보내고 자신이 가진 기술과 재능으로 다른 사람을 돕는 봉사 활동 같은 것을 많이 하길 바란다. 이 역시 여러분의 부교감신경(미주신경) 상태를 강화하는 좋은 방법이 될 수 있다고 믿는다.

14. 햇빛 쐬기

햇빛은 지구상의 모든 에너지의 원천으로 이것에 의해 모든 생명 활동이 진행된다. 단순히 비타민 D를 얻기 위해 햇빛이 필요한 것이 아니다. 그래서 햇빛은 세포가 기능하는 데 필요한 영양분이자 에너지라 할 수 있다.

낮에 햇빛을 많이 쐬면 밤에 잠을 푹 잘 수 있다는 점은 모두가 경험적으로 아는 사실이다. 그만큼 우리 몸은 눈과 피부를 통해 몸속으로 들어온 햇빛의 종류와 양에 근거하여 작동하도록 설계되어 있는 것이다. 햇빛 속의 포톤(photon) 입자는 세포 레벨까지 내려가 사이토크롬(cytochrome)이란 분자와 반응하여 세포 기능에 활력을 제공하는 역할을 한다. 이런 이유로 만약 여러분이 하루 종인 실내에서 햇빛 대신에 인공 불빛에 의존하여 생활하게 되면 세포들의 기능이 최적의 상태를 유지할 수 없다.

실제 연구에서도 낮에 햇빛을 많이 쐬는 것이 부교감신경을 강화하여 심박수 변이도(HRV)를 증가시킨다는 사실을 분명하게 보여주고 있다. 우리의 눈과 피부는 해가 뜨고 질 때는 붉은빛과 적외선 그리고 노란빛 파장을 흡수한다. 그러나 그 중간의 낮 시간대에는 파랑, 녹색, 보라색, 자외선 빛 파장을 흡수한다. 여러분이 야외에서 햇빛을 쐬면 시간대별로 이런 빛 파장을 자연스레 골고루 흡수하게 된다. 그러나 이와 달리 대부분의 낮 시간을 실내, 지하실, 자동차 안 등에서 보내면 이런 경험을 하지 못해 생체리듬이 교란되는 문제를 떠안게 된다. 그래서 우리는 적극적으로 야외로 나가 햇빛을 직접 몸에 받는 습관을 들이도록 노력해야 한다. 그것이 돈한 푼 안 들고 부교감신경(미주신경)을 강화하는 좋은 방법이란 사실을 알아야 하는 것이다.

야외로 나가 약 20~30분 정도 햇빛을 쐬면 부교감신경(미주신경)을 활성화시키는 데 많은 도움을 얻을 수 있다. 특히 아침에 해가 뜨고 나서 첫 30분 이내 햇빛을 쐬는 것이 가장 좋다. 이

밖에 야외에서 햇빛을 쐬기 가장 좋은 시간대로는 낮에 2~3차례 야외로 나가는 것과 해지기 직전 30분 전에 석양빛을 쐬는 것이 있다. 물론 이보다 더 자주 야외로 나가 햇빛을 받는다면 금상첨화라 할 수 있다.

현대인은 피부가 까맣게 되거나 일광 화상을 입는 것을 걱정하기보다 햇빛 부족으로 세포 기능이 저하되는 것을 더 많이 걱정해야 되는 시대를 살고 있다. 이런 이유 때문인지 시중에는 실내 생활 시간이 많은 현대인들에게 강제로 인공 햇빛을 쏘여주면서 흐트러진 생체리듬을 복원시키기 위한 여러 장비들이 판매되고 있다. 또한 햇빛 에너지를 인공적으로 사용하여 몸을 치유시키는 광생물변조(PBM; photobiomodulation) 치료법들이 여러 병원에서 활발히 시행되고 있다. 이 방법은 여러 파장의 빛을 사용하여 생물학적 기능들을 조절하는 치료법이다. 주로 림프와 혈액순환을 개선시키고 신경 기능도 개선시켜 세포와 조직의 떨어진 활력을 회복하기 위한 목적으로 널리 응용되고 있다.

> 빛 치료 시에 붉은색 계열의 빛(빨강, 오렌지, 노랑 등)은 교감신경을 활성화시키는 에너지를 제공해 주고 반대로 푸른색 계열의 빛(파랑, 녹색, 보라색 등) 부교감신경을 활성화시키는 에너지를 제공해 준다.

15. 어씽(EARTHING) 또는 그라운딩(GROUNDING), 맨발로 땅 밟기

어씽 또는 그라운딩은 맨발로 땅을 밟으며 자신의 몸을 자연과 지구의 에너지장과 연결시키는 방법을 말한다. 우리 몸은 지구처럼 물과 미네랄로 구성되어 있고 그 사이로 전류가 흐를 수 있게 되어 있다. 다시 말해 몸이 에너지적으로 충전될 수 있는 매트릭스 상태로 되어 있는 것이다. 그래서 이를 지구의 전자기 에너지망에 연결시키면 우리 몸의 세포 및 신경 시스템들도 지구로부터 음이온(천연 자유전자)을 받아들여 양이온으로 구성된 활성 자유기들을 중화할 수 있고 몸속에 축적된 정전기를 배출할 수 있다. 그래서 자연스레 부교감신경(미주신경)이 우세한 상태로 몸이 바뀌게 되는 것이다.

어씽 또는 그라운딩(맨발로 땅 밟기)을 실천하기 제일 좋은 장소는 해변이고 그다음은 풀밭 같은 곳이다. 심지어 시멘트 바닥을 맨발로 걷는 것도 도움이 된다. 야외에서 땅을 밟으며 요가 동작을 하고 햇볕을 쐬며 명상을 하는 것은 부교감신경(미주신경)을 강화하는 여러 방법들을 종합하여 실천하는 방법이 된다. 게다가 식물에서 추출한 에센스 오일까지 사용하여 아로마 치료를 추가하면 부교감신경(미주신경)은 한층 더 강화될 것이다.

자연에서 어씽 또는 그라운딩(맨발로 땅 밟기)을 하며 시간을 보내고 나면 몸에서 부교감신경(미주신경)의 활성이 증가되고 심박수 변이도(HRV) 역시 증가한다. 그 결과 염증이 줄어들고 스트레스와 관련된 각종 지표들이 안정된 쪽으로 변하면서 심박수, 혈압, 근육의 긴장도, 코티졸과 같은 스트레스 호르몬의 레벨 등이 모두 감소하는 효과를 보여준다.[49]

16. 규칙적인 몸의 움직임(예: 요가 또는 필라테스)

운동은 사실 교감신경을 자극하는 행위에 해당된다. 그렇지만 적당한 몸의 움직임은 그 뒤에 반작용으로 부교감신경을 활성화시키는 계기를 제공하기 때문에 몸에 활력을 주고 궁극적으로 부교감신경(미주신경)을 강화하는 일종의 반동적 유발 방법이 될 수 있다고 판단하여 여기에 포함시켰다.

이런 관점에서 나는 자율신경에 미치는 영향을 고려하여 몸의 움직임과 운동의 차이를 구분해 보려 한다. 움직임은 신체적 목표 없이 몸을 물리적으로 약하게(저강도로) 움직이는 것을 말한다. 반면 운동은 근력을 강화하거나 지구력을 기르거나 또는 지방을 연소시키는 등의 목표를 정해 놓고 이를 달성하기 위해 고강도로 훈련하는 것을 말한다. 내가 여기서 몸의 움직임이 부교감신경(미주신경)의 활성화에 도움이 된다고 말하는 것은 전자에 해당하는 것이지 교감신경이 강하게 흥분할 정도로 심한 운동을 하라는 뜻은 절대 아니다.

여러분이 이미 잘 알고 있다시피 규칙적인 운동을 하면 스트레스가 줄어들고 혈액순환이 개선되며 정신적으로도 현명한 사고와 올바른 판단력을 유지하는 데 많은 혜택을 얻을 수 있다. 그래서 나는 규칙적으로 적당한 강도로 운동을 하는 것이 건강 탄력성을 회복하고 그것을 강화하는 데 기여하는 중요한 요소로 간주될 수 있다고 믿기에 이를 부교감신경(미주신경)을 강화하는 전략의 한 요소로 포함시킨 것이다.

매일 하루 일과를 시작하기 전에 가벼운 요가 동작, 스트레칭, 달리기 등을 실천할 것을 권한다. 또는 낮에 시간을 내서 공원을 산책하거나 계단을 오르거나 집안일을 하면서 각종 스트

---

49) 어씽 또는 그라운딩에 관한 자세한 내용은 본인의 짧은 매뉴얼에 잘 소개되어 있다.

레칭 또는 운동 동작을 할 것을 권한다. 일주일에 적어도 5번은 20~30분간 땀을 흘리는 정도의 운동을 하는 것도 부교감신경(미주신경)의 입장에서 강화 작용에 도움이 된다고 생각한다.

그럼 실제 적당한 정도의 몸 움직임이 어떤 혜택을 가져오는지 알아보자.

- 혈액 순환 개선
- 림프 배액 활동의 증진
- 조직의 산소 포화도 증가
- 뇌조직에서 주요 신경전달물질의 생산 촉진 및 균형 유지
- 스트레스 감소 및 몸의 긴장 완화
- 기분 개선, 행복감 증대
- 정신적 사고력과 기억력 개선

특히 요가와 필라테스는 단순히 몸을 움직이는 차원을 넘어서 마음을 평정하고 호흡을 조절하는 법을 가르쳐 준다. 그래서 이들은 올바르게 호흡하는 법을 배우면서 몸을 움직이는 훈련법에 해당되어 부교감신경(미주신경) 강화에 특히 도움이 되는 운동이라 생각한다. 이들 몸동작 속에는 외부 스트레스 요인들이 가해지는 상황에서 자신의 의지로 호흡을 조절하여 최적의 상태를 유지하는 방법이 들어있기 때문에 유산소 운동이나 저항성 운동과 달리 부교감신경(미주신경)을 강화하는 데 적합한 운동이라 생각한다.

보통 격한 운동을 할 때에는 복식 호흡을 할 수 없다. 그러나 요가나 필라테스 동작 속에는 깊고 느린 복식 호흡 동작이 들어있다. 그래서 자세를 달리하면서도 복식 호흡을 하는 법을 가르쳐 주고 이를 훈련시키는 것을 매우 중요한 목표로 삼고 있기 때문에 부교감신경(미주신경) 강화에 도움이 되는 것이다. 요가나 필라테스에서 몸 자세와 동작을 다르게 한다는 것은 신체적으로 몸에 스트레스를 주는 것이다. 그런데도 이런 스트레스 상황에서 깊고 느린 복식 호흡을 실천할 수 있다면 이는 건강을 한층 더 높은 차원으로 끌어올리는 든든한 방법이 될 수 있는 것이다. 그러므로 여러분이 평소 이런 훈련을 해 놓으면 웬만한 외부 스트레스가 가해진다고 해도 이를 충분히 극복할 수 있는 몸의 역량을 갖추게 될 것이다.

그러나 안타깝게도 사소한 스트레스에도 호흡을 얕고 빠르게 역설적으로 하는 사람들이 많이 있다. 그런 호흡 패턴으로는 당연히 큰 스트레스를 감당하기 어렵다. 그러므로 자신의 스트레스 저항력을 키우기 위해 여러분이 평소 요가나 필라테스와 같은 자세 훈련를 통해 신체에 가해진 스트레스를 의식적인 호흡 조절로 극복하는 법을 배워 놓음으로써 부교감신경(미주신경)

기능 강화와 전신 건강에 매우 큰 도움을 얻을 수 있길 바란다.[50]

또한 지금 강한 스트레스를 받고 있는 경우에도 이런 운동을 실천함으로써 해당 스트레스로 인해 몸이 심하게 손상되는 것을 막을 수 있길 기대해 본다.

17. 올바른 목 자세 유지하기

척주(spinal column)의 구조는 본래 목에서는 앞으로 전면 커브(lordosis), 흉추에서는 뒤로 후면 커브(kyphosis) 그리고 요추 허리부에서는 다시 앞으로 전면 커브(lordosis)를 이룬다. 그러나 인간이 직립 보행을 하면서 시야를 하방으로 향하는 시간이 많아지면서 목을 아래로 숙이는 자세를 자주, 그리고 장시간 함으로써 경추의 정상적인 전면 커브가 사라지고(이것을 일명 '일자목'이라 함), 점점 더 진행되면 두개골이 어깨보다 앞으로 빠져나오면서 구부정한 자세로 바뀌게 된다. 특히 현대인들이 고개를 숙여 책을 읽고 핸드폰을 사용하는 등의 자세를 너무 많이 취하기 때문에 경추의 전면 커브가 점점 사라지며 이것이 역방향으로 틀어지는 일까지 발생하고 있다. 그래서 이렇게까지 진행된 두개골의 전면 이동 현상을 일명 '거북목' 또는 '볼링공 증후군'이라 부른다.

문제는 이런 자세를 취하게 되면 미주신경이 압박받아 제 기능을 못 하고 퇴행하는 일을 초래할 수 있다는 데 있다. 미주신경은 뇌간 속 연수에서 시작하여 두개골 하방의 경정맥공(jugular foramen)을 통해 빠져나온 뒤 경추 1번 환추(atlas)의 횡돌기 앞으로 내려오는데, 정상적인 경추 C자 커브가 사라지게 되면 미주신경의 주행이 변형되면서 그 위아래로 당겨지는 일이 생기게 된다. 그래서 주변 미주신경의 신경절(예: 하미주신경절)이 압박을 받게 되고 심할 경우 뇌간 속의 미주신경 핵 세포들의 신경섬유들도 당겨지게 될 수 있다. 그렇게 되면 미주신경 다발 속의 신경섬유와 세포들이 서서히 퇴행하는 일이 생기게 된다. 이는 전체적으로 미주신경의 기능을 서서히 약화시켜 나중에 부교감신경계의 톤을 만성적으로 기울게 하는 큰 병의 원인이 작용할 수 있게 된다. 이런 상태를 전문가들은 통칭하여 '경추 미주신경병증(cervical vagopathy)'이라 부르고 있다.

---

50) 신체 저항력을 더 강하게 키우기 위해 요가 동작을 할 때 열과 습기 같은 더 강한 자극을 주는 조건에서 이를 실천하는 방법도 있다.

경추 미주신경병증이 발생하면 목의 통증은 물론 손 저림 또는 손 떨림, 이명, 어지럼증, 소화장애, 심계항진, 불안, 우울, 공황 장애, 가슴 답답함, 호르몬 분비 저하, 혈액 순환 장애, 면역력 저하 등 각종 증상들이 발생할 수 있다. 그래서 나는 이를 예방하고 조기에 발견하여 치료하기 위해 항상 목 자세를 올바르게 유지할 것을 강조한다. 이를 위해 사람들에게 핸드폰과 노트북 사용을 줄이고 가능한 양측 어깨를 뒤로 펴고 목과 턱을 뒤쪽으로 당기면서 시야를 약 30도 상방으로 쳐다보는 자세를 수시로 취하라고 교육하고 있다. 경추 커브의 변형이 심한 경우에는 이를 바로잡기 위한 보조구나 브레이스를 구입하여 한 번에 15분씩 수시로 착용하는 훈련을 하라는 처방도 권하고 있다.

또한 잠을 잘 때에는 경추 긴장을 이완시키기 위해 자신에게 맞는 경추 베개를 사용할 것도 강력하게 추천하고 있다.[51]

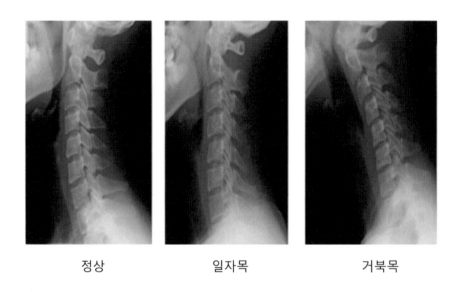

정상　　　　　　　　일자목　　　　　　　　거북목

▶ 그림 32. 경추 커브의 변형. (1) 정상적으로 경추는 전면 커브를 형성한다.
(2) 경추의 전면 커브가 사라지고 일자 모양이 된 상태(일명 '일자목').
(3) 두개골이 더 앞으로 빠지면 경추 커브가 역방향으로 바뀌게 된다. 이런 상태를 일명 '거북목'이라 부른다.

---

51) 경추통과 구조 변형이 심한 사람은 제18장에 언급한 도수 치료와 프롤로 주사 치료를 받아야 한다.

18. 현명한 식사 선택(양생 항염증 식단) 및 간헐적 단식

먹을 수 있는 음식 중에는 분명 그 사람의 건강과 위장관의 기능 등에 부정적인 영향을 미치는 것들이 있다. 그러므로 먹을 수 있다고 해서 모두 내 몸에 유익한 것이 아니라는 사실을 알아야 한다. 식품 중에는 분명 섭취하면 할수록 몸에 염증을 일으키고 면역 시스템을 자극하는 것들이 있다. 가장 대표적인 것이 식품회사들이 가공하여 만든 식품들이다. 또한 농약, 제초제, 항생제, 호르몬제 등으로 오염된 식품들도 그렇고 유전자 변형된 종자로 재배된 식품들도 그럴 수 있다. 우리는 장내 환경을 보호하고 장점막에 손상을 입히지 않고 간의 해독 과정에도 지장을 주지 않기 위해 가능한 이런 식품들을 먹지 말고 멀리해야 한다. 그래야만 건강이 유지될 수 있다.

대신에 우리는 자연에서 유기농 방식으로 기른 신선한 식품들을 가능한 가공 없이 통째로 고루 섭취하는 방식을 통해 먹거리를 조달해야 한다. 제철 채소와 과일들, 목초를 먹여 키운 가축의 육류와 유제품들, 자연 방사하여 키운 가금류의 고기와 달걀들, 양식이 아닌 자연산 생선들, 유기농 견과와 씨앗류 등을 주된 먹거리 재료로 사용해야 하는 것이다. 또한 지방질도 이런 식재료를 통해 얻는 건강한 지방이어야 한다. 이처럼 양질의 식품들을 사용하여 만든 음식을 섭취하면 몸에서 염증 레벨이 최소화되기 때문에 나는 이를 '양생 항염증 식단'이라 부른다. 양생 항염증 식단에 대한 좀 더 자세한 내용은 본인의 다른 저서들[52]에 많이 기록되어 있으니 그것들을 참조해 주길 바란다.

사람마다 생화학적 대사 체질상의 차이가 있기 때문에 모든 사람에게 일률적으로 어느 식단을 먹으라고 권하다가는 자칫 큰 혼란을 야기시킬 가능성이 높다. 그래서 나는 각자 자신에게 맞는 식단을 찾는 노력을 열심히 할 것을 권장하고 있다. 이때 필요하다면 전문가의 컨설팅을 받아가며 자신만의 식단을 찾는 과정을 거치는 것이 좋다고 생각한다.

여기서는 '양생 항산화 식단' 중에 부교감신경(미주신경)을 강화하는 식품들이 어떤 것들인지 알아보는 선에서 그치기로 한다. 부교감신경(미주신경)은 신경전달물질로 아세틸콜린(Ach)을 사용한다. 그러므로 아세틸콜린을 만드는 데 필요한 물질을 공급해 줄 수 있는 식품이 우선 그런 식품에 속한다고 할 수 있다. 콜린을 많이 함유한 식품으로는 달걀노른자가 가장 대표적이며

---

52) 『자가면역질환 다스리기(2019, 이모션북스)』, 『관절염 치유하기(2019, 이모션북스)』, 『건강한 지방을 먹자(2016, 이모션티피에스)』 등

그 밖에 양질의 내장 고기(간, 비장 등) 등도 좋은 식재료라 할 수 있다.

한편 부교감신경(미주신경)의 기능을 되살리기 위해서는 위장관에 충분한 휴식 시간을 주는 식사법이 많은 도움을 준다. 그래서 간헐적 단식이나 시간 제한을 두고 식사를 하는 것과 같은 식사법이 이런 목적을 달성하기 위해 적극 추천된다. 금식을 하면 소화기관에 휴식을 주기 때문에 몸으로 하여금 노폐물을 처리하고 세포 기능을 수리할 기회를 제공해 준다. 그래서 몸 안의 염증 레벨이 줄어들고 인슐린 민감도가 증가되며 부교감신경(미주신경)의 기능과 톤이 강화되는 시간과 기회를 얻을 수 있다.

동물 실험을 통해 금식을 할 때 몸에서 대사가 감소되는 효과를 미주신경이 확실히 뇌까지 전달해 준다는 사실이 밝혀졌다. 특히 혈당이 저하되고 위장관에서 기계적 및 화학적 자극들이 감소하게 되면 미주신경이 이런 변화를 알아차려 뇌에 보고하는 일을 한다. 그리고 간에서 올라오는 미주신경의 구심성 섬유들도 대사 속도가 떨어지고 있다는 정보를 뇌에 중계해 준다. 다른 동물 실험 연구에서도 금식하는 동안 위장관의 팽창이 줄어들고 장운동이 감소하는 것과 같은 정보들이 미주신경을 통해 뇌로 전달된다는 사실을 보여주고 있다. 그래서 단식이나 금식이 신경 시스템, 특히 미주신경의 유해자극인지(nociception) 능력에 영향을 줌으로써 그 기능과 톤을 향상시키는 결과를 가져온다는 사실이 확실하게 입증되었다. 또한 쥐 실험에서 칼로리 제한과 간헐적 단식을 시킨 결과 심박수 변이도(HRV)가 증가되고 부교감신경의 톤이 강화된다는 결과도 발표돼 있어 이런 효과를 뒷받침해주고 있다.

참고로 부교감신경(미주신경)을 강화하기 위해서는 무엇을 선택하여 먹느냐 하는 것도 중요하지만 꼭꼭 씹으며 천천히 식사 명상을 하며 먹는 식사법이 중요하고 간헐적 단식과 같이 어떻게 먹느냐 하는 점도 매우 중요하다는 사실을 잊지 말아야 한다.

19. 건강한 장내 환경 만들기

미주신경은 장과 뇌를 연결한다. 그래서 이를 '뇌-장 축 또는 연결성(brain-gut axis or connection)'이라 부르며 미주신경은 이런 관계 속에서 양방향으로 신체적, 생화학적 정보들을 전달해 주는 역할을 맡고 있다고 말했다. 따라서 장내 건강을 쾌적하게 만들고 장내미생물총의 상태를 최적의 조건으로 만들어 놓는 것이 미주신경을 강화하는 전제 또는 사전 준비 사항이 될 수 있다.

위장관 벽에 자체적으로 존재하는 장내신경 시스템(ENS; enteric nervous system)은 미주신경에 연결되어 함께 연쇄적으로 작용하는 특성을 지닌다. 그래서 미주신경의 기능이 활성화되면 장내신경 시스템의 기능도 잘 작동한다. 아울러 장내신경 시스템(ENS)은 장관 속의 장내미생물총과 서로 소통할 수 있기 때문에 이런 연결 고리를 통해 미주신경이 장내미생물총의 정보를 뇌 속으로 전달하는 중개자 역할을 수행할 수 있게 도와준다. 이와 같은 연결성 때문에 장내미생물들 중에 유익한 세균들이 수가 압도적으로 많고 기회감염을 일으키는 병원성 세균들의 수가 최소로 억제되는 장내 환경을 만드는 것이 미주신경의 활성화 및 부교감신경의 상태를 우세하게 만드는 데 크게 기여하게 되는 것이다.

그래서 우리는 평소 건강한 식사를 통해 건강한 장내 환경을 조성하도록 노력해야 한다. 양질의 채소와 동물성 식품들을 충분히 섭취하고 필요하면 프로바이오틱스를 복용하여 건강한 장내 환경을 만들어 놓는 것이 미주신경을 강화하는 식사법이 되는 이유도 여기에 있다. 건강한 식사를 하면 미주신경의 기능을 강화할 뿐 아니라 불필요한 스트레스 호르몬의 분비를 감소시키는 효과도 얻을 수 있다. 그러나 동물 실험에서 보면 미주신경을 절단한 채 아무리 건강한 식사와 프로바이오틱스를 충분히 공급해 주어도 장내미생물들에 대한 정보가 뇌까지 전달되지 못하는 것으로 밝혀져 있다. 그래서 장내미생물총이 뇌와 소통하려면 반드시 중간에 미주신경이 중개 역할을 해주어야 한다는 사실을 이런 실험을 통해 확실히 알 수 있게 되었다.

장내 환경이 건강하고 미주신경의 기능도 정상적이면 유익한 장내미생물에 의해 기분을 좋게 해주고 불안을 사라지게 만들어 주는 세로토닌, GABA(gamma-aminobutyric acid) 같은 침잠형 억제성 신경전달물질들의 생산이 증가하게 된다. 그래서 장내 환경과 장내미생물총의 상태가 우리의 기분과 정서를 조절하는 데 있어 보이지 않게 큰 기여를 하고 있음을 확실히 실감할 수 있다. 만약 장내미생물들이 이런 유익한 물질들을 충분히 생산하지 못할 경우, 예를 들어 GABA나 세로토닌 생산이 부족한 경우에는 특별한 이유 없이 우울증과 정서 장애 상태에 빠질 수 있게 된다. 반면 장내미생물들이 활발하게 GABA나 세로토닌을 생산할 경우에는 기존에 있던 기분과 정서 장애, 우울증과 불안 증세 등이 모두 사라지고 건강한 정신과 감정을 간직할 수 있게 된다. 그러므로 우리는 장내 환경을 건강하게 가꾸는 것이 곧 미주신경을 강화하는 지름길이 된다는 사실을 여기서도 다시 한번 분명하게 확인해 볼 수 있다.

20. 영양보충제 섭취

나는 건강을 위해 약물보다 본인이 스스로 식생활 습관을 올바르게 실천하는 것이 더 중요하다고 생각하는 사람이다. 그래서 앞의 18항에서 먹을 것을 올바르게 골라서 먹는 것의 중요성을 강조하였다는 사실을 다시 한번 상기해 주길 바란다. 사실 여러분이 올바른 식사만 열심히 실천하면 대부분의 경우 영양보충제를 따로 먹을 필요가 없다. 모든 비타민과 미네랄은 채소와 과일, 육류, 달걀 등 기본 식재료 속에 다 들어있기 때문이다.

그러나 현대인들이 먹는 식재료가 토양의 지력 저하로 인해 과거에 비해 영양소 함량이 부족하고 미생물총의 다양성도 현격히 줄어든 상태에서 재배되고 있기 때문에 간혹 부족한 영양소들을 보충제로 섭취하여 세포들이 최적의 상태로 기능하는 것을 도와주는 것이 필요할 때도 있다는 점도 솔직히 인정하지 않을 수 없다. 그럼에도 불구하고 나는 사람들에게는 영양제 복용에 앞서 양질의 식품 섭취를 먼저 하도록 권하고 있다. 만약 영양제 복용을 권할 때에는 사람마다 부족한 영양소들이 다르고, 또 현재 그 사람의 기능을 지원할 수 있는 영양소들의 종류가 다르기 때문에 이를 정확하게 파악한 후 그 사람에게 적합한 영양소를 찾아 권하는 것이 관건이라 더욱 신중한 자세로 개인별 맞춤 형태로 이를 권하고 있다. 참고로 나는 이와 같은 목적을 달성하기 위해 복잡한 기능의학적 검사들보다 그 사람의 미세한 몸속 에너지 파동을 측정하는 방식을 통해 그 사람에게 적합한 영양소들을 추천해 주고 있다(예: 중립적인 추 사용, 오링 테스트, 응용근 테스트 등).

여기서는 일반적으로 널리 사용되는 영양보충제들 중에 부교감신경(미주신경)을 강화하는 데 도움이 되는 것으로 알려진 것들 중에서 기본적인 몇 가지만 살펴보기로 한다.

그 이유는 앞서 말했듯이 모든 사람에게 부교감신경(미주신경)을 강화하는 영양제들이 다 필요한 것도 아니고 개인별로 큰 도움이 되지 않거나 도리어 해를 끼치는 것도 있을 수 있기 때문이다. 그래서 일반적으로 무난하게 사용할 수 있는 몇 가지 기본 영양보충제들만 소개하기로 한다. 그 전에 음식과 보충제만 잘 선택하여 먹어도 쓸데없는 약을 줄이거나 끊을 수 있다는 사실을 다시 한번 강조하여 말해 두고 싶다. 그리고 영양보충제를 선택할 때에는 각자 자신의 주치의와 좀 더 심도 있는 상담을 통해 현명한 결정을 하는 것이 좋다고 생각한다.

1 프로바이오틱스

오늘날 우리 생활 주변을 보면 장내세균들의 다양성을 해치는 요인들이 너무나도 많이 존재한다. 그중 대표적인 것으로 농약을 많이 사용한 식재료들, 항생제의 잦은 복용, 제왕절개를 통한 분만, 화학물질로 오염된 공기 등을 들 수 있다. 이와 같은 요인들로 인해 장내세균 중에 유익한 세균들의 수가 줄고 유해한 세균들의 수가 늘어나서 기회감염이 발생하는 일이 계속 증가하고 있다. 이런 일을 방지하기 위해서는 일반적으로 유익한 것으로 알려진 장내세균들(프로바이오틱스)을 장 속에 충분히 보충해 주는 방법이 널리 권장되고 있다. 물론 발효한 식품을 통해서도 이런 유익균들을 보충할 수 있지만, 이상하게도 현대 표준 식단은 발효 음식을 자꾸 멀리하려는 경향을 보여준다. 그래서 부득이 외부에서 배양한 유익한 장내세균들을 캡슐에 담아 이를 보충제로 섭취하는 방법이 널리 인기를 끌고 있는데, 그것이 바로 프로바이오틱스(probiotics) 보충제 사용이다.

프로바이오틱스를 섭취하면 장내세균의 균종을 다양하게 만들고 장내 환경도 개선시킬 수 있다. 그리고 장점막에 존재하는 염증을 진정시키는 데도 많은 도움을 얻을 수 있다. 여기서 혼동하지 말아야 할 것이 프리바이오틱스(prebiotics)와 포스트바이오틱스(postbiotics)란 용어다. 프리바이오틱스(prebiotics)는 프로바이오틱스처럼 장내세균들 자체가 아니라 그들의 먹이가 되는 식이섬유를 일컫는 용어다. 또한 포스트바이오틱스(postbiotics)는 장내세균들이 생산해 낸 최종 산물들을 말하는 것으로 그중에는 비타민과 단사슬 지방산과 같은 유익한 물질들이 포함된다. 그래서 장 속에 유익한 장내세균들이 많을 경우에는 이들이 식이섬유들을 분해하여 자신의 영양분을 얻을 뿐 아니라 숙주에게도 유용한 비타민과 단사슬 지방산 등을 공급해 줄 수 있게 된다. 그래서 이와 같은 작용을 하는 양질의 프로바이오틱스를 선택하는 것이 매우 중요하다.

또한 프로바이오틱스를 선택할 때 고려할 점은 섭취한 균들이 장 속에 얼마나 자리잡고 생존할 수 있느냐 하는 점이다. 이런 관점에서 보았을 때 가능한 자연의 흙 속에서 형성된 포자 기반의 프로바이오틱스 제품(spore-based probiotics)을 선택하는 것이 많은 이익이 될 것으로 생각한다. 왜냐하면 이런 제품들은 다른 세균들이 죽어서 떨어져 나가더라도 그 남은 빈자리를 채워주는 효과가 커서 다른 제품들보다 장 속에 머무는 효과가 우수한 편이기 때문이다.

반면 냉장 보관을 해야 하는 프로바이오틱스 제품들은 포자 기반 제품(spore-based probiotics)이나 냉장 보관을 요하지 않는 제품들에 비해 일반적으로 흡수율이 매우 낮은 편이다(약 5~10% 정도). 그래서 나는 낮은 흡수율 때문에 그런 제품들을 별로 권하지 않고 있다. 더구나 냉장하지 않으면 사멸하는 세균들이 강한 위산이 분비되는 위장 속을 통과하여 높은 내부 온도를 유지하는 장 속에서 오래 서식할 것이라 생각되지 않기 때문에도 권하지 않고 있다. 그러나 포자 기반(spore-based)의 제품들은 비교적 흡수율이 좋고 냉장 보관도 필요하지 않기 때문에 이왕이면 프로바이오틱스를 권할 때에는 그런 제품들을 권하는 편이 낫다고 생각해서 그렇게 하는 것이다.

이 밖에 프로바이오틱스를 선택할 때 고려할 점으로 해당 프로바이오틱스가 주로 락토바실루스와 비피도박테리아를 기본 구성 성분으로 가지고 있으면서 그 밖에 다른 균주들도 많이 첨가되어 있는지 여부를 알아보라고 말을 해준다. 여러 균주들을 많이 함유하고 있을수록 장내세균들의 다양성을 회복하는 데 많은 도움을 얻을 수 있기 때문이다. 특히 바실루스 종은 장 속에서 사라진 여러 균주들의 빈자리를 메우는 데 매우 효과적인 균종에 해당한다.[53]

② 오메가3 지방산

오늘날 현대인들의 표준 식단 속에서 양질의 오메가3 지방산을 발견하기란 쉽지 않다. 양질의 오메가3 지방산은 주로 찬물에 사는 생선에서 구할 수 있기 때문에 일반인들에게는 흔히 생선유로 널리 알려져 있다. 그러나 식물성 기름 속에도 일부 오메가3 지방산이 들어있기 때문에 채식주의자들도 충분히 이를 섭취할 기회는 있다(예: 들기름, 아마씨 기름).

문제는 자연산 오메가3 지방산이라고 해도 이들을 제품화하는 과정에 인공적 가공 공정이 첨가되기 때문에 변질된 지방산이 혼합되어 들어가게 되는 위험성을 피할 수 없다는 사실이다. 그렇게 되면 당연히 오메가3 지방산의 항염증 효과가 떨어질 수밖에 없다. 자연산 오메가3 지방산은 그 안의 지방산이 중성지방(triglycerides) 형태이지만 가공한 오메가3 지방산은 에틸 에스테르(ethyl ester) 형태로 되어 있는 것의 비율이 많다. 이렇듯 지방산이 에틸 에스테르 형태가 되면 생선 비린내가 심하게 나게 된다.

양질의 오메가3 지방산을 섭취하면 뇌 기능 개선과 더불어 몸속의 염증을 진정시켜 주는 항염 작용 효과를 얻을 수 있다. 그 이유는 동물성 오메가3 지방산 속에 EPA와 DHA가 많이 들어있기 때문이다. EPA와 DHA는 항염작용뿐 아니라 신경의 수초(sheath)를 형성하는 데 필요한 양질의 지방산을 제공하는 역할도 한다. 그래서 손상된 미주신경을 회복하는 과정에도 많은 도움을 줄 수 있다. 최근 한 연구에서는 비만 아동들에게 양질의 오메가3 지방산을 복용시킨 결과 그들의 심박수 변이도(HRV)가 많이 개선되었다는 긍정적인 연구 결과가 발표되었다.

이상과 같은 이유로 나는 뇌신경 기능이 저하된 환자들에게 가능한 중성지방 형태로 된 오메가3 지방산을 권하고 있다.

◇◇◇◇◇◇◇◇◇◇◇◇◇◇◇◇◇◇◇◇◇◇◇◇◇◇◇◇◇◇◇

53) 포자 기반의 바실루스 세균은 원래 흙 속에 존재하는 세균이라서 인간의 장 속에 서식하기에는 적합하지 않다는 반론도 있는 실정이다.

③ 세로토닌 생산을 위한 5-HTP

이 보충제는 특히 기분이 우울하고 정서적으로 약한 사람들에게 필요하다. 현대 사회에서는 우울증과 정신질환들이 계속 증가하고 있다. 그 원인으로는 과도한 스트레스, 지나친 약물 복용 및 의존성 습관, 가공식품의 과다 섭취 및 영양소 부족 등 여러 가지가 있을 수 있다. 그러나 나는 이 중에서 현대인들이 합성 약물에 너무 의존하는 나쁜 습성을 갖고 있어서 나중에 뇌 기능 장애와 더불어 정서 장애, 우울증, 각종 신경정신질환들이 잘 생기게 되는 것이 아닐까 생각한다. 그래서 가능한 합성 약물을 멀리하는 습관과 사고방식을 가질 것을 많은 사람들에게 설파해 오고 있다. 실제 나는 의사로서 약으로 고치는 병이 거의 없다는 점을 일찍부터 깨닫고 이를 매일 현장에서 몸으로 체험하며 살아왔다. 그래서 가령 약물 과다로 우울증과 정서 장애가 생긴 사람에게 그 사람의 문제를 해결하고자 또 다른 약(항우울제)을 권하게 되면 이는 분명 그 사람을 구렁에서 건져 올리기 위한 조치가 아니라 더욱더 그를 구렁에 빠뜨리는 조치가 된다고 생각하며 살아온 사람이라 할 수 있다.

2014년 한 연구에서 우울증 환자들에게 심박수 변이도(HRV) 검사를 하였더니 그것이 매우 저하되어 있었고 이를 해결하고자 세로토닌 레벨을 올리기 위한 항우울제 약을 사용하였더니 심박수 변이도가 더욱 감소하였다는 충격적인 결과가 발표되었다.

세로토닌은 기분을 좋게 하여 주는 신경전달물질이다. 그리고 5-HTP는 이런 세로토닌의 전구물질(precursor)이다. 그러나 몸속에서 세로토닌 레벨을 증가시키 위해 직접 세로토닌을 주는 것보다 그것의 전구물질인 5-HTP를 주는 것이 훨씬 안전하고 효과적인 것으로 알려져 있어 나도 5-HTP를 권하고 있다. 실제 대부분의 우울증 환자들을 조사해보면 몸속의 세로토닌 균형이 흐트러져 있음을 알 수 있다. 그래서 소변 유기산 검사를 해보면 어느 사람은 세로토닌이 충분히 생산되는데도 불구하고 그것을 너무 빨리 소모해 버리기 때문에 부족한 불균형 상태에 처해 있고 다른 사람은 세로토닌 생산 자체가 워낙 적기 때문에 부족한 불균형에 빠져 있음을 구분하여 판단해 볼 수 있다.

그러나 여기서 여러분이 한 가지 꼭 기억해야 될 사항은 대부분의 세로토닌이 장내미생물들의 도움을 받아 장점막세포(일명 장 크롬친화성 세포)에서 생산된다는 사실이다. 그러므로 장내미생물총이 균형을 이루고 있다면 세로토닌도 충분한 양이 생산되어 기분과 정서적 측면에서 균형 상태를 유지할 수 있을 것이고 반대로 장내미생물 상태가 어지럽고 장점막의 염증이 많은 상태에서는 장점막세포에서 세로토닌이 충분히 생산되지 못해 기분과 정서 장애는 물론 우울증, 기타 여러 정신질환까지 발생하게 될 것이란 사실을 쉽게 예측해 볼 수 있을 것이다.

④ 미네랄 보충제

신경세포의 대사 및 재생에 각종 미네랄들이 필요하다. 미네랄은 전하를 띤 입자이기 때문에 음이온과 양이온으로 존재하며 그 사이에 상대적인 견제와 균형이 작용하는 특성을 가지고 있다. 그러므로 일반적으로 미네랄 치료를 할 때에는 항상 전체적인 미네랄 구성 성분들의 균형을 먼저 고려하는 것이 필요하다. 다시 말해 그 사람에게 있어 특정 미네랄에 대한 치료를 하는 것이 도움이 될 것인지 아닌지를 먼저 신중하게 판단하고 이를 점진적으로 시도해 나가는 것이 옳다고 생각한다. 그러나 스트레스를 특히 많이 받는 사람들, 정신적 질환이 있는 사람들, 중추신경계에 손상을 받았거나 뇌신경세포의 퇴행이 진행되고 있는 사람들, 불안 및 우울증이 있는 사람들은 좀 더 적극적인 미네랄 보충 요업을 실시하는 것이 도움이 될 때가 많다는 것을 경험적으로 알게 되었다. 그 이유는 미네랄 균형이 신경과 근육조직을 안정시키고 부교감신경(미주신경)의 활성화를 돕는 데 생각보다 큰 작용을 하기 때문이다.

이런 목적으로 가장 많이 사용하는 미네랄로는 마그네슘, 아연, 셀레늄 등이 있다. 특히 마그네슘은 기분과 마음을 안정시키고 신경세포들이 수리되고 재생될 때 꼭 필요한 영양 성분이라서 부교감신경(미주신경)을 지원하는 대표적인 미네랄 영양소로 널리 알려져 있다. 그리고 마그네슘 보충제를 선택할 때 주로 glycinate, malate, citrate 형태로 된 것을 권하고 있다.[54]

21. 스트레스 줄이기(피하기)

살면서 스트레스를 전혀 받지 않고 살 수는 없다. 개인마다 차이가 있지만 어느 정도의 스트레스는 도리어 삶의 활력소가 된다. 가장 대표적인 것이 바로 운동 후 느끼는 쾌감 같은 것이다 (일명 runner's high). 그러나 스트레스가 너무 심하거나 또는 장기간 지속적일 때에는 몸에 손상을 주게 된다. 스트레스를 받았을 때 나오는 코티졸이란 호르몬이 몸의 근육 등을 분해시키는 이화작용(catabolism)을 하기 때문이다. 그래서 이런 상황에 처하게 되면 몸이 수척해지고 각종 장기의 기능과 면역력이 크게 저하된다. 그러므로 중요한 것은 자신의 삶 속에서 스트레스의

---

54) 미네랄 요법을 할 때는 반드시 전문가와 상의하여 어떤 식으로 미네랄 요법을 시도해 볼 것인지 결정하는 것이 안전하다고 생각한다.

양을 적절히 조절하고 그에 적응하며 살아가는 현명함을 터득하는 것이라 할 수 있다.

나는 사람들이 왜 자신이 감당할 수 없는 스트레스로 고생하는지 오랜 세월 고민해 왔다. 그러나 나이를 먹다 보니 자연스레 다음과 같은 결론을 얻게 되었다. 우선 스트레스를 받는 원인이 어디에 있는가 생각해 보니 두 가지 유형이 있다는 것을 알게 되었다. 하나는 자기 자신에 그 원인이 있는 것이고, 다른 하나는 자신이 속한 환경 또는 상황으로부터 불가피하게 오는 형태의 스트레스가 있다는 점을 알게 되었다.

전자의 경우에는 근본 원인이 자신의 지나친 욕심에서 비롯된다고 생각한다. 인간은 사회적 동물이기 때문에 자연스레 다른 사람들과 함께 살아갈 수밖에 없다는 점을 우리는 인정해야 한다. 이 과정에서 각 개인은 다른 사람들과의 비교를 통해 사회적 기대치와 자신이 가진 능력 사이에서 괴리감을 발견하게 된다. 이를 해결하기 위해 각 개인은 부족한 자신의 능력을 끌어올려 자신의 기대치에 맞추려는 노력을 부단히 하게 된다. 그러나 그 기대치에 절댓값이 있는 것도 아니고 또한 상한선이 존재하는 것도 아니기 때문에 각 개인은 항상 자신의 능력보다 더 많은 것을 원할 수밖에 없다. 그래서 모두가 다른 사람보다 더 많은 명예, 부, 권력을 갖고 싶어 하고 이를 자신의 자존감과 연결시키다 보니 항상 몸이 신체적, 정신적으로 부담을 받게 될 수밖에 없다고 생각한다.[55]

그래서 나는 이런 문제를 해결하기 위해서는 결국 자신에 대한 셀프 이미지를 스스로 조절하는 길밖에 없다는 생각을 하게 되었다. 만약 자신에 대한 셀프 이미지를 너무 높게 설정한 사람은 그것에 도달하려고 항상 스트레스를 받으며 살게 되고 그로 인해 몸과 마음은 늘 피곤하고 긴장된 상태에서 벗어나지 못할 것이다. 물론 이런 상황이 초기 어느 정도까지는 자신의 능력을 개발하고 이를 향상시키는 데 기여하기 때문에 무조건 나쁘다고 말할 수는 없다. 그런 점에서는 어느 정도 긍정적인 면을 분명 가지고 있다고 생각한다. 그렇지만 이것이 어느 한계선을 넘어 자신의 능력 향상보다 도리어 몸에 손상을 주는 단계로 진입해 버리면 그때부터는 해가 되고 몸이 위험해지는 상황으로 바뀌게 된다는 점도 알고 있어야 한다. 문제는 각자 이런 변환점을 스스로 판단하여 그곳에서 멈출 줄 알아야 하는데 욕심이 지나쳐 이 점을 넘게 되는 일이 자주 일어나게 된다는 데 있다. 마치 달고 맛있는 음식을 먹으면 항상 적절한 양보다 더 많

---

55) 세상에는 자신보다 뛰어난 고수들이 항상 존재한다. 그래서 한 번의 챔피언은 있어도 영원한 챔피언은 있을 수 없다.

이 먹게 되는 것과 똑같은 상황이 벌어지는 것이다. 그래서 인간은 이런 원초적 한계 때문에 어리석고 스스로 자기 무덤을 파는 운명의 길로 들어설 수밖에 없다는 자조적인 평가가 나오게 되는 것이 아닐까 생각된다.

그렇다고 내가 자신의 셀프 이미지를 무조건 낮게 설정하라고 말하는 것은 아니다. 왜냐하면 지나치게 낮게 설정된 셀프 이미지는 우울, 근심과 걱정, 불안 등과 더불어 그 사람의 사고와 행동의 위축을 초래하기 때문에 역시 이것도 손해가 되는 단점을 지니고 있다. 그래서 우리는 항상 자신을 돌아보며 자각된 상태에서 주위 환경에 적응력을 발휘할 줄 알아야 한다. 그래야만 자신의 셀프 이미지를 그런 상황에 맞게 적절한 수위로 조절할 수 있게 되는 것이다. 이런 점에서 나는 적절한 셀프 이미지의 설정이야말로 스트레스를 다스리는 가장 근본적이면서도 핵심적인 방법이라 생각한다.

한편 스트레스를 받게 되는 또 다른 경우로, 자신의 욕심이나 의도와는 상관없이 자기가 현재 속한 환경이나 상황 때문에 어쩔 수 없이 스트레스를 받게 되는 경우를 상정해 보지 않을 수 없다. 이런 경우는 그 원인은 다른 사람이나 주변 환경 변화에 있다고 할 수 있다. 오늘날 상당수의 현대인들이 갖는 만성 스트레스 부담들이 주로 이런 유형의 것이 아닐까 생각한다. 직장에서 시간에 쫓기는 업무 부담, 집과 사회에서 사람들 간의 갈등, 자연재해로 인한 고통, 경제적 어려움 등이 모두 그런 예에 속한다. 특히 자신이 속한 집단이나 사회의 불확실성은 미래에 대한 불안감으로 이어져 항상 몸이 긴장되고 정서가 우울하며 사고 시야가 급격히 좁아지는 결과를 낳게 된다. 게다가 나이를 먹어가면서 생리적으로 줄어드는 자신의 신체적 능력을 실감하게 되면 이런 불안감은 더욱 크게 증가할 수밖에 없다. 그래서 많은 사람들이 움츠리고 현재의 자신과 자신이 가지고 있는 것을 지키려고 최대한의 방어적 자세를 취하게 되는데, 나는 이런 태도와 생각이 도리어 장기적으로는 자신의 몸과 마음을 해치는 악수가 될 수 있다고 많은 사람들에게 늘 경고해 주고 있다. 그와 같은 긴장과 불안감은 몸에서는 건강한 음(陰)의 기운을 약화시키는 일에 해당되기 때문에 전신에 걸쳐 모세혈관 레벨에서의 미세순환들이 차단되는 끔찍한 결과를 가져올 수 있다. 이는 분명 부교감신경을 억제시키고 미주신경의 톤을 약화시키는 작용을 유발시킨다. 그러므로 이와 같은 불행을 피하려면 항상 자신이 처한 상황을 변화시키거나 또는 그것을 극복할 적응력과 탄력성을 길러 놓아야 한다. 때론 그런 상황을 깨부수거나 탈출할 담대한 용기도 필요하다. 만약 이런 적응 시도나 용기도 없이 그런 상황에 갇혀 지내다 보면 불필요한 의심과 염려만 늘어나게 된다. 의심은 부메랑처럼 자신의 몸과 마음을 망치는 아주 나쁜 자생적 스트레스이기 때문에 이것을 떨치기 위해서는 자신이 처한 환경과 싸우거나 그것을 바꾸는 방법을 통해 해결책을 찾아야만 한다.

그래서 나는 자신과 궁합이 맞지 않는 환경은 용기를 내서 벗어나거나 그것을 바꾸려는 노력을 강하게 할 필요가 있고 늘 주장하는 것이다. 그렇지 않으면 고스란히 그 피해를 자신이 입기 때문에 자신이 가진 다른 것을 포기하는 한이 있더라도 몸과 마음을 살리는 길을 선택하는 현명함을 발휘해 보라고 많은 사람들에게 충고해 주고 있다. 나는 그렇게 하는 것만이 우리 모두가 궁극적으로 자신의 인생에서 승리하는 길이라고 생각한다. 왜냐하면 모든 부귀영화는 한낱 무형의 가치이고 내가 존재하고 의식할 때에만 가치를 발휘하는 것이기 때문에 그 무엇보다 건강을 지키는 것이 얼마나 소중한 가치인지 빨리 깨닫지 않으면 안 된다고 생각한다. 여러분도 지금 당장 건강에 대한 희망과 가치가 보이지 않는다고 포기하지 말고 열심히 건강을 얻으려 노력하면 나중에 저절로 여러분이 원하는 건강의 모습이 여러분 앞에 나타나게 될 것이라 확신하길 바란다.

이런 깊은 내용을 모르고 자신의 몸에서 일어나는 각종 증상들을 약이나 수술로만 해결하겠다는 생각은 정말 잘못된 것이다. 여러분이 생각하기에도 이런 문제들이 과연 약이나 수술로 해결될 수 있을 것이라 생각하는가? 아마 그런 사람은 없을 것이다. 그러므로 스트레스를 받는 상태로 몸을 방치하여 더 많은 손상을 입게 됨으로써 수술과 같은 과격한 조치가 아니고는 도저히 해결이 안되는 상태까지 사태를 악화시키지 않도록 각별히 주의할 것을 재차 여러분께 당부하고 싶다. 나는 이와 같은 관점을 지니고 있는 의사이기 때문에 약에 의존하며 살다가 수술을 받는 사람들을 매우 무지하고 게으르며 불쌍한 사람들로 생각한다. 제발 여러분도 내가 하는 말을 잘 듣고 그런 사람이 되지 않기를 진심으로 바란다.

이런 맥락에서 나는 이 책의 내용을 모두 약과 수술 없이 자신의 건강을 지키는 방법들로 구성하였다. 약과 수술 없이 몸과 마음을 모두 건강하게 관리하려면 여러분이 먼저 부교감신경(미주신경)을 강화하는 데 초점을 맞춰야 한다. 부교감신경(미주신경)을 강화하고 그 톤을 유지하기 위해서는 무엇보다 여러분 스스로의 노력과 실천이 필요하다. 그것은 여러분 스스로가 올바른 식생활 습관을 유지한 채 부지런히 일상 생활에서 양생법을 실천하는 것에 달려 있다. 여러분도 이미 짐작하였듯이 내가 이 책에서 말하는 부교감신경(미주신경) 강화 방법들이 예로부터 많은 도인이나 현자들이 주장하고 실천해온 양생법과 동일하다는 것을 느꼈을 것이다. 여기에는 약이 필요하지 않고 오직 여러분이 자연의 한 구성원으로서 기본적인 원칙을 지키며 그 흐름에 순응하며 살아가려는 노력과 성실함만이 요구되고 있다는 점을 알아야 한다.

부교감신경(미주신경)을 강화하고 그 톤을 유지하기 위해 일상의 스트레스를 조절하는 방법을 다시 한번 요약해 보면 다음과 같다.

- 자신이 감당할 수 없는 스트레스는 피하는 것이 상책이다.
- 긍정적인 생각을 한다. 시각화 훈련을 통해 자신의 일에 집중하고(마음 챙김) 마음의 안정을 찾고 자신이 하는 일과 과정에 대한 자신감 또는 확신을 갖는다. 그래서 스트레스를 견뎌낼 수 있고 이 스트레스는 조만간 사라질 것이란 믿음을 굳게 갖는다.
- 스트레스를 이겨낼 수 있는 식사를 한다. 앞서 말한 항염증, 항산화 식단을 하고 몸을 축내는 설탕, 가공식품, 정제 가공유, 인공 첨가물, 방부제, 농약 등이 함유된 식품들을 먹지 않는다.
- 스트레스 상황에서는 수분과 미네랄을 충분히 섭취한다.
- 심호흡을 통해 몸에 산소를 충분히 공급해 준다.
- 숙면을 취한다.[56]
- 적절한 운동을 통해 몸에 활력 신호를 준다.
- 긴장된 몸을 마사지, 스트레칭, 사우나 등을 통해 충분히 그리고 자주 이완시켜 준다.
- 필요하다면 스트레스를 이겨낼 수 있는 어댑토젠 허브(인삼, 아쉬와간다, 로디올라, 동충하초, 영지버섯, 홀리 바질, 와베인 등)를 보충제로 섭취한다.
- 흡연, 카페인, 알코올, 흥분성 약물 섭취와 같이 교감신경을 자극하는 불필요한 행위는 하지 말아야 한다.

제발 엉뚱한 곳에서 불로초를 찾으려는 헛된 망상을 버리고 기본에 충실하길 바란다. 건강은 첨단 과학 기술로 해결하는 것이 아니라 기본적인 삶의 태도를 올바르게 갖고 이를 부지런히 실천함으로써 달성된다는 사실을 명심해 두길 바란다.

---

56) 이 점에 대해서는 본인의 다른 저서인 『**심혈관질환의 예방 및 근본 치유법(2016, 라온북)**』 제23장에 좀 더 자세한 내용이 적혀 있다.

22. 독소 제거(독소 바인더 사용)

환경 독소들은 면역 시스템을 자극하여 신경 시스템으로 하여금 경계 태세를 취하게 만든다. 그러므로 환경 독소들(농약, 화학물질들, 중금속, 곰팡이 독소들, 세균들, 바이러스, 기타 대사 노폐물 등)을 몸에서 성공적으로 배출시켜 주면 신경 시스템은 안정되고 부교감신경이 우세한 상태를 유지할 수 있게 된다.

바인더는 이런 독소들과 결합하는 물질로 그 작용을 통해 몸 안에서 독소들을 제거하는 데 이용할 수 있다. 그러므로 바인더는 고체 상태이거나 용해되지 않아서 몸속으로 흡수되지 않아야 한다. 위장관 속에서 독소들과 결합하여 해당 독소들이 몸 안으로 들어가지 않고 몸 밖으로 배출되도록 만들어 주는 역할을 해야 한다.

섭취한 음식물 속에 들어있는 독소들은 바인더와 결합하면 몸 안으로 들어가지 못하고 밖으로 배출된다. 그러나 이미 세포 속에 들어간 독소들은 혈액과 림프액을 통해 간으로 보내져서 그곳에서 해독된 뒤에 담즙으로 배출되고, 그렇게 되면 위장관에서 바인더와 결합하여 다시 몸 안으로 흡수되지 않고 대변 속에 섞여 안전하게 몸 밖으로 빠져나가는 과정을 거칠 수 있다. 이때 만약 독소들이 장관 속에서 바인더와 결합하지 못하게 되면 장관 속에 존재하는 장간 재순환(enterohepatic recirculation) 회로를 통해 다시 몸속으로 재흡수 될 수 있다.

> 바인더는 독소들이 위장관 속에서 흡수되지 않고 대변을 통해 빠져나가도록 도와주는 목적을 달성하기 위해 사용하는 물질이다.

바인더를 사용하여 위장관 속의 독소들을 제거하면 신장에 대한 스트레스를 크게 감소시킬 수 있다. 신장은 중금속을 재흡수하고 축적하는 능력을 갖고 있기 때문에 신장은 이런 독소들에 매우 취약하다. 그렇지만 이런 경우에 바인더를 사용하면 독소들이 몸 안으로 흡수되지 않고 대변을 통해 배출되기 때문에 혈액을 여과시키는 신장의 입장에서는 혈액 여과 부담을 크게 줄일 수 있어서 훨씬 편안함을 느끼게 된다. 또한 바인더는 소변을 통해 배출되는 독소들이 방광에 오래 머물러 있으면서 점막을 자극하는 기회도 줄여주는 역할을 한다. 그래서 방광 점막에 대한 보호작용도 함께 하게 된다는 점을 알아야 한다.

흔히 사용하는 바인더로는 클로렐라, 활성탄, 벤토나이트 가루, 지오라이트, 펙틴 등이 있다.

1 커피 관장

장의 운동성에 심각한 문제를 가지고 있는 사람, 예를 들어 심한 만성 변비를 가지고 있어서 상당한 기간 동안 대변을 배출하지 못하는 사람의 경우에는 관장을 하는 것이 매우 효과적이다. 이때 이왕이면 글리세린 관장보다 커피 관장을 하는 것이 건강에 더 많은 도움이 된다. 그 이유는 커피 속의 카페인이 니코틴성 아세틸콜린 수용체(nicotinic Ach receptor)를 자극하기 때문이다. 이 수용체가 자극받으면 미주신경에서 아세틸콜린(Ach)을 방출하게 된다. 그래서 커피 관장을 하면 그 속의 카페인이 장 속의 이 수용체를 자극하기 때문에 인위적으로 배변 활동을 하고 싶은 충동을 느낄 수 있다.

커피 관장을 이용하여 미주신경을 재훈련시키고자 할 때는 배변 충동을 가능한 오래 참고 억제시키는 것이 좋다. 배변 충동을 참고 억제시키면 뇌 속의 전두뇌교-미주장축(frontopontine vagal enteric axis)이란 신경축이 활성화되어 뇌와 미주신경이 신호를 보내 장의 운동신경을 다시 재활성화시키려는 노력을 계속하게 된다. 그래서 커피 관장을 하면서 배변 활동을 참는 연습을 자주 그리고 오랫동안 꾸준히 하면 대장 주변에 퍼져 있는 미주신경 가지들을 재훈련시킬 수 있고 나중에는 커피 관장을 인위적으로 하지 않더라도 스스로 혼자 변을 볼 수 있게 된다.

그러므로 만성 변비와 간의 해독 기능이 매우 약해져 있는 사람에게는 커피 관장과 같은 인위적 보조 행위들이 대변을 배출시키고 간의 해독 작업을 돕는 데 매우 유익한 치료법이 될 수 있다. 그리고 이때 배변감을 가능한 오래 참고 억누르면서 미주신경을 훈련시키면 그 기능을 다시 되찾아 장 운동성을 회복하는 데 있어서도 큰 도움을 얻을 수 있게 된다.

23. 에센스 오일(아로마 치료)

에센스 오일의 효과는 2가지 경로를 통해 일어난다. 하나는 후각을 통한 것이고 다른 하나는 피부를 통한 경피적 자극을 통해서다.

우리 몸에서 가장 빠르고 짧은 신경 통로 중 하나가 후각신경을 통한 코스다. 콧속 점막에 있는 후각세포들은 냄새를 통해 자극을 받으면 그 신호를 뇌의 변연계 속 편도체(amygdala)로 보낸다. 그리고 거기서 다시 내분비 기능의 중추인 시상하부로 정보를 전달하는데 시상하부는 해당 신호를 뇌하수체로 내려보내 각종 흥분성 및 억제성 호르몬들을 분비시킨다. 이런 이유로 에센스 오일을 사용하여 냄새 자극이 변연계를 거쳐 시상하부를 통해 각종 호르몬 분비를 자극

하도록 유도함으로써 자율신경을 조절하기 위한 목적으로 사용해 볼 수 있는 것이다.[57]

또한 후각신경의 자극은 뇌간 속의 미주신경 센터를 자극할 뿐 아니라 말초 내분비샘들에서 여러 호르몬들이 분비되는 것을 돕는 작용도 한다.(예: 비타민 D3를 활성형 비타민 D로 바꿔주는 부갑상선샘 호르몬의 분비, 위장관벽에서 분비되는 여러 vasoactive intestinal peptide들의 분비, 성선에서 분비되는 테스토스테론 등)

에센스 오일이 자극을 주는 또 다른 경로는 피부를 통해 흡수되어 그 효과를 발휘하는 경로다. 피부가 에센스 오일 같은 지용성 물질들을 잘 받아들이기 때문에 이를 피부에 바르면 위장이나 간을 거치지 않고 몸속으로 바로 들어갈 수 있게 된다. 그러면 위장이나 간에서 일어나는 화학적 변화를 겪지 않고 치료 성분을 그대로 받아들일 수 있다. 여기서 더 나아가 에센스 오일을 피부의 반응점(특별한 장기와 연결된 자리) 또는 경혈 자리에 바르면 이를 통해 미주신경 가지들을 자극하게 되고 그 자극은 뇌까지 전달될 수 있는 것이다. 그러므로 비침습적으로 뇌를 자극하는 방법으로 에센스 오일의 장점을 따라올 대안은 거의 없는 실정이다. 실제 연구 결과에서도 에센스 오일을 가지고 경혈점을 자극하였더니 부교감신경(미주신경)의 톤이 향상되는 긍정적인 결과를 얻을 수 있었다고 밝히고 있다. 특히 귀 뒷부분과 몸 주변에 위치한 미주신경의 자극 경혈점들이 미주신경을 자극하는 데 효과적인 것으로 판명되었다. 이런 부분은 전기로 미주신경을 자극할 때에도 자주 사용되는 자리다.

이상과 같은 이유로 각종 에센스 오일을 사용하여 향기(아로마) 치료를 하면 부교감신경(미주신경)을 자극하고 활성화시키는 등 여러 목적을 비침습적으로 달성할 수 있게 된다. 예를 들어 정향(clove) 오일은 항균 작용은 물론 미주신경을 통한 항염증 작용을 도와주는 작용을 하고, 라임(lime) 오일 역시 항염증 효소인 글루타치온의 합성을 자극함으로써 부교감신경(미주신경)의 활성화를 돕는 작업을 한다. 이 밖에 여러 에센스 오일들이 교감신경의 흥분을 가라앉히고 부교감신경(미주신경)을 강화하는 효과를 지니고 있다. 그러므로 각자 자신에게 맞는 에센스 오일을 사용하여 향기 치료를 하는 것도 부교감신경(미주신경)을 강화하는 데 많은 도움을 주는 좋은 방법

---

57) 시각과 청각 자극은 시상을 거쳐 직접 뇌의 해당 영역으로 전달된다. 그래서 폭력적인 영상이나 시끄러운 음악은 도리어 미주신경을 억제시키고 교감신경을 자극한다. 반면 후각은 감정의 형성 장소인 변연계와 호르몬 중추인 시상하부로 전달되어 부교감신경을 활성화시키는 데 작용하기 때문에 많은 도움을 얻을 수 있다. 부교감신경을 활성화시키는 데 도움을 주는 에센스 오일로는 라벤더, 오렌지, 레몬, 쥬니퍼, 마조람 등이 있다.

이라 생각한다.

> 에센스 오일은 자연에 존재하는 각종 식물로부터 치유 에너지가 농축된 기름을 뽑아내서 만든 것이다. 어느 식물이든 그것의 꽃, 풀잎, 씨앗, 껍질, 줄기, 뿌리 등에서 에센스 오일을 뽑을 수 있다.

> 부교감신경(미주신경)은 몸의 반사점(reflex points) 또는 경혈(acupuncture points) 자리에 바른 에센스 오일을 통해 비침습적으로 자연스레 자극을 받을 수 있다.

24. 목욕하기

따뜻한 물로 목욕을 하면 긴장이 풀어지면서 부교감신경(미주신경)을 강화할 수 있다. 그러나 이때 더운물에 엡손염을 풀어 소위 '엡손염 목욕(Epsom salt bath)'을 하면 더욱더 부교감신경(미주신경)을 활성화하는 데 있어 그 효과를 높일 수 있다. 그 이유는 엡손염 속에 자연적으로 마그네슘과 설페이트 성분이 많이 들어있기 때문이다. 그래서 이들이 피부를 통해 흡수되면 몸의 해독 기능과 혈액순환을 개선시키고 신경계를 안정시키며 근육 이완 및 부종과 염증을 진정시켜 주는 작용을 도와주게 된다. 실제 연구에서도 마그네슘이 신경계를 진정시키고 우울증을 완화시키며 불안을 감소시키는 작용을 하는 것으로 발표되어 이런 주장을 뒷받침해 주고 있다.

마그네슘은 피부를 통해 쉽게 흡수되어 혈관 속으로 들어간다. 특히 더운물로 목욕이나 족욕을 하면 더욱 잘 흡수된다. 물은 마그네슘을 운반하는 운반체 역할을 한다. 그래서 치유 효과를 증폭시키는 작용을 할 수 있는 것이다. 보통 물속에 푸는 한 숟갈의 엡손염이 입으로 섭취하는 마그네슘 영양소 4숟갈 분량에 해당되는 것으로 상정해 볼 수 있다.

더운물에 엡손염(마그네슘 설페이트 함유 물질)을 풀고 거기에 베이킹소다까지 혼합하면 몸의 전기 전하 또는 산도(pH) 균형을 맞출 수 있어서 치유 효과를 높이는 데 더 큰 도움이 된다. 그 이유는 물과 열(heat) 그리고 산도(pH)가 피부 구멍을 열리게 만들어 그들을 통해 미네랄이 잘 흡수되어 들어가고 해로운 독소들이 땀을 통해 쉽게 배출될 수 있기 때문이다.

엡손염과 베이킹 소다를 사용한 목욕법:

- 엡손염 2컵

- 베이킹소다 1컵

- 라벤다 또는 장미 에센스 오일 3~7 방울

** 최적의 흡수를 위해 목욕물에 넣기 전에 엡손염과 에센스 오일을 먼저 잘 혼합시킨다.

··· 제18장 ···

치료자나 치료 기구의 도움으로
부교감신경(미주신경)을 강화하는 법

부교감신경(미주신경)을 강화하기 위해 본인 스스로가 할 수 있는 일이 있고 다른 사람이나 기구의 도움을 받아야 하는 방법도 있다. 전자에 대해서는 앞서 제17장에서 자세히 언급하였고 이 장에서는 후자에 속하는 방법들에 대해 알아보기로 한다. 이들 중에는 병원이나 치료소를 방문하여 치료를 받아야 하는 것도 있고 기구를 구입해서 각자 집에서 할 수 있는 것도 있다. 어느 방법이 효과적인지는 담당 주치의 또는 전문가와 상의하여 결정하길 바란다.

01. 이침(귀에 놓는 침)

미주신경의 첫 번째 가지가 외부로 나온 귓바퀴의 일부 영역(concha, crus of helix, tragus)에서 감각 신호를 담당하고 있다. 주로 귓바퀴의 가운데 부분과 앞쪽 부분을 책임지고 있는 것이다 (제3장의 그림11). 그러므로 귀의 이 부분을 자극하면 미주신경 본 줄기로 신호를 보낼 수 있다. 보통 침이나 뾰족한 도구로 귓바퀴의 해당 부분을 자극하는 방법을 사용한다.

여러 연구에서 우울증, 불안, 간질(뇌전증), 내독소(LPS)에 의한 염증, 이명, 어깨 및 주변부 통증 환자들에게 귓바퀴 가운데 부분을 침으로 자극한 결과 미주신경의 전체에 대한 작용 면에서 긍정적인 결과를 얻었다고 보고하고 있다. 아울러 이 방법은 비침습적이면서도 매우 효과적이라는 장점을 지니고 있다.

02. 마사지, 지압 또는 반사요법

마사지 치료는 교감신경을 억제시키고 부교감신경을 활성화시키는 피부 조작이다. 그래서 마사지를 받고 나면 몸이 이완된 상태로 변하게 된다. 기분이 편해질 뿐 아니라 호흡의 깊이도 증가한다. 게다가 마사지는 전신의 림프 순환을 촉진시키는 작용을 하기 때문에 독소를 배출하는 데 있어서도 많은 도움을 준다. 특히 목 마사지는 얼굴과 뇌로부터 배출되는 노폐물과 림프액을 하방으로 배출하는 목적으로 널리 활용해 볼 수 있다.[58]

목 마사지를 할 때 양측 경동맥동(carotid sinus) 부위를 부드럽게 문지르면 미주신경을 자극할 수 있다. 그러나 너무 심하게 경동맥동을 누르거나 문지르면 미주신경의 과도한 자극으로 갑자기 맥박이 떨어질 수도 있으니 주의하길 바란다.

전신에서 부교감신경(미주신경)을 자극하는 경혈점을 손가락이나 뾰족한 도구로 자극하는 지압법도 역시 부교감신경(미주신경)을 강화하는 수단으로 유용하게 이용할 수 있다. 지압은 손으로 해도 좋고 롤러, 지압봉 같은 기구를 사용해도 된다.

부교감신경(미주신경)을 활성화하기 위해서는 가능한 센 마사지가 아니라 부드러운 마사지를 받는 것이 좋다. 그러나 개인별 선호도가 다르기 때문에 각자 자신에게 맞는 방법을 선택하여 이를 받으면 된다. 일반적으로 전신 마사지를 권하지만 시간이 없다면 목 마사지, 손 마사지, 발 마사지같이 신체 일부만이라도 마사지 또는 지압을 받으면 자신의 부교감신경(미주신경)의 강화하는 데 많은 도움을 얻을 수 있다.

간혹 마사지 치료로 몸이 잘 이완되지 않는 사람들에게는 좀 더 강력한 반사요법을 받아 보길 권한다. 반사요법 중에서 가장 흔한 것이 손이나 발의 반사요법이다. 연구 결과 발 반사요법

---

58) 실제 나는 이런 목적으로 모든 사람들에게 목 마사지를 꼭 정기적으로 받을 것을 권하고 있다.

(일명 발 마사지)을 사용하면 심박수 변이도(HRV)가 증가되는 것으로 발표되었다.

마사지 치료를 받다 보면 몸이 이완되면서 잠에 빠져드는 경험을 종종 하게 된다. 이는 그만큼 자신의 부교감신경(미주신경)이 활성화되었다는 증거이기 때문에 바쁜 현대인들에게 잠시나마 휴식과 치유의 시간을 제공해 줄 수 있어 매우 효과적인 수단이 된다고 생각한다.

03. 복부 내장 마사지 또는 도수치료

미주신경은 복부 내장들(간, 담낭, 췌장, 비장, 위장, 소장, 상행 및 횡행 대장)에 고루 분포되어 있다. 그래서 복부 마사지를 하면 그 여파로 미주신경을 활성화시킬 수 있다. 그러나 안타깝게도 실제 임상에서 이를 활용하는 경우가 매우 적다. 그렇지만 나는 도수치료의 한 항목으로 복부 내장 마사지를 적극 사용하고 있다.

복부 마사지를 하면 복강 속의 혈류 공급이 증가하기 때문에 물리적으로 경직되어 있던 내부 장기들에 움직임을 줄 수 있다. 그 결과 이들 주변에 분포하는 미주신경 가지들을 자극하고 그것을 통해 미주신경 전체를 강화하는 자극을 줄 수 있게 된다. 또한 이 치료는 복강 내부의 림프 순환에도 많은 도움을 줄 수 있어서 해독 장기인 간, 신장 그리고 대장의 기능 개선에도 크게 기여하는 테크닉이다.

04. 도수 치료(카이로프락틱)

도수 치료는 척추 관절의 위치와 움직임을 손으로 조절하여 척수신경들의 눌림이나 당김 현상을 제거하여 줌으로써 통증이나 염증을 치료하는 수기 치료법이다.

척추 정렬이 어긋나 있으면 계속 통증 신호가 발생하기 때문에 교감신경의 작용이 우세해진다. 그러므로 이를 바로잡아 줌으로써 척수 신경들과 그곳 주변 자율신경총들의 기능이 정상화되고 부교감신경이 다시 우위를 회복할 수 있는 기반을 마련해 주는 치료법이라 할 수 있다. 특히 미주신경이 두개에서 나오는 경추 상부의 척추 위치와 곡면을 잘 회복시켜 주면 미주신경 강화에도 많은 도움을 줄 수 있다.

현대인들은 과거 우리 조상들에 비해 야외 활동보다 실내에서 의자에 앉아 컴퓨터 작업이나 서류 작업을 하는 시간을 많이 갖는다. 그래서 목과 등, 허리에 잘못된 자세로 인한 통증을 호소하는 경우가 매우 많다. 이런 경우 척추 관절의 움직임을 최대로 유연하게 풀어줌으로써 주변 신경이나 인대 등 연부조직의 긴장도를 낮춰주는 치료를 하는 것이 약물을 사용하는 것보다 훨씬 효과적이고 안전한 방법이 될 수 있다. 만약 관절들이 자기의 운동 범위 안에서 충분하게 움직이지 못하고 일정 범위 안에 갇혀 있으면 그 주변 근육이나 인대들이 긴장하여 통증 신호를 내보내게 된다. 특히 척추 관절의 경우 주변에 신경들이 많이 있기 때문에 관절 정렬이 조금만 삐끗해도 그것과 연관된 통증이 잘 발생할 수 있다. 그래서 이렇게 잘못된 위치로 고정된 관절들의 움직임을 치료자의 손으로 다시 원활하게 회복시켜 주는 것이 도수치료(카이로프랙틱)의 기본 원리인 것이다.

많은 연구에서 도수치료를 하면 혈압과 심박수 변이도(HRV)가 개선되고 부교감신경(미주신경)의 톤도 증가된다고 밝히고 있다. 특히 목, 등, 허리에 통증이 있는 경우 호흡이 얕고 빠른 경향을 보이는데, 도수 치료를 하여 통증을 줄여주면 호흡 패턴이 정상으로 개선된다는 점도 강조하고 있다. 일반적으로 몸에서 통증을 사라지게 만들면 부교감신경(미주신경)의 활성도가 개선되며 전체적으로 부교감신경(미주신경)의 톤이 우세해지는 환경을 조성할 수 있다.

05. 프롤로(증식) 주사 치료

척추의 부정렬(misalignment) 문제로 미주신경이 당겨지거나 꺾이거나 압박을 받는 경우에는 구조적 문제가 원인으로 작용하기 때문에 이를 바로잡아 주지 않으면 안 된다. 그래서 이런 경우에는 먼저 도수 치료를 시도해 보지만 그것만으로 해결되지 않을 경우에는 늘어난 인대를 다시 팽팽하게 회복시켜 주는 프롤로(증식) 주사 치료를 하는 것이 매우 큰 효과를 안겨다 줄 수 있다. 그러나 목 주변의 프롤로(증식) 치료는 상당히 숙련된 기술이 필요하므로 최신 진단 장비와 많은 경험을 가진 전문가의 도움을 받는 것이 안전하다.

06. 레이저 치료

부교감신경(미주신경)을 활성화시키기 위해 또는 목 주변의 인대를 강화하고 근육 긴장을 완화시키기 위해 그리고 통증을 줄이기 위해 피부에서 깊숙한 부위까지 침투해 들어가는 저강도 고펄스 레이저 치료기를 사용하는 것이 도움이 될 수 있다. 이것은 바늘을 이용할 수도 있고 바

늘 없이 비침습적인 방법으로 사용할 수도 있다.

레이저 치료를 하면 빛 에너지가 세포 속에 전달되어 저하된 세포 기능들이 되살아나 염증이 개선되고 새로운 재생 과정이 촉발될 수 있다. 그리고 통증을 사라지게 만들어 주기 때문에 당연히 부교감신경(미주신경)을 강화하는 데 있어 도움이 된다.[59]

07. 전기자극(미주신경 자극기)

미주신경을 자극하면 용불용설 이론에 따라 신경성형술(neuroplasty) 효과가 발생하여 그 기능과 톤이 증가하게 된다. 그래서 부교감신경을 활성화시키기 위해 여러 방법으로 미주신경을 자극하는 방법들이 개발되고 있는 추세다. 앞서 미주신경을 물리적으로 자극하는 방법으로는 찬물 샤워(또는 아이스 버킷)나 구역질 반사 등을 언급하였고 에센스 오일이나 귀에 침을 놓는 방법을 통해서도 그렇게 할 수 있다고 말했다. 그러나 이번에 살펴볼 내용은 전기적으로 미주신경을 자극하는 방법에 관한 것이다.

전기적 자극을 주기 위해서는 심장박동기처럼 전극을 외과적으로 미주신경 주변에 이식해야 한다. 그래서 침습적이라는 단점을 안고 있다. 그러므로 이를 이식하기 전에 합병증으로 상처 감염, 통증, 상흔, 연하 곤란, 성대 마비 등이 발생할 수도 있다는 사실을 충분히 숙지하고 결정을 내려야 한다. 또한 이식한 뒤에 부작용으로 목소리 변화, 쉰 목소리, 인후두부 통증, 기침, 두통, 흉통, 호흡 곤란 문제(특히 운동할 때), 연하 곤란 문제, 복부 통증, 구역, 피부 저림(감각 이상) 현상, 불면증, 서맥 등이 발생할 수 있다는 점도 염두에 두고 결정해야 한다. 물론 이런 부작용들의 대부분은 일시적이지만 간혹 그 정도가 심각하여 평생 가는 경우도 있다. 이런 문제 때문에 최근에는 귀 뒷부분의 피부 반응점에 전극을 부착하는 방식으로 미주신경을 자극하는 비침습적 제품들도 출시되고 있다. (참고: 각종 마이크로전류 치료기)

1980년대 처음에 전기자극기를 심는 주된 대상자들은 심한 뇌전증(간질) 환자들이었다. 이들의 목에 전극을 심어 두었다가 뇌경련을 할 때 미주신경을 자극함으로써 경련의 발생 횟수와 강

---

59) 레이저 치료는 넓은 의미의 빛 치료 또는 광양자 치료의 일부로 간주하면 된다.

도를 줄이고자 시도하였던 것이다. 그러나 2005년 이후부터는 적용 영역이 늘어나서 약물 반응에 저항하는 만성 우울증 환자들에게도 이를 적용하기 시작하였고 이후 두통, 불안, 양극성 장애, 알츠하이머병, 비만 환자들에게도 이를 확대하여 적용시키는 실험이 현재 진행 중이다.

나는 가능한 전기자극기를 사용하기 전에 지금까지 언급한 다른 방법을 충분히 사용해 보고, 그래도 효과가 없을 경우 최후의 수단으로 사용할 것을 권하고 있다. 그것도 먼저 피부에 전극을 부착하는 방식을 먼저 사용하고 그래도 안 되면 전극을 몸속에 이식하는 방법을 택하도록 권하고 있다. 이는 미주신경을 훈련시키는 다른 방법들을 충분히 그리고 열심히 사용해 보지도 않고 먼저 전기자극기를 선택하는 것이 마치 자신의 잘못된 식생활 스타일을 바꾸지 않고 약만 먹으면서 문제를 해결하려는 나태하고 무책임한 태도와 너무나도 흡사하다고 생각하기 때문에 그런 것이다.

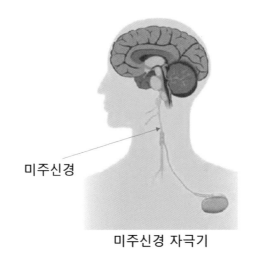

미주신경

미주신경 자극기

▶ 그림 33. 전기적 자극을 통해 미주신경을 자극하는 방법

08. 마이크로전류 치료기

마이크로 암페어 단위의 미세전류를 사용하여 미주신경 가지들을 자극하는 치료기로 치료자가 병원에서 환자에게 사용하는 경우도 있지만, 환자 본인이 이를 구입하여 사용법을 배운 뒤 각 가정에서 직접 사용하기도 한다. 원리는 전기자극기와 같지만 몸에 이식하지 않고 비침습적으로 사용할 수 있다는 장점을 가지고 있다.

부교감신경(미주신경) 강화를 위한
실천 프로토콜

– 부교감신경(미주신경)을 강화하는 일상의 실천항목들

가글링 하루 2번	욕실에 컵을 놓고 하루에 2번(아침과 저녁 양치질할 때) 실시한다.
구역반사 유발 하루 2번	아침과 자기 전 양치질을 할 때 칫솔로 좌우 연구개 부분을 자극한다.
흥얼거리기(읊조리기) 하루 2번 이상	시간이 날 때마다 목구멍 깊숙한 곳에서 흥얼거리는 소리를 낸다. 또는 숨을 내쉴 때 "옴(om)~"이란 소리를 낸다.
찬물 샤워 하루 1번	샤워가 끝날 무렵 약 1분 정도 최대로 찬물을 틀어 샤워한다. 이때 몸이 온도에 놀라서 호흡이 빨라지면 이를 최대로 늦추려 노력한다. 익숙해지면 3일마다 30초씩 시간을 늘려나간다. 그래서 궁극적으로 처음부터 찬물로 샤워할 수 있을 정도로 능력을 키운다.
심호흡법 하루 3회 이상	조용한 장소에서 3~5분 정도 깊은 심호흡을 한다. 특히 식사 전에 하면 소화작용을 도울 수 있다. 가능한 자주 할수록 좋다.
목과 어깨 자세 바로잡기	양측 어깨를 뒤로 하고 시야를 30도 상방으로 쳐다보면서 목과 턱을 가능한 뒤쪽으로 당기는 자세를 한 번에 1~3분씩 수시로 실시한다.
햇빛 쬐기 하루 3회	아침 해가 뜨고 나서 30분 이내, 낮 시간, 저녁 해지기 전 30분 이내 야외로 나가서 피부로 햇빛을 받는다. 한 번에 적어도 약 5분 이상 햇빛을 받아야 한다. 겨울철 추운 날에는 눈과 얼굴만 햇빛을 쬐고 시간은 약 2~3분 정도면 된다.
옆으로 자기 매일 밤	무릎 사이에 베개를 끼고 옆으로 잔다.

– 부교감신경(미주신경)을 강화하는 주간 실천항목들

요가/필라테스 또는 가벼운 운동 한 주에 2~3회	한 주에 적어도 2번 이상은 몸을 움직이는 운동을 한다. 핑계를 대지 말고 습관이 되게 하라. 운동 시 심호흡법을 함께 실천한다. 땀이 흐를 정도가 되어야 독소 배출에 도움이 된다.
사회적 교류 한 주에 1~2회	한 주에 적어도 1번 이상은 가족이나 친구들과 만난다. 만났을 때 가능한 크게 자주 웃는다. 혼자 사는 사람은 자신이 좋아하는 모임에 자주 참석한다.
음악 듣기 한 주에 2번 이상	수시로 집안이나 사무실 또는 자동차 안에서 좋아하는 음악을 듣는다. 특히 스트레스를 받을 때 음악을 들으면 많은 도움이 된다. 모차르트의 "두 대의 피아노를 위한 소나타"를 추천한다.
건강한 식재료 구입하기 한 주에 1~2회 이상	가공식품을 구매하지 말고 식재료는 천연, 신선, 유기농 식품으로 구입한다.
명상 및 마음 챙김 연습 한 주에 3~7회	눈을 감고 호흡에 집중하면서 하루에 5~10분 정도 명상이나 마음 챙김 연습을 한다. 초보자는 한 주에 3회 정도 하고 익숙해지면 시간과 횟수를 늘려나간다. 생산적인 사람들은 매일 한 시간 이상 명상을 한다. 특히 아침 시간을 활용하면 좋은 효과를 얻을 수 있다.

– 부교감신경(미주신경)을 강화하는 월간 실천항목들

영양보충제를 점검한다. 한 달에 1번	매달 양질의 프로바이오틱스, 오메가3 지방산, 멀티비타민 등을 챙긴다. 이 밖에 개인적으로 전문가의 추천을 받아 보충제를 섭취한다.
마시지 치료, 도수 치료 등 한 달에 2번	한 달에 2번 정도 마사지, 발과 손의 반사요법, 도수치료, 복부 내장 마사지 등의 치료를 받는다. 자신의 근육과 관절의 균형을 회복하는 데 도움을 준다. 신뢰할 수 있는 치료자를 찾아야 한다.
침 치료 한 달에 1~2번	미주신경을 자극하는 이침 치료를 받는다. 신뢰할 수 있는 치료자를 찾아야 한다.

다중미주신경 이론

    동물들의 행동을 보면 인체의 자율신경 시스템의 구조와 기능을 진화적 관점에서 이해하는 데 많은 힌트를 얻을 수 있다. '동물의 왕국'이란 TV 프로그램에서 아프리카 초원에서 한가롭게 풀을 뜯는 톰슨가젤 무리 앞으로 사자 떼가 나타나며 긴박하게 전개되던 상황을 본 기억이 난다. 갑자기 나타난 사자 떼로 인해 추격전이 벌어지는데, 사자들의 표적인 된 가젤들이 놀라서(교감신경의 작용으로) 있는 힘을 다해 달아나고 사자들은 이런 가젤들을 잡을 때까지 그 뒤를 쫓기 시작한다. 그러다가 마침내 가젤 한 마리가 잡히고 나면 그 가젤은 맥을 못 추고 축 늘어진다. 이른바 '죽은 척' 하는 것이다. 이렇게 되는 것은 가젤의 몸에서 극도의 방어기전으로 교감신경보다 더 강한 부교감신경 방어기전이 등장했기 때문이다. 그래서 마치 시체처럼 꼼짝하지 않고 축 늘어진 상태를 보이게 되는 것이다. 그러면 사자는 가젤을 바로 잡아먹는 것이 아니라 얼마간 가젤을 이리저리 건드리며 죽었는지 아닌지 테스트해 본다. 그래서 사자가 가젤이 죽은 줄 알고 잠시 한눈을 팔고 있는 사이에 가젤의 교감신경이 되살아나서 기회를 틈타 다친 상처를 안고 있음에도 일어나 도망가려 한다. 그러면 사자는 가젤이 아직 죽지 않은 줄 알고 가젤을 다시 물어 숨을 끊어 놓는다.

    가젤이 풀을 뜯고 있는 동안에는 편안하고 무리와 함께 있다는 생각에 안정감을 느꼈을 것이다. 그러나 사자에게 잡혔을 때에는 "이젠 죽었구나!" 하는 생각에 극도의 공포로 몸이 마비되어 축 늘어진 상태로 변하게 된다. 그러다가 다시 도망갈 기회를 얻자 "싸울 것인가 아니면 도망갈 것인가" 하는 전형적인 교감신경 반응이 되살아나서 다시 달아나려 한다. 우리는 이 과정을 통해 동물들에서 자율신경계의 작동 범위를 보다 폭넓게 이해할 수 있다. 그것은 종래 우리가 알고 있듯이 자율신경계가 "싸울 것인가 아니면 도망갈 것인가" 반응을 보이는 교감신경계와 평화롭게 휴식하며 소화흡수 작용을 하는 부교감신경계의 두 가지 반응으로만 이루어지는 것이 아니라, 극도로 위험한 상황에서는 몸이 완전히 얼어붙어 꼼짝하지 않고 죽은 척하는 반응을 보일 수도 있다는 사실을 추가로 알게 되었다.

    여기서 몸이 완전히 꼼짝하지 않는 상태로 있게 되는 것은 외부 위험에 대한 강한 스트레스 반응으로 이는 분명 우리가 지금까지 알고 있는 교감신경의 반응(싸울 것인가 아니면 도망갈 것인가)과는 다른 방어 반응인 것이다. 그래서 이런 반응이 왜 일어나는가를 알아보았더니 그것은 교감신경의 작용이 완전 멈춘 상태에서 오히려 부교감신경의 작용으로 일어나는 현상임을 알게 되었다. 그러므로 지금까지 부교감신경의 작용이 "휴식과 소화" 같은 한 가지 작용만 있는 줄 알았는데 극도의 위험 상황에서는 "꼼짝없이 얼어붙어 마비가 된 상태"로 자신을 방어하는 작용도 보일 수 있다는 점을 알게 되었다. 이런 이유로 부교감신경이 작동하는 양태를 무조건 "휴식과 소화작용(rest and digest)" 한 가지로만 판정하는 것보다, 이를 두 가지 이상의 구분된 행동 양상으로 나눠 이해해야 한다는 주장이 나오게 된 것이다. 이를 다중미주신경 이론(polyvagal theory)이라 부른다.

앞서 언급했듯이 다중미주신경 이론이 등장하게 이전에는 우리가 자율신경을 단순히 교감신경과 부교감신경 두 개의 시스템이 서로 상호보완적 우열 관계로 존재하는 줄로만 이해하였다. 그래서 흥분이 많이 되고 진정 작용이 감소한 교감신경 우위의 상태인가 아니면 흥분이 가라앉고 진정과 이완이 많이 항진된 부교감신경 우위의 상태인가로만 구분해 왔던 것이다.

그러나 부교감신경의 작동 양상이 자신이 속한 사회 속에서 안정감을 느끼고 있을 때에는 휴식을 취하고 소화작용을 활발하게 발휘하지만 다른 무리들과 동떨어져 극도로 위험한 상태에 처하게 되면 그런 작용 대신에 모든 신경 작용을 멈추고 죽어 있는 듯 얼어붙은 자세를 취함으로써 생존 기회를 엿보는 특유의 방어적 행동 특성을 보인다는 사실을 깨닫게 되었다. 이는 특히 포유류 이전의 양서류나 파충류에서 잘 관찰되는 행동 양식으로 계통발생학적으로 포유류에도 이와 같은 원시적 방어 기전이 남아있을 것이기 때문에, 우리가 스트레스에 대한 반응을 이해할 때에도 이런 방어 기전까지 포함하여 잘 알고 있으면 개체가 스트레스에 반응하는 다양한 행동 양상을 이해하는 데 좀 더 많은 도움을 얻을 수 있게 된다. 특히 무리를 지어 생활하는 동물들의 심리 행태를 신경학적으로 설명할 때 그동안 잘 이해되지 않았던 부분들이 이런 기전을 알게 됨으로써 이제 설명을 할 수 있게 된 것이다.

그래서 지금까지 스트레스 반응을 "싸울 것인가 아니면 도망갈 것인가(fight or flight)" 반응으로만 정의하고 이것만 가지고 모든 것을 설명하는 것보다 "꼼짝 말고 죽은 척하기(freeze)" 반응으로 대응하는 신경회로에 대한 좀 더 세분화된 현상까지 포함하여 설명할 수 있는 능력이 증가하게 되었다. 물론 이렇게 좀 더 세밀하게 자율신경의 작동 기전을 분석하는 것이 사회심리학적으로 인간이나 동물들의 행동을 분석할 때 응용할 수 있는 신경 회로의 수가 늘어나기 때문에 유리한 측면을 가지고 있는 것이 사실이지만, 단순히 의학적으로 생리조절 기능을 이해하고자 할 경우에는 지금까지 사용해온 방식대로 교감신경 반응(싸울 것인가 아니면 도망갈 것인가 반응)

과 부교감신경 반응(휴식하고 소화시키는 반응) 두 가지로 구분하여 이 둘 사이의 상호작용으로 설명하는 것이 도리어 편리하고 효율적일 수 있다고 생각한다.

그러나 다수가 모여 생활하는 사회심리학을 연구하는 사람들 입장에서는 원시적인 스트레스 반응인 이 세 번째 자율신경계의 행동 방식의 존재를 인정하고 이를 포함시킬 때 좀 더 정확하고 올바른 설명을 할 수 있을 것이라 판단된다. 이런 점에서 다중미주신경 이론은 생리적 현상을 설명할 때보다는 심리적 현상을 규명할 때 그 효용성이 더욱 부각되는 느낌이 든다.

다중미주신경 이론에서는 부교감신경의 특성이 다른 두 가지 반응을 설명하기 위해 뇌간에 위치한 부교감신경 핵들의 역할을 구분해 놓고 있다. 제1장에서 언급했듯이 뇌간 속에는 미주신경을 구성하는 4개의 핵이 있다. 배부운동핵(dorsal motor nucleus), 의문핵(nucleus ambiguous), 고립로핵(solitary nucleus), 척수삼차핵(spinal trigeminal nucleus)이 그들이다. 다중미주신경 이론에서는 이들을 다시 크게 두 그룹으로 구분한다. 하나는 뇌간의 앞 부분(ventral part)에 위치한 신경회로들로 이를 전면부 또는 복측 미주신경 복합체(ventral vagal complex)라 부른다. 이 부분은 주로 의문핵(nucleus ambiguous)과 척수삼차핵(spinal trigeminal nucleus)에서 나오는 신경섬유들로 구성되어 심장, 기관지 그리고 얼굴과 머리의 횡문근을 조절하는 기능을 담당한다. 그래서 지금까지 우리가 알고 있던 전형적인 부교감신경의 기능을 담당하는 파트에 해당되어 신경심리학 분야에서는 이를 일명 '사회적 미주신경 시스템'으로 부르고도 있다. 그 이유는 이 부분이 자극받으면 생리적으로 본래 부교감신경의 전형적인 작용들로 알려진 기전들이 활발해지면서 정서심리적으로는 다른 구성원들과 사회적으로 연결된 느낌을 받고 안정된 상태에서 자신과 타인에 대한 연민 같은 감정을 갖고 그런 것에 잘 반응하는 행동 양상을 보이기 때문이다.

다른 하나는 뇌간의 뒷부분(dorsal part)에 위치한 배부운동핵(dorsal motor nucleus)과 고립로핵(solitary nucleus)에서 나오는 신경섬유들로 구성된 배부 미주신경 복합체(dorsal vagal complex)다. 이 복합체는 여러 내부 장기들에서 미주신경을 통해 들어오는 감각성 신경섬유들 중에 고립로핵에서 끝나는 신경섬유들과 반대로 배부운동핵에서 시작하여 여러 내부 장기에서 끝나는 운동성 신경섬유들의 조합으로 구성된다. 그래서 이 복합체의 핵 속에는 각 장기들과 일대일 관계로 연결된 뉴우런들이 존재한다.[60] 배부운동핵에서 나오는 운동성 섬유는 수초가 없는 형태

---

60) 이 연결 구조를 일명 **viscerotopic organization**이라 부른다.

(unmyelinated fiber)의 것으로 주로 횡격막 하부의 장기들에 퍼져 있다. 그렇지만 심장이나 기관지 같은 부분도 비록 횡격막 상부에 있지만 이 핵으로부터 나오는 수초가 없는 운동성 섬유들에 의한 지배를 받고 있다. 그래서 이 복합체를 구성하는 신경섬유들은 극도의 위험 시에 원시적 형태의 방어 작용을 보여주는 미주신경 파트에 해당되기 때문에 이를 신경심리학자들은 '사회적 미주신경 시스템'과 대비되게 '원시적 미주신경 시스템'으로 부르고 있다. 만약 '원시적 미주신경 시스템'이 자극받아 활성화되면 몸이 꼼짝하지 않고 얼어붙은 자세를 취하고 감각들이 마비되어 사라진 것 같은 느낌을 주고, 다른 사회 구성원들과도 완전히 떨어져 고립된 상태의 느낌을 갖게 만든다. 그러나 실제 의료 현장에서 이 시스템이 활성화되는 경우는 성인에서는 거의 찾아보기 힘들고 영아에서 갑자기 서맥이 발생하거나 또는 어린아이들에서 기관지 천식 시 기관지 수축 현상 같은 것이 일어날 때 보이는 반응 등이 이런 신경섬유들에 의해 일어나는 원시적 방어 반응의 유산인 것으로 추정된다.

앞서 설명했듯이 다중미주신경 이론은 이런 복잡성 때문에 의료 현장보다 사회적 무리 활동을 하는 인간을 포함한 동물들의 심리 및 행동 양식을 분석하는 심리학 분야에서 널리 사용된다. 단순히 자율신경계의 생리적 반응이나 스트레스와 관련된 신체 반응을 설명할 때에는 기존의 교감과 부교감 두 가지 신경 시스템을 사용한 길항기전 방식의 설명이 훨씬 편리하고 효율적이다. 그러나 많은 사람들이 혼합된 사회적 관계 속에서 인간의 정서적 기능(예: 행복감, 안정감, 불안감, 우울증, 공포, 두려움 등)과 그에 바탕을 둔 다양한 행동 양상을 이해하고자 할 때에는 다중미주신경 이론을 사용하는 것이 더 적합하고 유용할 때가 많다.

다중미주신경 이론에 따르면 교감신경은 "싸울 것인가 아니면 도망갈 것인가(fight or flight)" 하는 스트레스 반응을 일으키고 부교감신경 중에 일부(뇌간 전면부)는 사회적 연대(connection) 속에서 휴식과 이완 그리고 소화작용(rest, relax and digest)을 주관하고 부교감신경 중 다른 일부(뇌간 후배부)는 모든 생리적 반응을 일시적으로 중단시키는 반응(freezing or shutdown)을 담당한다고 되어 있다. 그래서 다중미주신경 이론에서는 건강을 위해 사회 구성원으로서 안정된 심리 상태를 유지하는 방법을 매우 강조한다. 만약 여러분이 스트레스를 받지 않는 상태에서 정서적으로 건강한 상태라고 한다면 이를 '사회적 연대성(connection)을 갖춘 안정된 상태'라고 정의한다. 이런 상태에서는 여러분이 스스로 안전하다고 느끼기 때문에 다른 사람들과 소통하고 건강한 연대감을 형성하는 데 무리가 없다. 그래서 행복감, 평화로움, 열린 마음, 진정된 마음, 안정감, 호기심 등 여러 긍정적인 정서 반응들이 나타나거나 또는 그런 것들을 느끼는 상태가 된다. 그 결과 잠도 잘 자고 먹는 것도 천천히 과식하지 않고 정상적으로 먹게 되므로 면역력도 제 기능을 충분히 발휘할 수 있는 상태에 해당된다. 또한 얼굴 표정이 밝고 다양하며 남들에 대한 배려심도 많고 다른 사람들과도 잘 어울릴 수 있다.

그러나 이와 대조적으로 만약 여러분이 스트레스를 받고 있는 상황이라면 생존하기 위해 위에 언급한 것과는 전혀 다른 반응들을 보이게 된다. 여기에는 2가지 종류가 있는데 하나는 교감신경이 흥분하여 "싸울 것인가 아니면 도망갈 것인가(fight or flight)" 하는 반응을 보이는 것이고 다른 하나는 사자에 잡힌 가젤처럼 꼼짝하지 않고 얼어붙는 차단(freeze or shutdown) 반응을 보여주는 것이다. 여기서 후자의 반응은 교감신경의 작용이 갑자기 끊기면서 대신에 남아있는 부교감신경의 원시적 반응만이 확연히 부각되어 나타나는 것에 해당된다.

이처럼 우리 몸의 스트레스 반응이 맥박이 뛰고 혈관이 수축하여 혈압이 증가하고 손에 땀이 나며 근육들이 떨리고 식욕과 소화작용이 감퇴하는 등의 교감신경의 작용만 일어나는 것이 아니라 '이젠 잡혔구나!' 하는 식의 절망감, 희망 없음, 외로움, 감각 마비, 부끄럽고 창피함, 어지럼증 같은 부교감신경 뒷부분(dorsal part)의 압도적 작용으로도 일어날 수 있음을 알아야 한다. 그리고 만약 원시적인 부교감신경의 기능만이 우세하게 남아있는 스트레스 상황에서는 맥박과 혈압이 낮고 소화 기능도 정지되고 구역감이 있으며 통증에 대한 감각, 면역력, 성욕 등이 모두 저하되고 말도 제대로 안 나오며 눈동자의 움직임도 멈추게 되는 등의 극단적인 생리 반응들이 나타나게 된다. 그래서 이런 반응들(fight or flight or freeze / shutdown reaction)도 모두 동물이나 사람이 무섭고 두려우며 스트레스가 강할 때 보이는 다양한 형태의 생존 반응 중 하나에 속한다는 사실도 알고 있어야 한다.

생존을 위한 이런 스트레스 반응들은 갑자기 위험한 상황에 처했을 때 비교적 짧게 나타날 수도 있지만 외상, 성장기 학대 등과 같은 이유로 부교감신경(미주신경)의 톤이 장기적으로 약해져 있는 경우에는 그것들이 오래 지속되거나 두드러지게 반복됨으로써 또 다른 정신적, 신체적 건강 문제를 야기시키는 원인으로 작용할 수도 있다. 그리고 이런 스트레스 반응들은 실제 신체적 위험이 아니라 그런 상황을 상상하는 것만으로도 얼마든지 나타날 수 있다는 사실도 참고로 알고 있으면 많은 도움을 얻게 될 것이다.

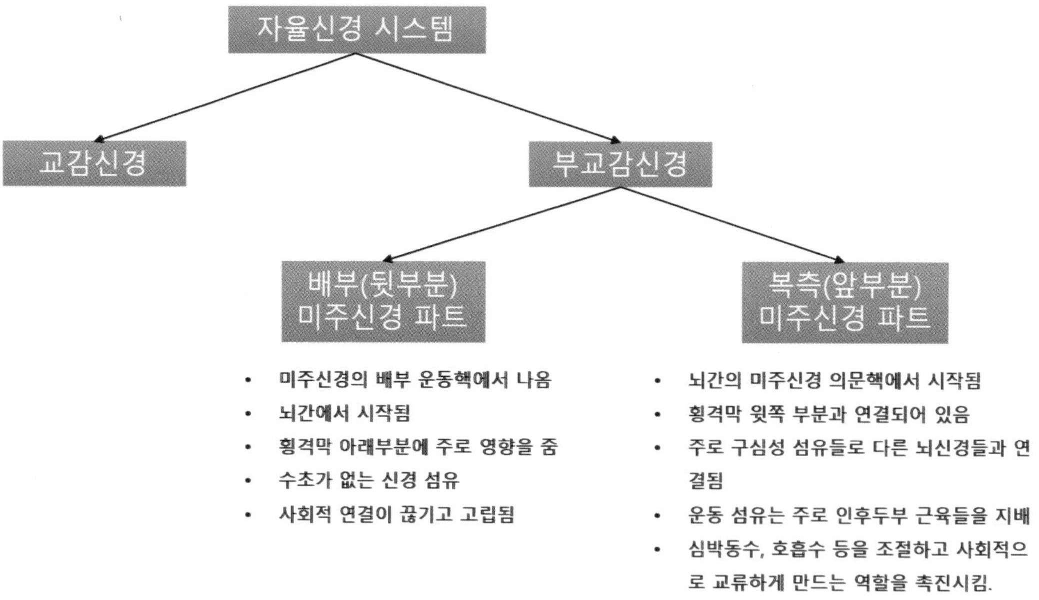

자율신경 시스템

```
                        ┌─────────────────┐
                        │  자율신경 시스템  │
                        └─────────────────┘
                         ↙               ↘
        ┌──────────┐                      ┌──────────┐
        │  교감신경  │                      │ 부교감신경 │
        └──────────┘                      └──────────┘
                                    ↙               ↘
                    ┌──────────────┐        ┌──────────────┐
                    │  배부(뒷부분)  │        │  복측(앞부분)  │
                    │ 미주신경 파트  │        │ 미주신경 파트  │
                    └──────────────┘        └──────────────┘
```

- 미주신경의 배부 운동핵에서 나옴
- 뇌간에서 시작됨
- 횡격막 아래부분에 주로 영향을 줌
- 수초가 없는 신경 섬유
- 사회적 연결이 끊기고 고립됨

- 뇌간의 미주신경 의문핵에서 시작됨
- 횡격막 윗쪽 부분과 연결되어 있음
- 주로 구심성 섬유들로 다른 뇌신경들과 연결됨
- 운동 섬유는 주로 인후두부 근육들을 지배
- 심박동수, 호흡수 등을 조절하고 사회적으로 교류하게 만드는 역할을 촉진시킴.

▶ 그림 34. 다중미주신경 이론에 따른 자율신경계의 구성

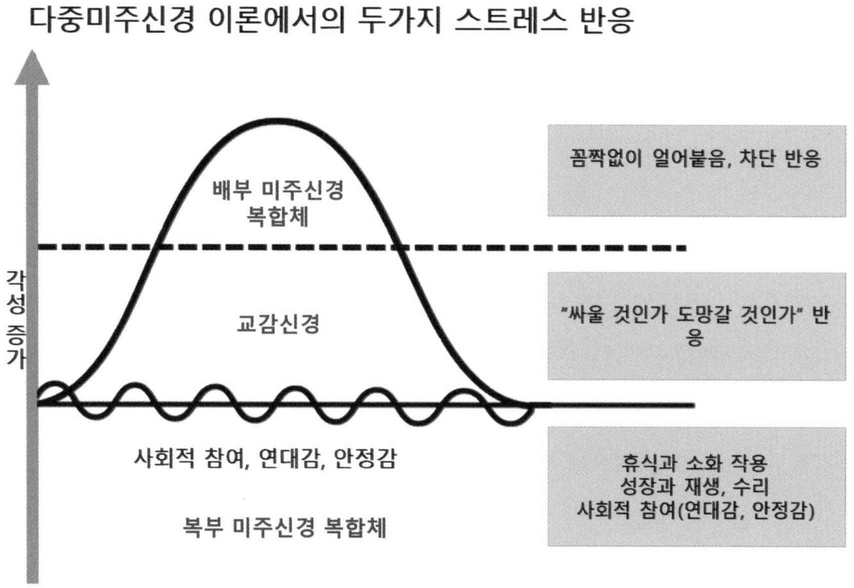

다중미주신경 이론에서의 두가지 스트레스 반응

각성 증가

배부 미주신경 복합체

교감신경

사회적 참여, 연대감, 안정감

복부 미주신경 복합체

꼼짝없이 얼어붙음, 차단 반응

"싸울 것인가 도망갈 것인가" 반응

휴식과 소화 작용
성장과 재생, 수리
사회적 참여(연대감, 안정감)

▶ 그림 35. 다중미주신경 이론에서 규정한 두 가지 스트레스 반응들
(1) 교감신경에 의한 반응–"싸울 것인가 아니면 도망갈 것인가" 반응
(2) 부교감신경 배부 복합체에 의한 "꼼짝하지 않고 얼어붙는 차단 반응

부교감신경(미주신경) 톤의 약화를 초래하는 원인들

부교감신경(미주신경)의 기능 저하 원인들

· 만성 스트레스와 수면 불량

· 어린 시절의 외상 경험 및 외상 후 스트레스 장애(PTSD)

· 뇌 손상

· 호흡 불량

· 만성 감염증

· 혈당 불안정

· 과도한 독소 부담

---

01. 만성 스트레스와 수면 불량

만성 스트레스와 불량한 수면 습관은 내적 환경의 안정감을 해치면서 부교감신경(미주신경)의 기능성을 서서히 약화시키는 역할을 한다.

모든 사람들은 스트레스 상황에 처하게 되면 "싸울 것인가 아니면 도망갈 것인가" 하는 반응을 보임으로써 자기 자신을 방어한다. 위험 신호를 감지하는 원시 뇌의 편도체(amygdala)가 이런 신호를 받아서 시상하부(hypothalamus)로 내려보내면 그곳에서 교감신경 시스템을 활성화시켜 아드레날린과 코티졸 같은 스트레스 호르몬을 분비하여 심박수와 호흡수를 증가시키고 혈관을 수축하는 등의 반응을 일으킨다. 문제는 이런 반응들이 만성적으로 지속되면 부교감신경(미주신경)이 활성화될 기회를 얻지 못해 그 톤이 저하될 뿐 아니라 아드레날린과 코티졸의 과다한 작용으로 뇌세포들과 다른 신체의 세포들이 손상을 입게 됨으로써 회복이 안 되는 악순환의 고리에 빠지게 된다는 점이다. 이와 같은 악순환의 고리에 빠지게 되면 세포들은 치유될 기회를 잃고 손상이 누적되어 피곤함, 기력저하, 각종 퇴행성 변화 및 질환의 발생을 경험하게 된다. 이는 물론 추가적으로 부교감신경(미주신경)의 톤을 더욱 악화시키는 원인으로 작용하기 때문에 이 문제를 근본적으로 해결하기 위해서는 스트레스를 해소하고 줄이려는 노력부터 시작해야 성공할 수 있다.

또한 스트레스로 인한 수면 장애는 부교감신경(미주신경)의 기능을 약화시키는 가장 뚜렷한 요인으로 알려져 있으므로 이를 개선하려는 노력도 함께 열심히 해야 한다.

02. 어린 시절 외상이나 학대의 경험/외상 후 스트레스 장애(PTSD)

어린 시절 성장할 때의 경험이 뇌신경 조직은 물론 신체 전체의 발달 과정에 있어 매우 중요한 역할을 한다. 그래서 어린 시절은 다른 사람의 보호를 받으면서 안정된 상태에서 불안감 없이 평온함을 느끼며 자라야 한다. 그래야만 그 사람이 성장하여서도 다른 사람들과 사회적 연대감을 형성하며 자신의 상태가 안전한지 아닌지를 분명히 구분할 수 있고 그 여파로 좀 더 다양한 사회적 관계 활동에 참여할 수 있게 된다.

만약 어린 시절에 학대와 구타 등으로 이와 같은 안정감 신호를 받아들이지 못하는 상태로 성장하게 되면 자신이 처한 상황에서 안전한지 여부를 파악하고 결정하지 못하기 때문에 다른 사람들과의 연대감을 상실하고 점차 고립된 상태로 살아갈 수밖에 없다. 따라서 이런 사람들은 성장하면서 매 순간을 불안하고 위험한 순간으로 간주하려는 경향을 갖게 된다. 그러므로 항상 만성적으로 교감신경이 우세한 상황 속에서 살아가게 된다. 다시 말해 그 사람 인생의 대부분이 "싸울 것인가 아니면 도망갈 것인가" 하는 반응이 우세하거나 또는 완전 차단 반응을 보이는 상태로 채워지게 되는 것이다.

이런 일은 꼭 어린 시절의 상처나 외상이 아니어도 가능하다. 가령 큰 교통사고를 당했거나 희귀 난치성 질환으로 장기간 병원에 입원하여 생사의 경계선을 넘나든 경우, 부모나 자신의 연인을 잃은 경우, 전쟁의 참화를 겪었거나 또는 지독한 가난을 경험한 경우에도 마찬가지로 교감신경 우위의 반응들이 지배적이고 부교감신경(미주신경)의 기능과 톤은 매우 저하된 상태를 유지하게 된다. 그래서 이런 성장기 관련 외상의 상태를 검사하는 설문법이 있다. 이른바 '부적절한 아동기 경험(ACEs; Adverse Childhood Experiences) 살펴보기'라는 설문 검사법이 그것이다. 이 검사에서 높은 점수를 받은 사람은 그만큼 부교감신경(미주신경)의 톤이 약하고 늘 긴장된 교감신경 우위의 상태로 살고 있는 사람이라 할 수 있다. 이런 사람들은 나중에 여러 신체적 정신적 질병으로 고생할 가능성이 매우 높은 것으로 알려져 있다.

물론 어린 시절 성장기가 발달 과정에서 상처받기 가장 쉬운 기간이긴 하지만 성장이 끝날 무렵인 사춘기나 성인기에 받은 상처(예: 전쟁에서 죽을 고비, 성적 학대, 가정 폭력, 교통사고, 사별, 심각한 질병 등)도 얼마든지 부교감신경(미주신경)의 기능과 톤을 약화시키는 데 기여할 수 있다. 그래서 이를 통틀어 '외상 후 스트레스 장애(PTSD)'라 부른다. 외상 후 스트레스 장애 환자들은 교감신경의 활성이 우세한 상태에서 거의 대부분의 시간을 보내게 되므로 부교감신경(미주신경)의 기능과 톤은 필연적으로 저하된 상태에 있음을 보여준다.

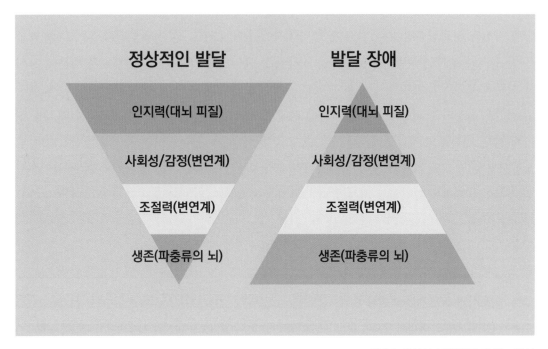

▶ 그림 36. 외상이 뇌발달에 미치는 영향

03. 머리 손상과 부교감신경(미주신경) 톤

머리 손상을 받으면 부교감신경(미주신경)의 톤이 매우 약화된다. 보통 뇌진탕이나 뇌실질 조직에 손상이 가해지는 것만으로도 부교감신경(미주신경)의 기능이 저하되는데 만약 미주신경 자체가 손상을 입은 경우에는 그 정도와 증상들이 더욱 심하게 나타난다. 혹여 머리 손상이 뇌실질에 영구적인 변화를 일으키지 않는 경우에도 머리 부분의 외상 경험은 부교감신경(미주신경) 톤의 약화를 초래할 수 있다는 점을 항상 명심하고 있어야 한다.

반대로 외상성 뇌 손상을 입은 환자들에게 미주신경을 자극하는 치료를 하면 회복도 빠르고 신경 손상으로부터 나머지 뇌세포를 보호해 주는 효과도 얻을 수 있다.

04. 호흡법이 불량한 경우

만약 하루 종일 긴장된 상태로 얕은 숨을 쉰다고 해보자. 이를 본인이 알고 있는 경우도 있지만 대부분 이를 자각하지 못하고 지내는 사람들이 더 많다. 그럴 경우 특별한 이유도 없이 나중에 자신의 부교감신경(미주신경)의 톤이 약해져 있음을 갑자기 발견하게 된다. 왜 그럴까? 답은 간단하다. 장기간에 걸쳐 교감신경을 자극하는 방식으로 얕은 숨을 쉬어 왔기 때문에 자신도 모르게 부교감신경(미주신경)의 톤이 약화된 상태로 전락해 버린 것이다. 불안이나 근심 걱정 또는 잦은 긴장된 상태로 대부분의 시간을 보내게 되면 호흡이 얕아지면서 불규칙한 패턴을 보이게 된다. 대부분의 사람들이 이를 자각하지 못한 채 살기 때문에 이런 상태가 만성화되면 부교감신경(미주신경)의 기능과 톤이 저하될 수밖에 없다. 그러므로 이를 방지하기 위해서는 수시로 자신의 호흡법을 의식하고 천천히 깊은 복식 호흡을 하려는 노력을 꾸준히 해야만 부교감신경(미주신경)의 톤이 약화되는 것을 막을 수 있다.

> **의도적인 심호흡법의 중요성**
> 건강 및 자신의 에너지 문제에 이상이 있을 때 가장 먼저 살펴보고 마지막 최후까지도 체크해 보아야 할 사항이 호흡이다.

05. 만성 감염증이 있을 때

만성 감염증이 있으면 부교감신경(미주신경)의 기능과 톤을 저하시킬 수 있다. 특히 목과 가슴이나 복강 속 미주신경 주변에 감염이 침투한 경우에 더욱 그런 일이 생길 수 있다. 엡스타인-바 바이러스, 바리셀라-조스터 바이러스, 수두 바이러스, 헤르페스 바이러스(HHV-6), 엔테로바이러스(enterovirus), 라임병을 일으키는 보렐리아(borrelia) 등은 뇌신경 조직을 잘 침투한다. 그래서 이들은 미주신경을 감염시키는 일을 잘하는 미생물들이라 할 수 있다. 이렇게 미주신경 주변 조직이 감염되면 만성 피로 증후군, 염증 신호, 통증, 정신 질환, 신경퇴행성 질환들이 잘 일어난다. 또한 불안, 우울증, 기억력 저하, 생각이 집중되지 못하는 증상, 인지능력 저하 등과 같은 증상들도 자주 동반된다.

06. 혈당 불균형

혈당 조절이 안 되면 자율신경 기능은 물론 뇌신경 기능들도 모두 저하된다. 그래서 미주신경을 포함한 부교감신경의 기능저하가 먼저 나타나고 나중에는 궁극적으로 교감신경의 기능까지도 동반하여 떨어지는 일이 생기게 된다.

혈당이 불안정하면 짜증이 잘 나고 머리가 어지럽고 불안, 정서 장애, 피곤함, 사고 집중력 저하 등과 같은 증상들이 나타난다. 혈당 불균형의 원인은 지나친 정제 탄수화물의 과다 섭취로 인해 세포에서 인슐린 저항성이 발생하기 때문이다. 비록 정제 탄수화물이 일시적으로 빠르게 뇌 기능을 반짝 개선시키는 능력을 가지고 있기는 하지만 이 연료에 장기간 의존하게 되면 그것이 부메랑이 되어 뇌신경 기능을 저해하는 요인으로 작용하게 된다는 점을 명심하고 있어야 한다. 특히 정제 탄수화물은 섭취하면 얼마 안 되어 혈당이 급격하게 떨어져 다시 탄수화물을 섭취하도록 만드는 중독성이 매우 강하기 때문에 이것의 유혹에서 벗어나는 것이 결코 쉽지 않다. 그러므로 이런 상태에 빠져 있는 사람들은 하루 속히 탄수화물 대신에 건강한 지방과 단백질을 더 많이 섭취하는 식단으로 전환할 것을 강력히 추천하는 바이다.[61]

07. 과중한 독소 부담

불행하게도 우리 주변의 환경 속에는 역사상 그 어느 때보다도 많은 환경 독소들이 존재하고 있다. 대기 속의 오염물질들, 식수원 속의 독소들, 농약, 살충제, 호르몬제, 처방 약물들, 식품첨가물, 미세 플라스틱, 각종 위생용품 속의 화학물질들, 중금속들, 세균, 바이러스, 진균 독소들 등. 그래서 모든 항목을 일일이 나열하기가 힘들 정도다.

◇◇◇◇◇◇◇◇◇◇◇◇◇◇◇◇◇◇◇◇◇◇◇◇◇

61) 이에 대한 좀 더 자세한 내용은 본인의 다른 저서인 『**탄수화물의 함정(2017, 이모션북스)**』과 『**건강한 지방을 먹자(2016, 이모션티피에스)**』, 그리고 『**당뇨에서 빠져나오기(2016, 이모션티피에스)**』란 책에 적혀 있다.

이렇게 많은 독소들이 몸 안에 존재하면 이들이 주로 뇌와 신경 조직에 침투하여 그 기능을 저하시키게 된다. 대표적인 것으로 술에 들어있는 에탄올, 조미료 속의 MSG(monosodium glutamate), 납, 수은, 알루미늄 같은 중금속들, 농약, 보툴리움의 독소(botox), 복어 독(tetrodotoxin), 파상풍 독소 같은 것들이 있다. 이들은 주로 신경을 침범하는 독소들이다.

이 밖에 다른 독소들도 미주신경을 침범하고 심지어 그것을 타고 뇌 속으로 거슬러 올라갈 수 있다. 그래서 불안증, 우울증, 피로감, 기억력 저하, 사고 및 집중력 장애, 치매, 신경퇴행성 질환(알츠하이머병, 파킨슨병) 등을 일으키는 데 기여한다. 그러므로 몸 안에 과다한 양의 독소들이 존재하면 그로 인해 뇌 속은 물론 자율신경계의 부교감신경 기능도 많이 퇴화되어 그 톤이 약화된다는 점을 분명히 기억하고 있어야 한다.

이처럼 부교감신경(미주신경)의 기능과 톤을 약화시키는 원인에는 여러 가지가 있다. 그러므로 부교감신경(미주신경)의 기능과 톤을 강화하기 위해서는 정기적인 '몸속 대청소'를 통해 불필요한 독소들과 대사 노폐물들을 제거해 내고 '몸속 환경'을 쾌적하게 만드는 일을 반드시 먼저 또는 병행 실천해야 한다.

··· 부록 4 ···
치유는 부교감신경(미주신경)이
우세한 상황에서 일어난다

우리의 일상이 교감신경 위주의 흥분된 상태로 구성되어 있을 때 그것을 가능한 빨리 부교감 신경 우위의 상태로 기어를 바꿔 놓는 획기적인 조치를 취해주지 않으면 몸은 서서히 망가지는 길로 들어서게 된다. 그래서 많은 사람들이 자신의 건강을 위해 건강식을 먹고 운동도 하고 명상도 한다고 하지만, 그런 노력이 자율신경의 국면을 전환시킬 정도로 강하지 못하고 미약할 경우 다시 본래의 건강한 상태를 회복하기란 쉽지 않다. 이는 마치 여러분이 아무리 조심스레 물 위를 걷는다고 해도 물이 깊으면 여러분의 몸이 점점 더 많이 잠길 수밖에 없는 이치와 같다.

충격적인 스트레스가 가해졌을 때 그런 자극과 나의 몸이 보이는 반응 사이에는 약간의 간격이 존재한다. 우리는 그런 간격 속에서 자신의 몸이 어떻게 반응할 것인지를 선택해야 하는 결정권을 가지고 있다. 전쟁의 참상에서 생존한 사람들, 사랑하는 어린 자식을 교통사고로 잃은 어머니같이 큰 충격을 받은 사람들은 어쩔 수 없는 외부 환경의 자극으로 그와 같은 충격을 받았기 때문에 그런 상황에서 그들이 할 수 있는 일은 거의 없다고 해도 과언이 아니다. 이럴 때 사람들은 외부 충격에 비해 너무나도 보잘것없는 힘을 가지고 있기 때문에 그것에 대항할 수가 없다. 그래서 이런 사람들이 선택할 수 있는 유일한 생존법은 어떻게 하든지 그런 충격을 견디고 더 이상 무너지지 않는 길을 택하는 것이다.

2020년 코비드 19 팬데믹 상황도 마찬가지다. 우리가 바이러스에 대항할 수가 없을 때에는 내가 생존하기 위해 모든 노력을 다하는 것이 중요하다. 무조건 그런 충격과 맞짱 뜨는 일만이 현명한 선택은 아닌 것이다. 진짜 최선의 선택은 내가 생존할 수 있는 길을 찾는 것이다. 나는 그것이 바로 다름 아니라 자신의 부교감신경을 강화하는 길을 찾는 것이라 생각한다. 충격은 이미 가해졌기 때문에 그런 상황에서 자신의 생존을 지탱해 줄 수 있는 길은 오직 자신의 부교 감신경의 지탱에 매달리는 수밖에 없는 것이다.

그러므로 부교감신경(미주신경)의 강화를 통해 마음을 추스르고 챙기면서 자신의 몸을 진정시키고 신체적, 정신감정적으로 그런 충격적인 상황이 지나갈 때까지 잘 버티는 것이 필요할 뿐이다.

자율신경은 뇌와 척수 그리고 각종 장기들을 연결시켜 심장 박동, 호흡, 소화작용과 같이 무의식적으로 작동하는 기전을 통해 몸의 기능을 일정한 범위 내에서 조절하는 작용을 한다. 그래서 마치 공장의 자동화 설비 장치와 비슷하다고 할 수 있다. 잘 알다시피 자율신경에는 두 가지 기능이 들어있다. 하나는 교감신경이 담당하는 기능으로 이것은 "싸울 것인가 아니면 도망갈 것인가" 반응을 담당하는 것이고 다른 하나는 부교감신경으로 "휴식과 소화 그리고 치유" 작용을 담당하는 것이다. 위장관벽에도 원시적인 형태의 신경 시스템인 장내신경 시스템(enteric nervous system)이 있는데 이것도 역시 자율신경과 연결되어 있다.

이 중에서 우리 몸을 보호하는 부교감신경의 작용은 대부분 미주신경을 통해 일어난다. 그래서 미주신경을 중추신경계인 뇌와 말초 장기를 연결하는 정보의 고속도로라 부르고 있기도 한 것이다. 이 고속도로는 양방향 도로라서 뇌와 말초 장기간의 정보를 쌍방향으로 전달해 준다. 원래 미주신경은 운동성 신경만 가지고 있는 줄 알았으나 그것은 단지 20%에 불과하고 나머지 80%가 감각 신경으로 구성되어 있다. 그래서 말초 장기들로부터 수집되는 정보들이 뇌로 전달되는 양이 더 많다. 이런 정보 속에는 심박수, 호흡수, 산소포화도, 혈당치, 배고픔과 포만감 정도 같은 것 등이 포함된다. 정확한 정보들이 뇌로 전달되어야만 뇌가 그에 맞는 적절한 명령을 말초 장기들에 하달할 수 있기 때문이다. 만약 정보들이 제대로 전달되지 않거나 또는 왜곡되면 뇌는 상황 파악을 제대로 하지 못해 잘못된 명령을 내리게 되는데 이때 문제가 발생하게 되는 것이다.

원래 자율신경의 두 기능인 교감과 부교감신경은 마치 스위치의 기능과 같아서 하나가 켜지면 다른 것은 자동으로 꺼지게 된다. 그러므로 이런 속성을 잘 알고 자율신경의 스위치를 어느 한쪽으로만 고정되지 않게 이쪽저쪽으로 번갈아 움직이도록 만들어 주어야 한다.[62]

고속도로에서 사고가 발생하면 길이 막히게 되어 차량 운행에 서행과 정체 현상이 생기게 되듯 미주신경 고속도로에서도 마찬가지로 그런 일이 발생할 수 있다. 그렇게 되면 양방향 정보 소통이 원활하게 일어나지 못해 문제가 생기게 된다. 미주신경이 기도, 심장, 폐는 물론 복부 속의 각종 내장들(간, 췌장, 비장, 위장, 소장, 대장)까지 광범위하게 뻗어 있기 때문에 이것에 문제가 생기면 큰 장애가 일어난다. 그것도 갑자기 일어나는 것이 아니라 서서히 일어난다. 따라서

---

62) 혹자는 자율신경이 양쪽으로 다 활성화될 수 있다고 말한다. 그래서 그중에서 어느 쪽이 우세한가에 따라 교감 우세 상황 또는 부교감 우세 상황이라고 표현하기도 한다.

심장박동과 호흡만 뇌간과 연결되어 있는 것이 아니라 내장의 소화 및 면역 기능도 뇌간과 연결되어 있다는 사실을 잊지 말아야 한다. 이를 흔히 '뇌-장 축 또는 연결성'이 있다고 말하는데 최근에는 여기서 더 나아가 이것이 장내신경 및 면역 시스템과 장내미생물총까지도 연결되어 있다는 사실들이 속속 밝혀지고 있다.

우리 몸은 위험을 예감하거나 또는 실제 위험한 상황에 처했을 때 다음 3가지 반응 중 하나를 보인다. 첫째 그 위험을 물리치기 위해 적극 나서 싸우거나 대결하는 반응이다. 가령, 산속에서 무시무시한 송곳니를 가진 호랑이와 만났을 때를 상상해 보면 된다. 두 번째 반응은 그런 상황에서 아예 도망가듯 빠져나오는 것이다. 즉, 이 방법은 위험을 무조건 회피하는 방법이다. 마지막 세 번째 방법은 죽은 시체처럼 가만히 꼼짝하지 않고 있는 것이다. 그러면 위협하는 주체가 그냥 놔두고 지나쳐 버릴 수 있기 때문에 그런 위험에서 벗어날 수 있다. 이 중에서 마지막 반응은 작은 동물들에서 자주 관찰할 수 있다. 그러나 사람들 사이에서도 간혹 이런 반응을 관찰할 수 있다. 예를 들어 신체적으로 많은 학대를 당하면서도 견디는 사람들을 보면 이 세 번째 방법을 통해 자신을 방어하고 있음을 알 수 있다. 그런 사람들은 이런 방식의 대응을 통해 몸 안에서 두려움을 없애 주는 화학물질들을 방출한다. 그래서 통증을 느끼지 않고 그런 학대의 순간을 지나칠 수 있다. 그동안 우리는 자율신경의 반응에서 이 세 번째 반응을 거의 무시해 왔다. 그러나 실제로 이 반응 기전이 사회심리학적으로 중요한 의미를 갖는다는 사실이 입증되었다.[63]

대부분의 사람들은 사는 것 자체로 인해 스트레스를 받는다. 그것도 현재의 스트레스뿐 아니라 과거의 기억이나 닥쳐올 미래의 불확실성에 대한 걱정까지 덧붙여져 이 모든 것으로부터 스트레스를 받고 있다. 그래서 항상 몸이 긴장되고 교감신경이 활성화되는 상황에 빠지게 된다. 예를 들어 사고를 당해 뇌손상을 입었을 경우 몸은 그 사고의 고통으로 분명 현재 스트레스를 받고 있을 것이다. 여기에 덧붙여 무슨 행동이나 생각을 할 때마다 사고 당시의 기억으로 몸이 더욱 긴장되고 고통이 심해진다. 그래서 흔히들 과거의 트라우마가 주는 고통이 눈에 보이지 않게 위험한 영향을 미친다고 말하게 되는 이유가 바로 여기에 있는 것이다. 우리가 이런 과거의 트라우마에서 벗어나지 못한다면 현재의 몸 상태는 계속 트라우마를 입을 때의 긴장된 상태의 연장선상에 있다고밖에 달리 표현할 길이 없다. 그러므로 계속 교감신경이 지배적인 상황

---

63) 부록 2 다중미주신경 이론(polyvagal theory) 참고.

에서 벗어나지 못하게 된다. 다시 말해 이런 상황에서는 당연히 트라우마가 치유를 방해하는 요인이 되는 것이다.

다음으로 미래에 닥칠 사건이나 스트레스에 대해 예상할 경우에도 역시 그에 대한 걱정으로 몸이 교감신경 우위의 상태로 들어가게 된다. 이런 상황은 자신이 보트에 타고 있는데 보트 바닥에 구멍이 나서 배 안으로 물이 계속 들어오는 상황과 같다고 비유해 볼 수 있다. 보트에 구멍이 난 것은 과거의 사건 또는 트라우마이고 배 안으로 들어오는 물을 퍼내는 일은 현재의 고통이며 앞으로 배가 물속에 잠기지 않도록 배 안으로 들어오는 물을 계속 퍼내야만 하는 상황은 미래의 불확실성을 대변한다. 그래서 나는 오늘날 대부분의 현대인들이 이런 상황 속에서 자신의 삶을 살아가고 있다고 생각하기에 걱정하지 않을 수 없다.

- 과거 또는 현재의 신체적 고통: 트라우마로 인한 신체적, 정신적, 감정적 고통이 계속되고 그 후유증으로 현재 각종 염증이나 감염증 또는 기타 합병증을 가지고 있는 경우
- 미래에 닥칠 불안감이 주는 고통: 직업을 잃을 걱정, 재정적 곤란을 당할 걱정, 건강을 잃을 걱정, 지독한 세균이나 바이러스 질환 또는 암에 걸릴 가능성에 대한 걱정, 사랑하는 사람과 헤어지거나 버림받을 걱정 등과 같이 부정적이거나 나쁜 생각들로 인해 고통을 받는다. 이를 해소하고자 앞날의 운세를 보는 일도 하고 종교에 의지하기도 하고 돈을 악착같이 모으기도 한다.

불행하게도 우리 몸은 이 두 가지 상황을 현재의 스트레스와 구분하지 못한다. 그래서 모두가 교감신경을 활성화시키는 동일한 스트레스로 인식하게 되는 것이다.

그럼 이런 상황에서 배가 물에 잠기지 않도록 하려면 어떻게 해야 할까? 비록 우리가 선택할 수 있는 방법이 많지 않다고 하더라도 우리는 그것들을 제대로 활용하여 배를 구해야 한다. 그렇게 하기 위해서는 제일 먼저 자신이 그런 상황에 처해 있음을 확실히 깨달아야 한다. 그리고 자신의 처지에서 자신이 강구할 수 있는 최선의 방법들을 모두 동원하여 그런 상황을 종식시키려 노력해야 한다. 그래서 나는 항상 모든 병은 환자 스스로가 이겨내는 것이지 의사가 하는 것도 아니고 약물이 하는 것도 아니란 점을 늘 강조하고 있다. 의사는 단지 그런 상황을 진단해 주고 그들에게 선택할 수 있는 방법을 알려주는 컨설턴트 역할밖에 하지 못한다는 점을 여러분이 꼭 이해할 필요가 있다.

앞서 말한 대로 교감신경 우위의 상태에서는 사지 근육으로 더 많은 혈류가 몰리고 산소와 영양분을 총동원하기 위해 심장 박동과 호흡수가 빨라지는 등의 작용이 일어난다. 이런 상황

에서는 음식을 소화시키거나 몸속의 독소를 해독하거나 면역 작용이 일어나거나 다른 사람들과 친밀한 감정을 교류하는 것과 같은 일들은 중요하지 않기 때문에 그런 기능들은 모두 억제된다. 그래서 부교감신경이 담당하는 기능들은 모두 창고에 들어가 처박힌 상태처럼 억제되는 것이다. 그렇지만 그런 상태가 지속되면 될수록 몸에서 '염증불'이 번지고 세포나 조직들이 큰 손상을 입기 때문에 반드시 이를 멈추기 위해 작동하지 않고 있는 부교감신경의 기능을 꺼내서 조금이라도 작동하도록 만들어 주어야만 몸이 버틸 수 있게 된다.

몸이 견디고 치유되기 위해서는 부교감신경이 우세한 상황을 충분히 오래 지속되게 만들어 주어야 한다. 부교감신경은 대부분 미주신경을 통해 전신에 고루 퍼져 있다. 그래서 부교감신경이 우세한 상황을 연출하기 위해서는 전신에 퍼진 미주신경 가지들을 통해 그것을 강화하는 일을 지속적으로 열심히 해야 한다. 과거에 대한 트라우마, 현재의 고통 그리고 미래에 대한 근심 걱정은 교감신경을 활성화시키고 부교감신경을 억제시키기 때문에 미주신경의 활성을 방해한다. 그래서 현재의 고통과 나쁜 기억들 그리고 아직 닥치지도 않은 미래에 대한 걱정을 모두 잊고 마음의 평정을 회복해야만 한다. 그래야만 잠시라도 자신의 몸에서 억제된 부교감신경(미주신경)을 다시 깨우고 활성화시킬 수 있다. 희망을 찾기 위해선 어둠 속에서도 부지런히 몸을 움직여야 빛을 발견할 수 있는 것과 같은 이치인 셈이다.

문제는 교감신경이 우세한 상태에서는 부교감신경(미주신경)을 저절로 다시 활성화시키는 것이 힘들다는 사실이다. 이때 우리가 선택할 수 있는 방법이 별로 없고 많은 사람들이 그것에 대한 절실한 필요성을 잘 못 느끼기 때문에 올바른 출구를 찾지 못한 채 방황하는 경우를 흔히 목격하게 된다. 그래서 나는 그런 사람들에게 객관적인 위치에서 올바른 판단을 할 수 있도록 도와주는 것이 전문가로서 내가 할 수 있는 최선의 역할이라고 생각하게 되었다. 물론 각 전문가마다 자신의 입장에서 여러 해결 방안을 제시할 수 있을 것이다. 그래서 환자 입장에서는 무엇이 옳고 잘못된 것인지 판단하기 어렵고 혼동스러울 수 있다. 이럴 때 내가 그들에게 제시하는 기준이 바로 부교감신경(미주신경)을 강화하는 방법인가 아닌가로 판단하라는 것이다.

만약 여러분이 선택하는 해결책이 여러분의 부교감신경(미주신경)을 강화하는 조치가 아니라면 그것은 임시방편적 조치에 불과하다는 점을 깨달아야 한다. 혹여 시간적 궁지에 몰려 그런 해결책을 선택한다고 하더라도(예: 수술, 약물, 방사선 사용 등) 본인의 의지로 자신의 몸에서 부교감신경(미주신경)을 다시 활성화시키는 조치들을 부지런히 강구하여 재활의 밧줄을 잡고 질병의 구렁에서 빠져나와야 한다. 그러나 안타깝게도 많은 사람이 이런 상황에서 섣부른 판단이나 유혹에 넘어가 더 큰 상처를 입는 모습을 많이 목격할 수 있다. 그래서 나는 이런 상황에 빠진 사람들에게 문제를 해결하는 조치를 시행하기 전에 반드시 그런 상황을 객관적으로 볼 수 있는 위치로 이동하여 어떻게 자신의 부교감신경(미주신경)을 다시 활성화시킬 것인가에 관한 답을 먼저 찾아보라는 충고를 해주고 있다.

부교감신경(미주신경)의 우위를 회복하기 위해서는 먼저 본인의 의지로 부교감신경(미주신경)이 우위로 있는 시간을 늘려야 한다. 시간적으로 대략 하루 중 전체 시간의 약 20% 정도를 교감신경 우위의 시간으로 보내고 나머지 약 80%를 부교감신경 우위의 시간으로 만들어야 한다. 그러면 몸이 손상을 치유하고 정상으로 빠르게 돌아갈 수 있게 된다. 교감신경이 우위인 상태에서는 혈압이 높고 혈당도 높고 소화장애가 있고 변비도 생기고 관절에 염증이 있어 통증이 나타나곤 한다. 따라서 이런 상태를 해결하기 위해 약을 선택하는 것에 앞서 몸을 부교감신경(미주신경) 우위의 상태로 전환시키는 여러 조치들을 먼저 강구하는 것이 현명한 선택이 될 것이다.[64]
부교감신경(미주신경)을 강제로 우세하게 활성화시키는 방법으로 가장 빠르고 강력한 것이 깊고 느린 복식 호흡을 하는 것이다. 원래 호흡은 의지와 상관없이 자율적으로 진행되는 과정이지만 자신의 의지로 횡격막을 사용하여 복식 호흡을 하면 자율신경계의 균형에 큰 변화를 가져올 수 있다. 특히 복식 호흡은 교감신경을 억제하고 부교감신경(미주신경)을 활성화시키는 방법으로 매우 강력한 영향력을 지닌다. 그래서 강제로 부교감신경(미주신경)을 활성화시키는 방법으로 호흡법이 가장 많이 권장되고 있다.
또 다른 방법으로 강력한 효과를 발휘하는 것이 깊은 잠을 자는 것이다. 잠을 자면 자연스레 부교감신경(미주신경)이 활성화되기 때문에 치유를 원하는 사람은 가능한 깊은 잠을 많이 자는 것이 필요하다. 치유 반응은 부교감신경이 우위인 상태에서 일어나기 때문에 환자라면 억지로라도 깊은 잠을 자야 한다. 이런 이유로 우리 몸에는 각성과 수면 사이클이 존재하는 것이다. 왜 우리 몸은 아까운 인생의 시간 중 약 1/3을 잠으로 보내는가? 그것은 바로 부교감신경의 작용을 통해 몸을 항상 새롭게 재생하려 애쓰기 때문이다. 그러므로 장수하고 싶으면 여러분의 일상에서 숙면과 휴식 시간을 더 늘려야 한다.

◇◇◇◇◇◇◇◇◇◇◇◇◇◇◇◇◇◇◇◇◇◇◇◇◇◇

64) 제17장과 제18장 참고

> 모든 병은 교감신경이 우세한 상황에서 발생한다. 반면 부교감신경이 우세한 상황이 지속되면 치유 반응이 일어난다.

이 밖에 부교감신경(미주신경)을 우세하게 만들기 위해서는 부교감신경(미주신경)이 우세한 환경에서 하는 음식을 먹는 습관을 들여야 한다. 소화작용은 당연히 부교감신경(미주신경)이 우위인 상태에서 잘 일어난다. 그러므로 절대 교감신경이 우위인 상태에서 음식을 섭취하는 일을 하지 않도록 주의해야 한다. 내가 좋아하는 가수 김연자 씨는 공연이 있는 날에는 절대 식사를 하지 않는다고 한다. 그만큼 긴장된 상태에서 음식을 먹으면 소화가 안 되는 일을 자초하기 때문이다. 만약 스트레스 상황에서 음식을 섭취하면 그것들이 위장관 속에 갇혀서 부담만 주고 부패하여 위장관 환경을 망칠 가능성이 높다. 그래서 식사는 항상 부교감신경(미주신경)이 우위인 상태에서 하는 습관을 들여야 한다. 그래야만 꼭꼭 잘 씹을 수 있고 침과 위액, 췌장 소화액들이 순서대로 잘 분비되어 장운동도 원활해지고 몸에 필요한 영양분들의 흡수도 잘 일어나게 된다. 만약 여러분이 현재 소화작용에 문제가 있다면 이런 점을 잘 기억하고 약부터 먹으려 하지 말고 우선 자신의 긴장된 교감신경 상태를 부교감신경 우위의 상태로 바꿔주는 일부터 하도록 노력하는 것이 올바른 해결 방안이 아닐까 생각한다.

주변에 역류성 식도염을 앓는 사람들이 많이 있다. 이는 그 사람이 긴장하여 교감신경 우위의 상태에서 식사를 하기 때문에 위산이 충분히 분비되지 못해서 생기는 현상이다. 그런데도 많은 사람들이 이런 내막을 모르고 위산이 넘쳐서 식도로 올라오는 줄 알고 제산제를 불필요하게 먹고 있다. 이런 사람들은 빨리 자신의 부교감신경(미주신경)의 기능을 강화하여 위장 속에서 위산이 더 많이 분비되도록 도와주어야 한다. 그러면 위장 속 음식물들이 잘 분해되고 처리되어 십이지장을 통해 아래로 내려가기 때문에 식도로 역류하는 일이 사라지게 된다.

마지막으로 부교감신경(미주신경)을 강제로 활성화시키려면 스트레스를 피하는 안빈낙도의 삶을 선택하는 것이 좋다. 스트레스는 교감신경을 활성화시킨다. 그리고 부신에서 스트레스 호르몬을 분비시키는 작용을 한다. 부신은 스트레스 호르몬을 분비하지만 부교감신경(미주신경)의 직접적 지배가 없는 장기라서 이 장기만으로 균형을 맞추기가 매우 힘들다는 문제점을 안고 있다. 그래서 부신은 브레이크 없는 자동차 또는 달리는 말에 채찍질을 하는 기수와 같은 역할을 한다고 흔히 비유되고 있다. 그러나 부신이 잘 작동하는 동안에는 몸이 활력을 받는 것 같지만 나중에 부신이 피로하여 그 기능이 저하되면 이와 반대로 몹시 피곤하여 매사 의욕이 없는 상태로 바뀌게 된다. 그 이유는 그동안 부교감신경(미주신경)의 견제와 지원 없이 계속 앞으로 달려만 왔기 때문이다. 이런 상태를 일명 부신 피로(adrenal fatigue) 상태라고 하는데 만성 피로 증후군 및 자율신경 기능실조증의 기저에는 항상 이런 상태들이 깔려 있다고 보아야 한다. 그래서 나는 이런 상태를 피하기 위해 부신이 잘나갈 때 너무 스트레스와 대결하는 상황을 즐기지 말고 빨리 이것이 나중에 큰 무력감과 피로를 가져올 것이란 점을 깨닫고 미리 스트레스와의 대결을 줄이거나 피하는 연습을 할 줄 알아야 한다고 생각한다.[65]

◇◇◇◇◇◇◇◇◇◇◇◇◇◇◇◇◇◇◇◇◇◇◇◇◇◇◇◇◇

65) 많은 사람이 이 점을 모르고 살다가 항상 나중에 큰일이 터지고 난 사후에 깨닫는 경험을 한다. 그래서 우리는 주변에 소위 잘나가던 사람들이 언제부턴지 갑자기 우리의 시야에서 사라져 보이지 않는 경우를 자주 목격할 수 있다. 그것은 대부분 그 사람들이 건강을 상실하였기 때문에 그런 것으로 나는 이것이 인간이 지닌 원초적 한계라고 생각한다. 그래서 항상 잘나가는 사람들에게 건강할 때 너무 무리하지 말고 '적당하게 도전하고 멈추라' 또는 '박수 칠 때 떠나라'는 말을 해주고 있다.

우울증은 단절 증후군
(Disconnection Syndrome)이다
그러므로 염증을 해결하는 "몸속 대청소"를
해야만 고칠 수 있다

뇌 속에 2가지 중요한 구조가 있다. 하나는 중뇌의 변연계 속 편도체(amygdala)란 구조로 이는 원시적 뇌의 센터로 충동성, 자기중심적인 경향, 분노, 두려움, 나르시시즘, 부족 의식과 같은 것을 담당하는 부분이다. 다른 하나는 이와 대비되는 것으로 대뇌 피질 중 이마 바로 뒷부분에 있는 전전두엽(pre-frontal lobe)이란 부분이다. 우리는 전전두엽을 가지고 있기 때문에 비로소 인간이 될 수 있다고 말할 정도로 매우 고등 기능을 지닌 부분으로, 미래에 대한 계획을 하고 일을 결정할 때 어떤 식으로 할 것인지를 판단하고 그 결과에 대해 미리 생각하고 그런 행동이 다른 사람들이나 이웃에 어떤 영향을 미칠지 염두에 두면서 자신의 미래에 대한 모습까지 예상하며 판단하고 자신이 살고 있는 환경을 어떻게 가꿀 것인지 등도 두루 고려하여 마음을 결정 짓고 그에 따른 판단과 행동을 하게 만드는 부분이라 할 수 있다.

보통 성인이라면 전전두엽이 상위의 위치에서 편도체를 조절하는 역할을 한다. 그래서 충동성을 억제하고 '나는 옳고 너는 틀렸다'는 식의 생각을 하지 않게 만드는 작용을 한다. 이런 점에서 우리는 전전두엽의 기능을 매우 중요하게 생각해야만 한다.

문제는 현대인 중에 이와 같은 전전두엽의 상위 조절 작용이 끊어진 상태의 모습을 보여주는 행동을 하는 사람들이 너무나도 많다는 데 있다. 그래서 남을 배려하지 않고 내일을 생각하지 않으며 자신이 속한 사회와 환경을 고려하지 않고 일을 저지르는 사람들을 종종 목격할 수 있다. 이런 상황은 전전두엽과 편도체의 연결이 끊어져 단절된 상태일 때 생기는 현상이다. 그래서 이와 같은 현상이 생기는 것을 넓은 의미에서 단절 증후군(disconnection syndrome)이라 부른다.

인간은 사회적 동물이기 때문에 다른 사람들과의 관계 속에서 서로 의지하고 어울려 살아야 한다. 그러나 그중에는 이런 관계성을 끊고 고립되어 사는 사람들이 간혹 있다. 특히 정서적으로 불안감을 잘 느끼고 우울한 사람들이 더욱 그렇다 그리고 당뇨, 치매, 암, 비만 환자들같이 만성질환을 가진 사람들도 자신도 모르게 점차 무리에서 떨어져 혼자 지내는 것을 선호하는 경향을 갖게 된다. 사람의 건강이 다른 사람들과의 관계 및 상호작용을 통해 유지되는 측면도 적잖이 있기 때문에 다른 사람들과의 관련성, 의존성을 무시하고 건강을 유지하기에는 분명 어려운 측면이 있다.

만약 어느 사람이 이렇게 사회적으로 단절된 상태로 생활하게 되면 그 사람은 자연스레 편도체가 상위인 상태를 유지하게 된다. 그래서 혼자 고립되며 자신만 알고 이기적이고 충동적인 행동을 잘하며 화도 잘 내고 감정 이입이 부족하고 남을 배려하지 않는 등의 특징적인 모습을 보이게 된다. 또한 이렇게 편도체가 우세하고 지배적인 상태가 되면 그 사람은 미약한 동물처럼 불안함을 잘 느끼며 늘 긴장한 채 살아가게 된다. 이것은 바로 부교감신경(미주신경)이 약화된 상태에서 나타나는 소견과 매우 비슷하다.

그럼 평소 건강하던 사람들이 단절 증후군의 증상을 보이는 이유는 무엇일까? 왜 이런 사람들에서 부교감신경(미주신경)의 기운이 약해져 있는가? 이런 질문을 할 때 제일 먼저 떠오르는 답이 바로 스트레스로 인해 몸속의 염증 레벨이 깊숙이 뇌 속까지 침범해 들어왔기 때문이란 사실을 떠올리지 않을 수 없다. 그것이 세균 독소가 됐든 중금속이 됐든 또는 엄청난 충격의 사건이 됐든 뇌조직 속에 염증이 발생하여 전전두엽과 편도체 사이의 연결을 끊어 놓았기 때문에 단절 증상들이 나타나고 그 후유증으로 부교감신경(미주신경)이 약화된 것이란 추론을 해볼 수 있는 것이다.

염증은 본래 우리 몸을 방어하는 기전으로 발달한 것이지만 양면의 칼날과 같은 성향을 지니고 있어서 지나칠 경우 정상적인 세포들과 그들의 연결을 파괴시키는 작용을 하기도 한다. 그래서 이를 잘 조절하기 위해 존재하는 것이 우리 몸의 면역 시스템이 하는 방어적 역할이다. 부교감신경(미주신경)은 뇌와 장을 연결하여 우리 몸속의 면역 시스템을 조절하는 역할을 한다. 특히 염증을 적당한 선에서 억제시키는 작용을 한다. 이런 이유로 부교감신경(미주신경)의 기능이 저하되면 염증불이 꺼지지 않고 몸속 깊은 곳으로 번질 수 있게 된다는 점을 다시 한번 상기해 볼 필요가 있다.

게다가 뇌 속까지 퍼진 염증은 전전두엽과 편도체의 연결을 끊는 작용을 추가적으로 할 수 있다. 그래서 상황을 악화시키는 요인이 된다. 그 결과 음식 선택도 잘못하게 만들고 생활 습관도 나빠지게 만들며 불면증을 일으키고 운동도 피하고 심호흡을 할 수 없게 만들어 점점 더 중추신경의 기능이 전전두엽이 아닌 편도체의 지배하에 고정되는 형태로 변하게 만드는 것이다. 그러면 만성적으로 부교감신경(미주신경)의 기능저하 및 약화가 뒤따르게 되고 그러다 보면 자신의 삶 속에서 매사 그들이 결정하는 선택의 질이 계속 나빠지고 그로 인해 몸은 빠르게 퇴행하는 코스를 밟을 수밖에 없게 되는 것이다.

잘 알다시피 면역 시스템은 몸을 방어하는 작용을 하면서 또한 그 작용을 통해 몸속의 여러 기능들을 조절하는 위치에 있다. 만약 면역 시스템이 이런 역할을 제대로 하지 못한다면 몸속에서 염증불이 꺼지지 않고 여기저기서 마구 진행될 것이다. 이는 당연히 뇌와 장을 연결하는 미주신경의 기능저하 과정에도 관여하게 된다. 그래서 뇌 속과 미주신경의 염증 문제를 논할 때 우리는 그것이 면역 시스템의 작용과 관련 있고 이는 다시 무엇보다 먼저 장내 환경의 문제와 직결될 수밖에 없다는 점을 자연스레 깨달을 수 있다. 예를 들어 장 속에 염증이 생기면 장에서 세로토닌을 만드는 일에 장애가 생긴다. 그러므로 세로토닌 이야기를 할 때에는 뇌기능을 말하기에 앞서 항상 먼저 장 건강과 장내 환경을 고려하지 않으면 안 된다. 마찬가지 맥락에서 전전두엽과 편도체 간의 연결이 끊기는 단절 증후군 문제를 논할 때에도 뇌 속의 염증 문제를 논하기 전에 사전에 장내 환경 및 몸속 환경의 상황 악화를 염두에 두고 그 과정을 살펴보지 않으면 안 된다.

세로토닌은 뇌신경 조직에서 신호를 전달해 주는 작용을 하는 물질로 이것이 부족하면 불안하고 우울감을 느끼게 된다. 실제 여러 연구에서도 우울증 환자들이 몸에 세로토닌 레벨이 매우 낮은 상태를 유지한다고 밝히고 있다. 그래서 세로토닌 부족으로 전전두엽과 편도체 사이의 연결이 약해진 것이 아닌가 하는 의심까지 유발시키고 있다.

그럼 이 문제를 해결하기 위해 우리는 부족한 세로토닌의 공급을 늘리는 것이 옳은 것인지 아니면 세로토닌 생산을 부족하게 만든 몸속의 염증을 치유하는 것이 옳은 것인지 여부를 결정해야 한다. 현재 주류의학에서는 약물을 사용하여 뇌조직에서 세로토닌의 재흡수를 억제시켜 그 레벨을 올리는 방법을 사용하고 있다. 이는 문제의 원인을 세로토닌 레벨의 저하라고 보는 편견에서 온 판단이다. 이런 관점에서 판단하면 세로토닌 레벨을 높이기 위해 그런 식의 약물 개발 및 투여 방법을 사용하는 것은 정당하다고 말할 수 있다.[66]

그러나 나는 이 점에 있어 현대 주류의학과 전혀 다른 의견을 가지고 있다. 그것은 이와 같은 단절 증후군이 발생하게 된 근본 원인이 세로토닌 부족이 아니라 뇌신경 조직을 포함한 몸속에 전반적으로 염증불이 넓게 번져 있기 때문에 생기게 되었다는 생각을 가지고 있다. 그래서 나는 우울증과 같은 단절 증후군을 세로토닌 또는 다른 신경전달물질의 부족으로 인해 생기

---

66) 현재 사용 중인 대표적인 항우울증약은 바로 세포토닌 재흡수를 억제시키는 약이다.

는 현상이 아니라 그런 조직 주변에 염증이 발생하였기 때문에 나타나는 현상으로 보아야 한다고 주장한다. 비록 이런 사람들의 몸에서 세로토닌의 레벨이 낮지만 그것은 어디까지나 결과일 뿐이지 원인은 아니라는 것이 나의 생각이다. 그래서 나는 이처럼 원인을 배제한 채 결과만 해결하려고 하는 것은 증상 치료에 해당되기 때문에 잘못된 결정이고 문제의 원인을 근본적으로 해결하려는 프레임 전환이 필요하다고 생각한다.

그럼 어떻게 해야 하는가?

당연히 문제의 근본이 몸속의 염증이기 때문에 몸속에서 염증 레벨을 낮추거나 줄이려는 시도를 먼저 하는 것이 중요하다는 것이 나의 주장이다. 단절 증후군 환자에서 염증은 뇌 조직에 있는 것이 분명하다. 그러나 조금만 깊이 생각해 보면 염증이 그 곳에만 있는 것이 아니란 사실도 쉽게 깨달을 수 있다. 뇌 조직은 몸 속에서 매우 깊은 곳에 해당되기 때문에 염증불이 처음부터 이렇게 깊은 곳에서 시작하지는 않았을 것이다. 분명 염증의 시작은 외부 환경과 접하는 얕은 곳에서부터 시작되었을 것이다. 그래서 구강 점막을 포함한 위장관 점막 및 그 주변 환경을 잘 조사하여 그곳의 환경을 바로잡는 일부터 시작해야 마침내 뇌 속을 포함한 몸속 깊은 곳의 염증까지도 줄일 수 있게 된다. 이런 이유 때문에 나는 단절 증후군을 가진 사람들에게 "몸속 대청소"[67]를 시키는 것이 우선되어져야 한다고 강력히 주장하는 것이다.

또한 단절 증후군에서 "몸속 대청소"를 먼저 해야 하는 이유는 대부분의 신경전달물질들이 주로 뇌신경조직보다 장점막세포에서 더 많이 생산되고 있다는 사실 때문이다. 위장관벽에는 원시적 신경 시스템인 장내신경 시스템(ENS)이 존재한다. 그래서 세로토닌, GABA 같은 펩타이드성 신경전달물질들이 원래부터 생산되던 곳이 장점막 속의 세포들이란 사실을 기억해 둘 필요가 있다. 장점막내분비세포(EEC; entero endocrine cell) 같은 장점막의 세포들에서 여러 펩타이드성 호르몬들이 생산되어 혈류를 타고 뇌 속으로 공급되기 때문에 생산량 및 레벨 관점에서 판단할 때에도 장내 환경을 무시할 수 없다. 그러므로 이런 신경전달물질들이 부족하다고 하면 장 속과 뇌 속의 염증 문제를 먼저 해결하여 줌으로써 다시 뇌세포와 장점막세포들에서 이런 물질들을 충분히 생산할 수 있게 도와주는 것이 근본적인 해결책이라 생각한다.

---

67) 나는 몸속 전체의 염증을 줄이려는 노력을 **"몸속 대청소"**라 부른다.

그러나 안타깝게도 현대 주류의학은 우울증과 같은 단절 증후군을 "몸속 대청소"가 아닌 약물로 해결하려 하고 있다. 다시 한번 말하지만 이런 질환은 약물 성분이 부족해서 생긴 질환이 아니라 몸속의 염증으로 인해 세포 기능이 저하되고 신경 간 연결이 끊어져서 생긴 질환이다. 따라서 몸속의 세로토닌 레벨만 높이면 된다고 생각하는 사람은 본질을 잊고 겉만 바로잡으면 된다는 매우 어리석은 생각을 하는 사람이라 할 수 있다. 그래서 나는 그런 사람들을 호박에 줄만 긋는다고 수박이 될 것이란 생각을 하는 사람들과 같은 수준의 지적 능력을 가진 사람들로 생각하지 않을 수 없다.

그러므로 여러분도 만약 우울증, 불안 공황장애와 같은 단절 증후군을 해결하려면 하루 속히 먼저 몸속의 염증을 줄이려는 노력을 해야 한다. 염증을 줄이려면 '몸속 대청소'를 통해 '몸속 환경'을 정화시키는 것이 가장 좋은 방법이다. 그러므로 이것이 힘들다고 주저하지 말고 적어도 먹는 것과 휴식(잠)을 취하는 것 두 가지만이라도 제대로 하면 간단히 '몸속 대청소'를 시작할 수 있다고 생각하고 도전해 보길 권하는 바이다.

시작이 반이라서 일단 여러분이 먹는 것과 잠을 깊게 자는 것부터 시작하면 점점 더 몸속의 염증이 사라지고 조금씩 치유와 재생이 일어나는 것을 경험해 볼 수 있다. 그리고 더 나아가 이 책의 제17장과 제18장에 언급한 방법들까지 잘 활용하면 몸 안에서 부교감신경(미주신경)이 우세해져 신경세포들의 신경성형(neuroplasty)이 더 잘 일어나 전전두엽과 편도체 간의 연결도 다시 복원될 수 있을 것으로 확신해 볼 수 있다.[68]

<hr>

68) **'몸속 대청소'**에 관하여는 본인의 저서 여러 곳에 계속 반복적으로 언급되어 있으므로 이를 참고하길 바란다.

참고 문헌

정윤섭: 『몸속 대청소』, 라온북(2014)

정윤섭: 『심혈관질환의 예방 및 근본치유법』, 라온북(2016)

정윤섭: 『건강한 지방을 먹자』 이모션티피에스(2016)

정윤섭: 『탄수화물의 함정』, 이모션북스(2017)

정윤섭: 『관절염 치유하기』, 이모션북스(2019)

정윤섭: 『자가면역질환 다스리기』, 이모션북스(2019)

Thomas Cowan: Human Heart Cosmic Heart. A Doctor's Quest to Understand, Treat, and Prevent Cardiovascular Disease. Chelesea Green Publishing, 2016

Navaz Habib: Activate Your Vagus Nerve. Ulysses Press 2019

Stephen W. Porges: The Polyvagal Theory. A Norton Professional Book 2011

Marcus Porges: Daily Vagus Nerve Exercises. 2020

Pedram Shojai and Nick Polizzi: Trauma. Hay House, Inc., 2021

Datis Kharrazian: Why Isn't My Brain Working? : A Revolutionary Understanding of Brain Decline and Effective Strategies to Recover Your Brain's Health. Elephant Press., 2013

Jodi Cohen: Essential Oils to Boost the Brain & Heal the Body. Ten Speed Press 2021

Bruno Bonaz, Thomas Bazin, Sonia Pellissier. "The Vagus nerve at the Interface of the Microbiota-Gut-Brain Axis" Frontiers in Neuroscience 12 (2018): 49 doi:10.3389/fnins.2018.00049

Mark W Chapleau, Rasna Sabharwal. "Methods of Assessing Vagus Nerve Activity and Reflexes" Heart Failure Reviews 16, No 2 (2011); 109-27

Christopher R Cole, Eugene H Blackstone, Fredric J Pashkow, et al. " Heart-rate Recovery Immediately After Exercise As a Predictor of Mortality" NEJM 341, No 18 (1999) 1351-157

Lea Costes, Guy Boeckxstaens, Wouter J de Jonge, et al. "Neural Networks in Intestinal Immunoregulation" Organogenesis 9, No 7 (2013); 216-23

Guillaume De Lartigue. "Role of the Vagus Nerve in the Development and Treatment of

Diet-Induced Obesity" The Journal of Physiology 594, No 20 (2016); 5791-815

Paul Forsythe, John Bionenstock, Wolfgang A. Kunze. "Vagal Pathways for Microbiome-Brain-Gut Axis Communication" Advances in Experimental Medicine and Biology 817 (2014); 115-33

Khalil Hajiasgharzadeh, Behzad Baradaran. "Cholinergic Anti-inflammatory Pathway and the Liver" Advanced Pharmaceutical Bulletin 7, No 4 (2017); 507-13

Robert H Howland. "Vagus Nerve Stimulation" Current Behavioral Neuroscience Reports 1 No 2 (2014); 64-73

David L Jardine, Wouter Wieling, Michele Brignole et al. "The Pathophysiology of the Vasovagal Response" Heart Rhythm 15, No 6 (2018); 921-29

Guiping Lin, Qiuling Xiang, Xiadong Fu, et al. "Heart Rate Variability Biofeedback Decrease Blood Pressure in Prehypertensive Subjects by Improving Autonomic Function and Baroreflex." The Journal of Alternative and Complementary Medicine 18, No 2 (2012); 143-52

Wan-An Lu, Gua-Yang Chen, Cheng-Deng Kuo. "Foot Reflexology Can Increase Vagal Modulation, Decrease Sympathetic Modulation, and Lower Blood Pressure in Healthy Subjects and Patients with Coronary Artery Disease." Alternative Therapies in Health and Medicine 17, No 4 (2011); 8-14

Tiina M Makinen, Mati Mantyssari, Tiina Paakkonen, et al. "Autonomic Nervous Function During Whole-Body Cold Exposure Before and After Cold Acclimation." Aviation, Space and Environmental Medicine 79, No 9 (2008); 875-82

Mayo Clinic Staff. "Vagus Nerve Stimulation" Mayo Clinic, March 21 2018

Beniamina Mercante, Franka Deriu, Claire-Marie Rangon. "Auricular Neuromodulation: The Emerging Concept Beyond the Stimulation of the Vagus and Trigeminal Nerves" Medicines 5, No 1 (2018); 10

Mattea Muller, Emanuel Canfora, Ellen Blaak. "Gastrointestinal Transit Time, Glucose Homeostasis and Metabolic Health: Modulation by Dietary Fibers" Nutrients 10, No 3 (2018); 275

William Myers. "How Mouth Breathing Impacts Dental Health" Cosmetic, Genenral, Implant Dentistry November 04 (2014)

National Sleep Foundation. "Understanding Sleep Cycles" https://sleep.org/articles/what-happens-during-sleep/

Chung Owyang, Andrea Heldsinger. "Vagal Control of Satiety and Hormonal Regulation of Appetite" Journal of Neurogastroenterology and Motility 17 No 4 (2011); 338-48

Tapas Pramanik, Hari Om Sharma, Suchita Mishra, et al. "Immediate Effect of Slow Pace Bhastrika Pranayama on Blood Pressure and Heart Rate" The Journal of Alternative and Complementary Medicine 15, No 3 (2009); 293-95

Thomas Rechlin, Maria Weis, Kurt Schneider, et al. "Does Bright Light Therapy Influence Autonomic Heart-rate Parameters?" Journal of Affective Disorders 34, No 2 (1995); 131-37

Mauricio Rosas-Ballina, Kevin J. Tracey. "The Neurology of the Immune System: Neural Reflexes Regulate Immunity" Neuron 64, No 1 (2009); 28-32

Andreas Schwerdtfeger, Peter Friedrich-Mai. "Social Interaction Moderates the Relationship between Depressive Mood and Heart Rate Variability: Evidence from an Ambulatory Monitoring Study" Health Psychology 28, No 4 (2009); 501-09

Fred Schaffer, J. P. Ginsberg. "An Overview of Heart Rate Variability Metrics and Norms" Frontiers in Public Health 28, No 5 (2017); 258

Ekaterina Sharashova, Tom Wilsgaard, Ellisiv B. Mathiesen, et al. "Resting Heart Rate Predicts Incident Myocardial Infarction, Atrial Fibrillation, Ischaemic Stroke and Death in General Population : The Tromso Study" Journal of Epidermiology and Community Health 70, No 9 (2016); 902-09

Eoin Sherwin, Kieran Rea, Timothy G. Dinan, et al. "A Gut(Microbiome) Feeling about the Brain" Current Opinion in Gastroenterology 32, No 2 (2016); 96-102

Elionora Tobadini, Lino Nobili, Silvia Strada, et al. "Heart Rate Variability in Normal and Pathological Sleep" Frontiers in Physiology 4 (2013); 294

Dysautonomia International. "Underlying Causes of Dysautonomia"
http://www.dysautonomiainternational.org/page.php?ID=150

Michael B. Van Elzakker. "Chronic Fatigue Syndrome from Vagus Nerve Infection: A Psychoneuroimmunological Hypothesis" Medical Hypotheses 81 No 3 (2013); 414-23

Eric Vivier, David H. Raulet, Alessandro Moretta, et al. "Innate or Adaptive Immunity? The Example of Natural Killer Cells" Science 331, No 6013 (2011); 44-49

Hartmut Wekerle. "The Gut-Brain Connection: Triggering of Autoimmune Disease by

Commensal Gut Bacteria" Rheumatology 55, suppl 2 (2016); ii68-ii75

Jongeun Yim. "Therapeutic Benefits of Laughter in Mental Health: A Theoretical Review" The Tohoku Journal of Experimental Medicine 239, No 3 (2016); 243-49

Zygmunt Zdrojewicz, Ewelina Pachura, Paulina Pachura. "The Thymus: A foggotten, But Very Important Organ" Advances in Clinical and Experimental Medicine 25, No 2 (2016); 369-75

Michele Zoli, Susanna Pucci, Antonietta Vilella, et al. "Neuronal and Extraneuronal Nicotinic Achetylcholine Receptors" Current Neuropharmacology 16, No 4 (2018);338-49

··· 맺음말 ···

이 책을 끝까지 읽어주신 독자들에게 감사드린다. 나는 여러분이 이 책을 통해 부교감신경의 중요성과 미주신경에 대한 지식을 충분히 습득하였을 것이라 확신한다. 그리고 굳게 결심하였을 것이라 믿는다.

여러분은 이제 모든 만성질환이 어떤 식으로든 부교감신경(미주신경)의 기능저하와 관련 있다는 사실을 알았기 때문에 그것을 다시 회복하는 방법만이 유일하게 만성질환의 굴레에서 벗어나는 길임을 확실하게 깨달았을 것이다. 그리고 그 방법은 약물이 아니라 본인의 노력과 실천으로만 가능한 일이란 점도 충분히 이해하였을 것이다.

이 책을 통해 여러분이 깨달은 만큼 여러분은 건강의 희망을 다시 차지할 수 있을 것이다. 그런 점에서 이 책의 내용은 아직도 진실을 모르고 헛된 꿈만 꾸는 어리석고 불쌍한 사람들에게는 가짜 정보로 들릴 수 있다고 생각한다. 그런 사람조차도 일단 이 책의 내용을 기억해 두고 있으면 시간이 갈수록 점점 더 그 내용이 진실임을 깨닫게 될 것이라 확신한다.

여러분의 병이 위중할수록, 나이가 들어 심신이 쇠약해질수록 부교감신경(미주신경)을 강화하는 길이 얼마나 중요한 일인지를 빨리 깨닫냐에 따라 여러분의 운명이 달라지게 될 것이다.

만약 여러분이 건강 문제에 있어 방황할 때 또는 어떤 판단을 해야 할지 주저하거나 망설일 때 다시 이 책을 읽고 또 읽으면서 그 진가를 느껴보길 바란다.

그리고 주변에 이런 사실을 모르고 살아가는 안타까운 사람들에게 여러분이 깨닫고 터득한 내용들을 알려줌으로써 여러분이 그런 사람들과 세상을 구하는 현자로 등극하길 축원해 본다.

아무도 가르쳐 주지 않은 내용들을 여기저기서 모아 공부하면서 쓴 책이라 다소 부족한 부분이 있을 수 있다고 생각한다. 그러므로 이 책을 읽고 틀린 부분이 있거나 추가할 내용이 있으면 언제든지 지적해 주길 바란다. 나는 늘 여러분의 그런 지적을 고맙게 받아들일 마음의 자세를 가지고 있다. 그리고 혹여 책을 읽다가 이해가 안 되는 점이나 건강과 관련하여 궁금한 점이 있으면 본인에게 연락하여 서로 돕고 공부하는 풍토를 만들어 가는 것도 매우 바람직한 일이라고 생각한다.

아무튼 이 책을 통해 나는 여러분이 건강이란 무형의 가치를 확실히 소유하는 승자가 되길 바란다.

양생의사
정윤섭

부교감신경(미주신경)을 강화하라

1판 1쇄 발행 2023년 11월 24일

저자 정윤섭

교정 신선미 **편집** 김다인 **마케팅·지원** 김혜지

펴낸곳 (주)하움출판사 **펴낸이** 문현광

이메일 haum1000@naver.com **홈페이지** haum.kr
블로그 blog.naver.com/haum1000 **인스타그램** @haum1007

ISBN 979-11-6440-460-5(03510)

좋은 책을 만들겠습니다.
하움출판사는 독자 여러분의 의견에 항상 귀 기울이고 있습니다.
파본은 구입처에서 교환해 드립니다.